中医药畅销书选粹·方药存真

民间乡野古方偏方4000首

雷 明 吴国兴 编

中国中医药出版社·北京

图书在版编目（CIP）数据

民间乡野古方偏方 4000 首/雷明，吴国兴编 .—2 版 .—北京：中国中医药出版社，2012.4（2023.6 重印）
（中医药畅销书选粹·方药存真）
ISBN 978-7-5132-0760-7

Ⅰ. ①民… Ⅱ. ①雷… ②吴… Ⅲ. ①验方—汇编 Ⅳ. ①R289.2

中国版本图书馆 CIP 数据核字（2012）第 007208 号

中国中医药出版社出版
北京经济技术开发区科创十三街 31 号院二区 8 号楼
邮政编码　100176
传真　010 64405721
三河市同力彩印有限公司印刷
各地新华书店经销

*

开本 880×1230　1/32　印张 13　字数 335 千字
2012 年 4 月第 2 版　2023 年 6 月第 9 次印刷
书号　ISBN 978-7-5132-0760-7

*

定价　39.00 元
网址　www.cptcm.com

如有印装质量问题请与本社出版部调换（010-64405510）
版权专有　侵权必究
服务热线　010 64405510
购书热线　010 64065415　010 64065413
书店网址　csln.net/qksd/

出版者的话

中国中医药出版社作为直属于国家中医药管理局的唯一国家级中医药专业出版社，自创办以来，始终定位于"弘扬中医药文化的窗口，交流中医药学术的阵地，传播中医药文化的载体，培养中医药人才的摇篮"，不断锐意进取，实现了由小到大、由弱到强、由稚嫩到成熟的跨越式发展，短短的20多年间累计出版图书3600余种，出书范围涉及全国各级各类中医药教材和教学参考书；中医药理论、临床著作，科普读物；中医药古籍点校、注释、语译；中医药译著和少数民族文本；中医药政策法规汇编、年鉴等。基本实现了"只要是中医药书我社最多，只要是中医药教材我社最全，只要是中医药书我社最有权威性"的目标，在中医药界和社会上产生了广泛的影响。2009年我社被国家新闻出版总署评为"全国百佳图书出版单位"。

为了进一步扩大我社中医药图书的传播效应，充分利用优秀中医药图书的价值，满足更多读者，尤其是一线中医药工作者的需求，我们在努力策划、出版更多更好新书的同时，从早期出版的专业学术图书中精心挑选了一批读者喜欢、篇幅适中、至今仍有很高实用价值和指导意义的品种，以"中医药畅销书选粹"系列图书的形式重新统一修订、刊印。整套图书约100种,根据内容大致分为七个专辑:"入门进阶"主要是中医入门、启蒙进阶类基础读物;"医经索微"是对中医经典的体悟、阐释;"名医传薪"记录、传承名医大家宝贵的临证经验;"针推精华"精选针灸、推拿临床经验;"特技绝活"展现传统中医丰富多样的特色疗法;"方药存真"则是中药、方剂的精编和临床应用;"临证精华"汇集临床各科精妙之法。可以说基本涵盖了中医各主要学科领域,对于广大读者学习中医、认识中医和应用中医大有裨益。

今年是"十二五计划"的开局之年,我们将牢牢抓住机遇,迎接挑战,不断创新,不辱中医药出版人的使命,出版更多、更好的中医药图书,为弘扬、传播中医药文化知识作出更大的贡献。

中国中医药出版社
2011年12月

内容提要

我国地域广袤，民族众多，民间有着丰富的中医药资源及治疗验方。"古方、偏方"是中医药宝库中的一个重要组成部分，是我国劳动人民千百年来同疾病作斗争的经验总结，在治疗疾病中起着重要的作用。

本书为雷明、吴国兴二位先生几十年来走访民间，深入群众，调查实践，多方搜集、整理、分门别类编辑的四千多个古方、偏方。其中不少古方、偏方经过多年临床应用，均获得良好效果，尤其对一些疑难病症疗效甚佳。对于中医临床及家庭治疗有一定的实用价值。

序

"古方、偏方"是中医药宝库中的一个重要组成部分，是我国劳动人民千百年来同疾病作斗争的经验总结，在治疗疾病中起着重要的作用。这些宝贵的经验多散落于民间，所以搜集、整理、挖掘这一伟大宝库具有重大意义。

雷明、吴国兴二位先生酷爱中医，并颇有研究。为了能使散落在民间的古方、偏方造福于人类，发扬光大祖国的中医药学，他们几十年来走访民间，深入群众，调查实践，多方搜集，共搜集整理出四千多个古方、偏方。不少古方、偏方经过多年临床应用，均获得良好效果，尤其对一些疑难病症疗效甚佳。

为了使这些散落在民间的药方得以流传和发展，他们精选出一部分临床疗效好，治疗方法简便的药方，汇编成册，奉献给读者。期望这些千百年流传的古方偏方走入每个家庭，让华夏中医这一民间奇葩，为广大人民展现出他的独特风采，为人们的健康作出贡献。

华夏民间中医研究所所长 李国华
1998 年 1 月

目　　录

一、补益长寿方 …………………… 1
1. 长春益寿丹 …………………… 1
2. 保元益寿丹 …………………… 1
3. 培元益寿膏 …………………… 1
4. 养心延龄益寿丹 ……………… 2
5. 扶元和中膏 …………………… 2
6. 保元固本膏 …………………… 2
7. 八珍糕 ………………………… 3
8. 加味枇杷膏方 ………………… 3
9. 益阴固本丸 …………………… 3
10. 益阴治痨方 ………………… 3
11. 乾隆皇帝长寿秘方 ………… 4
12. 康熙益寿秘方 ……………… 4
13. 慈禧太后常服益寿药丸 …… 5
14. 益寿偏方 66 首 ……………… 5
15. 抗衰老食品验方 48 首 …… 17
16. 长寿美容药酒 142 首 ……… 24
17. 益寿药茶 27 首 ……………… 61

二、美容美发健美方 …………… 66
1. 慈禧美容秘方 ………………… 66
2. 梅兰芳美容润肤核桃糊 ……… 66
3. 武则天留颜方 ………………… 66
4. 太平公主面药 ………………… 66
5. 张贵妃面膏 …………………… 67
6. 金国宫女八白散 ……………… 67
7. 美容面膜 87 首 ……………… 67
8. 白嫩皮肤方 36 首 …………… 77
9. 去皱方 12 首 ………………… 82
10. 令发易长方 30 首 ………… 83
11. 治脱发方 5 首 ……………… 87
12. 香发散 ……………………… 87
13. 乌发方 38 首 ……………… 88
14. 治枯发方 13 首 …………… 92
15. 卷发伸直方 ………………… 94
16. 去头屑方 8 首 ……………… 94
17. 生眉毛方 10 首 …………… 95
18. 去须方 2 首 ………………… 95
19. 健美浴方 7 首 ……………… 95
20. 体香方 2 首 ………………… 96
21. 润肌肤方 14 首 …………… 97
22. 丰满方 5 首 ………………… 98
23. 狐臭方 15 首 ……………… 98
24. 减肥方 7 首 ………………… 99
25. 多毛症方 …………………… 100
26. 美目方 14 首 ……………… 100
27. 加减玉容散 ………………… 101
28. 祛风活络洗药方 …………… 102
29. 正容膏 ……………………… 102
30. 鸡血藤祛风活络贴药方 …… 102

三、骨伤科方 …………………… 103
1. 骨折方 80 首 ………………… 103
2. 脱臼方 10 首 ………………… 116

四、男科医方 …………………… 118
1. 阳痿方 40 首 ………………… 118

2. 遗精方 22 首 …………… 122
3. 男子不育症方 45 首 …… 124
4. 早泄方 12 首 …………… 134
5. 男子结扎术后综合征方 2 首
   …………………………… 136
6. 阴囊橡皮肿方 9 首 ……… 136
7. 附睾囊肿方 5 首 ………… 137
8. 睾丸坠痛方 7 首 ………… 138
9. 缩阳方 7 首 ……………… 138
10. 阴茎肿方 9 首 …………… 139
11. 睾丸炎方 5 首 …………… 140
12. 精液不液化症方 3 首 …… 140
13. 男性更年期综合征方 2 首
    …………………………… 140
14. 射精不能症方 8 首 ……… 141
15. 男性乳房增大症方 2 首 … 142
16. 阴囊湿疹方 8 首 ………… 142
17. 饭色痨方 ………………… 143
18. 男女色疯方 ……………… 143
19. 阳强不倒方 8 首 ………… 143
20. 滋阴益肾暖精方 4 首 …… 144

五、女科奇方 …………… 146
1. 产后腹疼方 13 首 ………… 146
2. 不孕症方 26 首 …………… 147
3. 安胎方 16 首 ……………… 150
4. 习惯性流产方 21 首 ……… 151
5. 难产胞衣不下方 10 首 …… 153
6. 妊娠恶阻方 20 首 ………… 154
7. 绝育方 4 首 ……………… 155
8. 产后风方 13 首 …………… 156
9. 产后自汗方 4 首 ………… 157
10. 剖宫产刀疤发痒方 ……… 157
11. 女性更年期综合征方 12 首
    …………………………… 158
12. 子宫发育不全方 2 首 …… 159
13. 妇人试胎法 4 首 ………… 159

14. 难产方 13 首 …………… 159
15. 闭经方 36 首 …………… 160
16. 外阴白斑方 9 首 ………… 163
17. 鬼胎验方 ………………… 164
18. 妇女月痨方 ……………… 164
19. 附件炎方 ………………… 164
20. 阴癣方 …………………… 165
21. 妊娠手足浮肿方 ………… 165
22. 月经不调方 17 首 ……… 165
23. 倒经方 7 首 ……………… 166
24. 白带方 18 首 …………… 167
25. 阴痒方 10 首 …………… 168
26. 盆腔炎方 8 首 …………… 169
27. 子宫脱垂方 15 首 ……… 170
28. 妊娠水肿方 5 首 ………… 171
29. 催奶方 17 首 …………… 171
30. 回乳方 6 首 ……………… 173
31. 乳腺增生方 3 首 ………… 173
32. 功能性子宫出血方 6 首 … 174
33. 崩漏方 11 首 …………… 174
34. 痛经方 29 首 …………… 175

六、性病医方 …………… 179
1. 下疳（梅毒）方 56 首 …… 179
2. 淋病方 43 首 …………… 186
3. 阴球开花方 ……………… 190
4. 肾子因劳复肿方 ………… 190
5. 治便毒初起方 2 首 ……… 191
6. 阴子偏坠方 2 首 ………… 191
7. 小便如膏方 ……………… 191
8. 小便如泔方 ……………… 191

七、癌症医方 …………… 192
1. 肝癌方 8 首 ……………… 192
2. 肺癌方 5 首 ……………… 192
3. 胃癌方 16 首 …………… 193
4. 消化道癌方 5 首 ………… 194
5. 直肠癌方 2 首 …………… 195

6. 食道癌方 16 首 ………… 195
7. 脑垂体肿瘤方 ………… 197
8. 足背癌方 ………… 197
9. 脑肿瘤方 2 首 ………… 197
10. 宫颈癌方 14 首 ………… 197
11. 阴道癌方 2 首 ………… 198
12. 乳腺癌方 9 首 ………… 199
13. 甲状腺癌方 2 首 ………… 200
14. 淋巴腺癌方 2 首 ………… 200
15. 鼻咽癌方 2 首 ………… 200
16. 喉癌方 ………… 200
17. 白血病方 11 首 ………… 200
18. 肛门癌方 ………… 202
19. 膀胱癌方 2 首 ………… 202

八、眼病医方 ………… 203
1. 避瘟明目清上散 ………… 203
2. 明目延龄丸 ………… 203
3. 明目除湿浴足方 ………… 203
4. 抑火清肝退翳汤 ………… 203
5. 清上止痛熏目方 ………… 204
6. 消瘀明目洗药方 ………… 204
7. 清肝抑火明目方 ………… 204
8. 白内障 6 首 ………… 204
9. 青光眼方 7 首 ………… 205
10. 夜盲症方 12 首 ………… 205
11. 火眼方 7 首 ………… 206
12. 沙眼方 3 首 ………… 207
13. 红眼病方 6 首 ………… 207
14. 眼内充血方 2 首 ………… 208
15. 迎风流泪方 6 首 ………… 208
16. 眼生红子方 ………… 209
17. 电光打眼方 2 首 ………… 209
18. 花眼方 4 首 ………… 209

九、耳病医方 ………… 210
1. 平肝清热代茶饮 ………… 210
2. 治耳聋方 ………… 210
3. 利窍通耳方 ………… 210
4. 治耳鸣耳聋方 ………… 210
5. 耳闭外治方 ………… 211
6. 利窍聪耳方 ………… 211
7. 中耳炎方 17 首 ………… 211
8. 耳聋方 17 首 ………… 213

十、治鼻病医方 ………… 215
1. 代鼻烟方 ………… 215
2. 碧云散 ………… 215
3. 红玉膏 ………… 215
4. 透脑闻药方 ………… 215
5. 鼻血方 15 首 ………… 216
6. 酒渣鼻方 14 首 ………… 217
7. 鼻炎方 9 首 ………… 218

十一、牙病医方 ………… 220
1. 固齿刷牙散 ………… 220
2. 明目固齿方 ………… 220
3. 漱口药方 ………… 220
4. 清胃漱口方 ………… 220
5. 清胃消肿漱口方 ………… 221
6. 洁牙方 11 首 ………… 221
7. 固齿方 6 首 ………… 222
8. 牙疼方 25 首 ………… 223
9. 口腔炎方 12 首 ………… 225
10. 口疮方 13 首 ………… 226
11. 口臭方 19 首 ………… 227
12. 唇裂方 ………… 229
13. 牙龈出血方 12 首 ………… 229
14. 龋齿方 4 首 ………… 230

十二、皮肤病医方 ………… 231
1. 蝴蝶斑方 14 首 ………… 231
2. 扁平疣方 20 首 ………… 232
3. 雀斑方 23 首 ………… 234
4. 汗斑 8 首 ………… 236
5. 黑斑方 10 首 ………… 236

| 6. 痤疮方21首 ………… 237
| 7. 顽癣方19首 ………… 239
| 8. 牛皮癣方11首 ……… 240
| 9. 痱子方3首 …………… 242
| 10. 湿疹方15首 ………… 242
| 11. 荨麻疹方7首 ………… 243
| 12. 瘊子方8首 …………… 244
| 13. 白癜风方12首 ……… 245
| 14. 麦粒肿方6首 ………… 246
| 15. 毛囊炎方2首 ………… 246
| 16. 脱发方9首 …………… 247
| 17. 冻疮方8首 …………… 248
| 18. 红斑狼疮方2首 ……… 248
| 19. 漆疮方2首 …………… 248
| 20. 发际疮方 …………… 249
| 21. 秃疮方14首 ………… 249
| 22. 带状疱疹方6首 ……… 250
| 23. 皲裂方8首 …………… 251
| 24. 脚鸡眼方10首 ……… 251
| 25. 唇炎方5首 …………… 252
| 26. 脂溢性皮炎方3首 …… 253
| 27. 皮肤瘙痒症方2首 …… 253
| 28. 鱼鳞病方3首 ………… 253
| 29. 手脱皮方5首 ………… 253
| 30. 狐臭方9首 …………… 254
| 31. 祛风除湿散 ………… 255
| 32. 敷药散 ……………… 255
| 33. 面药捣膏方 ………… 255
| 34. 祛风清热洗药方 …… 256
| 35. 清热止痒面药方 …… 256
| 36. 温肾渗湿敛汗止痒熥洗药方
　　　　　　 ……………… 256
| 37. 竹叶膏 ……………… 256
| 38. 清热和血化毒膏 …… 257

十三、儿科疾病方 ………… 258
| 1. 小儿百日咳方14首 …… 258
| 2. 小儿惊厥方6首 ……… 259
| 3. 佝偻病方5首 ………… 259
| 4. 小儿脱肛方4首 ……… 260
| 5. 小儿痄腮方8首 ……… 260
| 6. 小儿发热方3首 ……… 261
| 7. 小儿慢性鼻炎方5首 … 261
| 8. 小儿流口水方3首 …… 261
| 9. 小儿肚脐炎方2首 …… 262
| 10. 小儿急性肾炎方 …… 262
| 11. 小儿语迟方 ………… 262
| 12. 小儿麻痹症方 ……… 262
| 13. 小儿断奶症方 ……… 262
| 14. 儿童多动症方 ……… 263
| 15. 小儿疝气方8首 …… 263
| 16. 婴儿湿疹方2首 …… 263
| 17. 小儿脓疱疮方3首 … 264
| 18. 小儿夜啼方8首 …… 264
| 19. 小儿腹泻方11首 …… 265
| 20. 小儿食积方15首 …… 266

十四、内科疾病方 ………… 268
| 1. 肝炎方11首 …………… 268
| 2. 肝硬化方9首 ………… 269
| 3. 面瘫方4首 …………… 270
| 4. 面神经炎方 …………… 270
| 5. 面部痉挛方 …………… 271
| 6. 三叉神经疼方2首 …… 271
| 7. 蛲虫病方9首 ………… 271
| 8. 蛔虫方4首 …………… 272
| 9. 钩绦虫方2首 ………… 272
| 10. 心脏病方12首 ……… 272
| 11. 咯血方4首 …………… 273
| 12. 肺炎方5首 …………… 274
| 13. 气管炎、哮喘方31首 … 274
| 14. 心肺病方 …………… 277
| 15. 肺结核方8首 ………… 277
| 16. 肺气肿方2首 ………… 278

17. 尿毒症方 2 首 …… 278	53. 小便失禁方 …… 305
18. 风湿症方 13 首 …… 279	54. 老年溺尿刺痛方 …… 305
19. 坐骨神经疼方 5 首 …… 280	55. 尿道炎方 3 首 …… 305
20. 腰腿痛方 16 首 …… 281	56. 静脉炎方 2 首 …… 306
21. 偏瘫方 12 首 …… 282	57. 麻风病方 …… 306
22. 癫狂症方 12 首 …… 284	58. 血小板低方 6 首 …… 306
23. 口眼㖞斜方 6 首 …… 285	59. 低血压方 5 首 …… 307
24. 失眠方 19 首 …… 286	60. 血友病方 4 首 …… 307
25. 梦游方 2 首 …… 287	61. 甲状腺功能亢进方 7 首 …… 308
26. 梅尼埃综合征方 5 首 …… 288	62. 腮腺炎方 10 首 …… 308
27. 健忘症方 5 首 …… 288	63. 白喉方 3 首 …… 309
28. 癫痫方 19 首 …… 289	64. 糖尿病方 20 首 …… 310
29. 脊髓炎方 …… 291	65. 疟疾病方 10 首 …… 311
30. 脑膜炎方 …… 291	66. 淋巴结核方 11 首 …… 312
31. 自主神经功能紊乱方 …… 291	67. 扁桃体炎方 7 首 …… 313
32. 咽炎方 14 首 …… 291	68. 狂犬病方 11 首 …… 314
33. 噎膈和呃逆方 7 首 …… 292	69. 坏血病方 …… 315
34. 腹泻方 10 首 …… 293	70. 白细胞减少病方 5 首 …… 315
35. 胃病方 22 首 …… 294	71. 双手麻木方 …… 316
36. 食道炎方 2 首 …… 296	72. 类风湿方 4 首 …… 316
37. 咳嗽方 13 首 …… 296	73. 皮肤麻木方 …… 316
38. 感冒方 8 首 …… 297	74. 面赤身热方 …… 316
39. 胆结石方 6 首 …… 298	75. 全身浮肿方 6 首 …… 317
40. 肾结石方 9 首 …… 298	76. 足冷方 …… 317
41. 肾炎方 12 首 …… 299	77. 头疼方 15 首 …… 317
42. 小便闭方 14 首 …… 300	78. 便秘方 8 首 …… 318
43. 尿道结石方 6 首 …… 301	79. 贫血方 13 首 …… 319
44. 遗尿方 7 首 …… 302	80. 落枕方 3 首 …… 320
45. 前列腺肥大方 3 首 …… 302	81. 脱肛方 13 首 …… 321
46. 腹水方 6 首 …… 303	82. 多汗方 5 首 …… 321
47. 膀胱炎方 3 首 …… 303	83. 肚子疼方 3 首 …… 322
48. 膀胱结石方 5 首 …… 304	84. 猩红热方 2 首 …… 322
49. 老人尿多方 4 首 …… 304	85. 肠梗阻方 3 首 …… 322
50. 尿血方 3 首 …… 304	86. 劳损内伤方 …… 323
51. 前列腺炎方 4 首 …… 305	87. 高血压方 13 首 …… 323
52. 蛋白尿方 …… 305	88. 疏风止嗽丸 …… 324

89. 清肺抑火化痰丸 …… 324
90. 疏解清肺饮 …… 325
91. 加竹沥梨膏 …… 325
92. 和肝醒脾化湿丸 …… 325
93. 调脾清肝理湿饮 …… 325
94. 调中畅脾膏 …… 326
95. 加减古方五汁饮 …… 326
96. 益气平胃健脾饮 …… 326
97. 加味三仙饮 …… 327
98. 古方越鞠逍遥加味丸（治肝病） …… 327
99. 清热养肝活络膏 …… 328
100. 养血柔肝丸 …… 328
101. 调肝和血丸 …… 328
102. 调肝舒筋软坚丸 …… 328
103. 和肝益肾饮 …… 329
104. 治脾湿腰痛方 …… 329
105. 治腰痛方 …… 330
106. 洗药方 …… 330
107. 活血止痛洗药方 …… 330
108. 养心健脾丸 …… 331
109. 朱砂莲心散 …… 331
110. 聚宝丹 …… 331
111. 归神方 …… 332
112. 洪医洗药方 …… 332
113. 燋药方 …… 333
114. 洗手荣筋方 …… 333
115. 治寒腿方 …… 333

十五、外科疾病方 …… 334

1. 风湿性关节炎方7首 …… 334
2. 腰椎间盘突出症方5首 …… 334
3. 骨质增生方7首 …… 335
4. 阑尾炎方8首 …… 336
5. 慢性骨髓炎方3首 …… 337
6. 丹毒方5首 …… 337
7. 臁疮腿方12首 …… 338
8. 褥疮方2首 …… 339
9. 瘩背疮方4首 …… 339
10. 疥疮方4首 …… 340
11. 无名肿毒方5首 …… 340
12. 痔疮方19首 …… 341
13. 疔疮方9首 …… 342
14. 黄水疮方10首 …… 343
15. 羊毛疔方3首 …… 344
16. 脚气7首 …… 344
17. 甲沟炎方 …… 345
18. 灰指甲方4首 …… 345
19. 蜂窝组织炎方2首 …… 345
20. 乳疮方17首 …… 345
21. 鼻子生疮方3首 …… 347
22. 破伤风方8首 …… 347
23. 恶指方4首 …… 348
24. 腱鞘囊肿方3首 …… 348
25. 脚垫方7首 …… 348
26. 足跟痛方3首 …… 349
27. 肿块方 …… 349
28. 肩周炎方10首 …… 349
29. 外伤、出血方42首 …… 351
30. 跌打扭伤方113首 …… 355
31. 虫蛇犬鼠咬伤方90首 …… 371
32. 水火烫伤方71首 …… 382
33. 溃疡方30首 …… 391

附　录 …… 397

1. 中药"十八反" …… 397
2. 中药"十九畏" …… 397
3. 妊娠忌药歌 …… 397
4. 常用草药验方歌 …… 397
5. 食疗歌 …… 398
6. 十叟长寿歌 …… 399
7. 民间相克食品及解法 …… 399

一、补益长寿方

1. 长春益寿丹

处方：天冬（去心）、麦冬（去心）、大熟地（不见铁）、山药、牛膝、大生地（不见铁）、杜仲、山萸、云苓、人参、木香、柏子仁（去油）、五味子、巴戟天各100克，川椒（炒）泽泻、石菖蒲、远志各50克，菟丝子、肉苁蓉各200克，枸杞子、覆盆子、地骨皮各65克。

共研细面，蜜丸桐子大，初服50丸，一月后加至60丸，百日后服80丸，每日空心以淡盐水送下。

2. 保元益寿丹

处方：人参10克，炒于术10克，茯苓15克，当归12克，白芍6克（炒），干地黄12克，陈皮4克，砂仁3克，醋柴胡3克，香附6克（炙），桔梗6克，杜仲12克（炒），桑枝12克，谷芽12克（炒），薏米15克（炒），炙草3克。

共研极细面，每用4克，老米汤调服。

3. 培元益寿膏

处方：天生黄（即天然硫黄）18克，厚附子15克，川椒50克，熟地50克，蛇床子18克，韭菜子18克，远志12克，当归18克，黑芝麻50克，菟丝子15克，牛膝15克，虎骨15克，川羌活12克，茅苍术18克，续断12克，桑枝50克，天仙藤15克，片姜黄15克，肉桂15克（研面后入），鹿茸15克（研面后入），麝香3克（研面后入）。

用麻油4000毫升，浸10日，熬枯去渣，再熬至滴水成珠，兑黄丹1000克，候温，入肉桂、鹿茸、麝香，用槐柳枝不停搅匀，摊贴。

4. 养心延龄益寿丹

处方：茯神15克，柏子仁12克（炒），丹参12克，酒白芍12克，丹皮12克，全当归15克（酒炒），川芎6克，干生地12克（酒洗），醋柴胡10克，香附米12克（炙），栀子10克（炒），酒条芩12克（炒）。

共研细面，炼蜜为丸，如绿豆粒大，朱砂为衣，每服10克，白开水送下。

5. 扶元和中膏

处方：党参65克，于术50克（炒），茯苓50克（研），砂仁12克（研），归身50克（土炒），杜仲50克（炒），香附18克（制），生黄芪50克，谷芽50克（炒），鸡内金50克（焙），半夏25克（姜炙），佩兰草18克，生姜18克，红枣20枚（肉）。

共以水熬透，去渣，再熬浓，兑冰糖100克为膏，每服10克，白水送服。

6. 保元固本膏

处方：党参、白术（炒）、鹿角、当归、香附各65克，川芎、附子（炙）、独活、干姜、川椒、杜仲、鳖甲、荜茇、草果（仁）、白芍各50克，生芪65克。用麻油1500克，将药炸枯，去渣，再熬至滴水成珠，入正净黄丹600克，再入后药，肉桂、沉香、丁香各10克。

共研细末，候油冷，加入搅匀成坨，重250克，候火气去，3日后方摊贴。

7. 八珍糕

处方：茯苓、莲子（去心）、芡实、扁豆、薏米、藕粉、山药各 100 克。

共研细面，加白糖，分两酌量，兑之为糕。

8. 加味枇杷膏方

处方：枇杷叶 56 片（不咳嗽不用），大梨 2 个（去皮心，切碎），蜜半盅（先熬滴水成珠），大枣 400 克，建莲肉 200 克（不去皮）。

先将枇杷叶放锅内，用河水多煎几滚，取汤用绢淋清汁。其煎过之枇杷叶弃之不用，后将梨、枣、莲肉、蜜同放锅内，铺平，然后将枇杷叶煎的清汁淹满略高些，盖好，煮半支线香久翻转，再煮半支线香久，用瓷罐收好，随意温食，其大枣煮熟时乘热去皮。

此方专治气血两虚，身体羸瘦。

9. 益阴固本丸

处方：熟地 25 克，丹皮 10 克，山萸肉 12 克，淮山药 12 克，云苓 15 克，泽泻 10 克，金樱子 15 克，菟丝子 15 克。

共研细面，炼蜜为丸，如绿豆大，每服 2 钱，米汤送下。

方中的六味地黄丸药味系滋阴补肾之主方，主治肾阴亏损虚火上炎，即王太仆所谓"壮水之主，以制阳光"。菟丝子为补肝肾药，有益阴固阳作用，可治阳痿、遗精、目眩等症。金樱子功专收涩，多用于肾虚滑精者。此方之含义总在于固精耳。

10. 益阴治痨方

处方：西洋参 200 克，潼蒺藜 200 克（酒洗），泽泻 65 克，大熟地 600 克（丸制），淮山药 300 克，麦冬 150 克（去心)、酒白芍15克、煅龙骨100克、宣木瓜100克(酒炒)、云茯神250克(抱木)、煅牡蛎100克、伸筋草65克(酒炒)、远志肉25克(去骨)、丹皮65克、炙甘草25克、当归身150克(酒洗)、菟丝子150克、莲须150克。

共研细末，炼蜜为丸，如梧子大。

此方专治痨证，及一切阴虚、心肾不交之证，大可补阴、伸筋、壮阳气等，神效异常。

11. 乾隆皇帝长寿秘方

处方：补骨脂、白茯苓、龟板、鹿茸、枸杞子、人参、沉香、首乌、杜仲、肉苁蓉、五加皮、沙苑蒺藜、远志肉、金钗石斛、怀牛膝、淫羊藿、葱子、生地、韭子、山萸肉、覆盆子、桑螵蛸、楮实子、青盐、巴戟天、当归身、锁阳、益智仁各5克。

共研为细末，混匀。另取去刺及毛的金樱子500克，加水久煎，去渣滤汁，慢火熬膏，化入鹿角胶240克，将药粉放入膏中调匀，再加炼蜜适量，在石臼内捣千余次，制成梧子大药丸，每日早晚各服9克，温酒送下。

本方为清代乾隆皇帝常服之滋补方，具有温肾助阳、益气固本、健脾养胃之功，适于年老体弱、腰腿酸软、筋骨无力、精神萎靡、阳痿遗精。

12. 康熙益寿秘方

处方：白莲蕊120克、川断90克(酒炒)、炒韭子60克、枸杞子60克、芡实120克、沙苑子120克、首乌120克、菟丝子60克、胡桃肉60克、补骨脂90克、覆盆子60克、龙骨90克、山药60克、金樱子90克、人参30克、莲肉90克、鱼鳔90克。

上药炼蜜为丸，如梧桐子大，每日早晚空腹服一丸，早晨宜用盐汤送服，睡前用白开水送服。

亦可煎服和浸酒服。煎服药的剂量是丸药的十分之一，隔日服。鱼鳔另外单炖，人参粉隔水蒸，将其他煎好的中药汁冲入二味药中即可。浸酒时不用鱼鳔，用质量好的高粱酒浸一星期，即可饮用，每日2次，午饭和晚饭时各饮20克。

13. 慈禧太后常服益寿药丸

处方：茯神18克，枣仁15克（焦），远志肉20克，玉竹15克，当归18克，大生地33克，杭芍15克（炒），香附18克（炙），桔梗12克，桑枝12克，厚朴花12克，郁金12克，川贝12克，鸡血藤膏15克，葱末15克（炒）。

共研极细面，炼蜜为丸，如绿豆粒大，朱砂为衣，每服10克，白开水送服。

14. 益寿偏方66首

（1）将米醋180毫升装入大口瓶里，然后将一个洗净的鸡蛋放入瓶内浸泡，经过一天半至两天，蛋壳溶化，只剩薄薄一层皮，用筷子把薄皮挑开，搅匀，即成"醋蛋"。

服法：取"醋蛋"26~30毫升，加蜂蜜适量，再加二三倍开水调匀，即可服用，早晨空腹服下，每日一次，一个"醋蛋"分七天服完，30~45天为一个疗程。

（2）取莲子10克，百合10克，银耳3克，鹌鹑蛋3个，冰糖30克。

将莲子水发剥皮去心，百合、银耳洗净，鹌鹑蛋蒸熟去皮。用砂锅盛适量清水煮开，放入莲子、百合、银耳煮熟烂，再加入冰糖与鹌鹑蛋，每日早晚分两次饮汤吃蛋。

（3）白茯苓、莲肉、苡仁、山药（炒）各200克，麦芽（炒）、白扁豆（炒）、芡实各100克，柿霜50克，白糖200克。

上药为末，入粳米粉五升蒸糕，晒干，任意食。

此方有养神扶元、健脾胃、补虚损、生肌肉、除湿热之功能。

(4) 每晚临睡前将艾条点燃，置于足三里穴上，以使皮肤充血发红为度，每次约10分钟，每月有10日灸足三里，寿必200余岁。

(5) 何首乌12克，豨莶草与菟丝子各500克，杜仲、牛膝、女贞子各150克，忍冬花、生地各200克，桑椹子膏、金樱子膏、黑芝麻膏各500克。

上述药除三膏外研成末，同膏制成丸，服用1~2个月。

(6) 生山药60克，肉苁蓉120克，五味子100克，菟丝子、杜仲各90克，牛膝、泽泻、生地、山茱萸、茯神、巴戟天、赤石脂各30克。

将药研末，蜜丸如梧桐子大，食前以黄酒温服30丸，每日早晚二次，忌醋、蒜、陈臭食物，服一周后，四体润泽，唇口之色变红，手足温暖，面色光悦。

(7) 黄芪、枸杞、桑椹、茯神、芡实各62克，党参、黄精、首乌、黑豆、五味子、玉竹、大生地、紫河车、葡萄干、白术、菟丝子各31克，大熟地、麦冬、莲子、山萸肉、炙甘草、怀山药、柏子仁、龙眼肉、丹参各15克，乌梅6克。

共研末和蜜为丸（丸重6克），每服2丸，早晚长期服用，具有补精血固神气，保护脏腑之功。

(8) 将五台山产鸭鸡头黄精（以能窝住南风的向阳山坳产者为佳）不拘多少，分别贮于两瓷罐内，一半用糖渍，将红糖在砂锅内熬化，倒入瓷罐，淹过黄精，另一半用蜜渍，取生白蜜（没有炼制过的纯天然蜂蜜）腌泡，腌渍一周，即可食用，愈陈愈佳。

每日晨起食糖渍黄精两头，临睡服食蜜渍黄精两头，连服百日见效。

(9) 每年夏季捕捉蚂蚁，洗净晾干，在锅里炒，然后研成粉，加鸡蛋（起粘结作用）搅拌制成丸，入冬后，每日服，自觉身体轻松有力。

（10）陈皮、牛膝、沙参、肉桂、羌活、玉竹、白芍、茯苓、川芎、枣仁、前胡、灵仙、人交（即秦艽）、熟地、北杞、甘草、宣木瓜、杜仲各7克，红枣10枚。

用白酒1000毫升，将药浸三昼夜，加白糖500克，冷开水500毫升，饭前空腹服，每日2次，每次一小酒杯。

补气血，壮筋骨，使白发转青，延年益寿。

（11）甘菊花、枸杞、巴戟（去心）各120克，肉苁蓉（酒浸）150克。

上述诸药研成细末，炼蜜为丸，每丸重9克，温和补肾，健体延龄。

（12）生地300克，山萸肉150克，山药、泽泻各75克，牡丹皮、白茯苓皮各120克，麦冬、五味子各75克。

上药研为末，炼蜜为丸，每丸9克。

（13）黑芝麻、补骨脂、牛膝、肉苁蓉、巴戟、覆盆子、枸杞、山药、肉桂、天雄、地黄、酸枣仁、柏子仁、胡桃仁、五味子、人参、菊花、菟丝子、楮实、茯苓各38克。

上药为末，炼蜜为丸，或以枣肉为丸亦可，每丸6克，晨服一丸，温酒送服。

（14）黄精（去皮）、枸杞子各500克。

取黄精、枸杞子研成细末，炼蜜为丸，每丸重6克，每日早晚空腹一粒，温酒送下。

（15）枸杞子、龙眼肉各600克。

将上药入砂锅中，加入河水5000毫升，文火慢慢熬至二药尝之已淡而无味，滤汁，将汁再以文火熬成膏，于瓶中贮存。不拘时，频服，每次服2~3匙。

（16）怀熟地黄（酒蒸）150克，怀山药（酒浸）75克，山茱萸（酒蒸）75克，白茯苓（去皮）75克，嫩鹿茸（酥炙）150克，泽泻37克，辽五味子150克，官桂75克。

将上药研成细末（鹿茸用酒制成糊状）炼蜜为丸，每丸重9克，空腹每服一丸，以盐汤或温酒送服。

（17）熟地200克，山药、枸杞、菟丝子、鹿角胶、杜仲各100克，山茱萸、当归各80克，制附子80克，肉桂80克。

研细末，炼蜜为丸，每次3~6克，每日2次，亦可适量做汤剂。

（18）川椒（炒）600克，白茯苓400克。

研末，炼蜜为丸，每丸重6克，空腹，每日早晚各服一丸，盐汤送下。

（19）仙茅、茯苓、山药、菖蒲各37克。

上述四药，以酒拌匀，于饭上蒸，蒸至饭熟为度，取出晒干，研为细末，再以枣肉和丸，每丸重9克，早晚空腹服1丸，开水或酒下。

（20）人参1200克，生地黄汁8000克，白茯苓2400克，白沙蜜5000克。

制法：①将人参、白茯苓（去黑皮）粉碎成细末，白沙蜜用生绢滤过，生地黄取自然汁（捣时不用铜铁器），然后将四味中药合并一处拌匀，装入瓷罐内，用净纸二三十层封闭。②用大铝锅一口，盛装净水，再将药瓷罐入铝锅内，隔水煮熬，先用武火，后用文火，经三天三夜炖熬后取出，用蜡纸数层包瓷瓶口，入水中浸过，然后取出，再放入原锅内炖熬一天一夜即成。服用时，每日空腹服，每次一汤匙即可。

（21）天门冬5000克。

将天门冬去皮和根须，捣碎，用洁净白细布绞取汁澄清，滤过，放入瓷罐内，用文火熬成膏。食用时，每服2匙，空心温酒服之。

（22）熟地黄（酒洗、蒸）、山茱萸、山药、泽泻、茯苓、牡丹皮、鹿茸（去毛）、肉桂各10克，附子（炮去皮脐）、五味子各10克。

上述药物研末成丸，每次1丸，每日1~2次。

（23）淫羊藿100克，菟丝子100克，制首乌200克，熟地100克，枸杞子300克，鹿茸10克，黄芪50克，肉苁蓉50

克，阳起石100克，水貂鞭胶20克，羊鞭胶50克，广狗肾胶100克。

先将菟丝子、制首乌、枸杞子用水煎煮两次，每次2小时，滤液合并，浓缩，加入3倍量95%乙醇，沉淀48小时，过滤，回收乙醇，浓缩成膏状，再将淫羊藿、黄芪、熟地、阳起石、肉苁蓉水煎煮两次，滤液合并，浓缩，与以上浸膏混合，低压干燥研粉，过80目筛，然后将上述药粉混匀，制成颗粒，装入胶囊，每粒胶囊含药0.22克。每次服2~3粒，每日3次。

（24）仙灵脾6克，肉桂7克，海龙12克，仙茅7克，枸杞子12克，牛膝5克，韭菜子5克，蛇床子7克，补骨脂10克，红参5克，鹿茸1克，锁阳7克，驴肾0.2克，狗肾0.3克，貂鞭0.2克，牛肾3克，羊肾0.6克。

以上药量制成糖衣片50片，每日7片，早晚饭后分服，连用10周。

（25）赤白何首乌（黑豆拌蒸晒）各500克，赤白茯苓（人乳拌蒸晒）各500克，怀山药（姜汁拌炒）200克，川牛膝（酒炒）、菟丝子（酒炒）、甘枸杞、杜仲（去皮姜汁拌炒）各400克，破故纸（黑芝麻拌炒，去芝麻不用）200克。

将上药研为细末，炼蜜为丸，每次服70丸，盐汤或酒送下。

（26）山茱萸（酒浸取肉）500克，破故纸（酒浸一日）250克，当归200克，麝香3克。

将山茱萸、破故纸、当归研为细末，混入麝香粉末，炼蜜为丸。晚临睡时，用酒送下6克。

（27）菟丝子（制）、金铃子、覆盆子、五味子、枸杞子、蛇床子（炒）各100克，何首乌（酒浸蒸极熟，焙）、牛膝（酒浸蒸）、熟地（酒蒸，捣）、地骨皮各100克。

将上述药研为细末，用浸菟丝酒作糊为丸，饭前温酒或开水下50丸。

(28) 远志 100 克，人参，（去芦）50 克，白茯苓 150 克，柏子仁、石菖蒲各 100 克，天门冬、麦门冬各 150 克，山药 250 克，龙骨（另研）50 克，熟地 200 克。

将上述药研细，炼蜜为丸，每丸重 9 克，每服 9 克，饭前温酒或淡盐汤下。

(29) 远志（去心）、石菖蒲（去毛）、酸枣仁（炒）、麦冬（去心）各 50 克，当归（酒洗）、甘草、枸杞各 100 克，甘菊花、生地、人参、黄连各 10 克。

上述药物研细，炼蜜为丸，如桐子大，以朱砂 15 克为衣，每次 50 丸，茶下。

(30) 人参、玄参（炒）、丹参（微炒）、白茯苓（去皮）、远志（去心）、桔梗各 15 克，五味子（炒）、当归身（酒洗）、麦冬、天冬（去心）、柏子仁、酸枣仁（炒）各 50 克，生地（酒洗）200 克。

将上述药物研为细末，炼蜜如梧桐子大，朱砂 1 克为衣，服法同上。

(31) 黑豆一斗，将黑豆加水浸透后，蒸熟铺席上，用荷叶覆盖，如造酱法一样，7 日黄透，取出晒干，研为末，再加入炼猪油或蜜少许做成小丸，每次服 100 丸。

(32) 黑羊肝一具，用刀将羊肝切片，摆瓷盆内，再用羊胆汁涂抹羊肝，晒干，每日用胆汁涂抹，以胆汁多为佳，晒时用绢罩之，以防灰尘、蝇污染，研细成丸，早晚各服一丸。

(33) 川芎、当归、白芷、辛夷、白术、木兰、防风、白薇、桂、柏实、秦椒、蜀椒、细辛、皂角、冬花、桔梗、人参、飞廉、蘪芜（即川芎苗）、杜衡、苡仁、乌头、附子、矾石、草蒿、半夏、荆实、肉苁蓉、杜仲、藁本各 50 克。

用柏木做成长一尺二寸，高四寸，中空可容一斗二升的木枕，以柏心赤者为盖，厚二分，盖致令密，又使其可开闭，盖上钻三行小孔。每行 49 个，共 147 个，内装上述药，再用布裹成睡枕，以此枕睡之，祛病延年，耳聪目明。

（34）人参、当归（略去头尾，细切）各15克，腰子一枚薄切，猪腰去白膜，肾盂部分切成片，用水两碗，煮腰子至一碗半，入二药同煮，饮汤食腰，如腰食不尽，可焙干为细末，山药糊丸。

（35）天冬（去心）、麦冬（去心）、大熟地（不见铁）、山药、牛膝、大生地（不见铁）、杜仲、山萸、云苓、人参、木香、柏子仁（去油）、五味子、巴戟各100克，川椒（炒）、泽泻、石菖蒲、远志各50克，菟丝子、肉苁蓉各200克，枸杞子、覆盆子、地骨皮各65克。

共研细末，蜜丸桐子大，初服50丸，一月后加至60丸，百日后可服80丸。

（36）鲜菊花瓣，用水熬透，去渣再熬浓汁，少兑炼蜜收膏，每服1克，白开水冲服。

（37）山药、牛膝、远志、山萸肉、楮实、白茯苓、五味子、巴戟、石菖蒲、肉苁蓉、杜仲、舶茴香各50克，枸杞子、熟地黄各100克。

牛膝酒浸，远志去心，巴戟酒浸去心，肉苁蓉酒浸一宿，杜仲姜汁酒拌同炒去丝。上为细末，炼蜜同枣肉为丸，如桐子大。每服30丸，食前温酒或盐汤下，日三服。

（38）采嫩桑叶10数斤，洗净去蒂，曝干为末。桑叶净末500克，用黑芝麻200克，阴阳水煎浓汁二碗，去麻存汁，用蜜500毫升，炼滴水成珠，将汁入蜜中和药末捣丸，如梧桐子大，每服百丸，早盐汤下，晚酒下。

（39）新鲜地黄4000克，朝鲜人参4000克，甘枸杞250克，天门冬250克，麦门冬250克，白茯苓500克，白蜜2500克。

地黄取自然汁，人参剉杵100下，天门冬、麦门冬（去心）、白茯苓（去皮捶碎）舂细水飞，去浮筋，澄清晒干，复为末，上和匀，入瓷缸内，以油纸五层，厚布一层，紧封缸口，置铜锅内水中悬胎，令缸口出水上，以桑柴火煮三昼夜，如内水减，则用暖水添之，日满取出，再用蜡纸紧封缸口，纳井中浸一昼夜取出，再入旧汤内煮一昼夜，以出水气，乃取出，如遇夏热，置阴凉处，或藏冰中或埋地中。

每取一二匙，温酒调服，不饮酒者白汤下，日进二三服。制时始终勿犯铁器，服时忌食葱、蒜、萝卜、酢酸等物。

（40）天门冬（去心，焙）250克，白术200克，防风（去芦头）50克，干姜、附子（炮制去皮）各75克，熟干地黄100克，细辛25克，桔梗（去芦头）、天雄（炮制去皮脐）各25克，远志、肉苁蓉、泽泻各50克，石斛（去根，判）、桂心、柏实、云母粉、蛇床子、甘菊、花、山茱萸各25克。

上药捣研为散，每日晨酒服1克，冬天日服3次，每次1克，服药10日知效。

（41）杜仲500克（去粗皮，炒黑色），鹿茸100克（燎去毛，酒炙），补骨脂500克（用芝麻250克同炒，候芝麻黑色无声为度，然后筛去芝麻），没药50克，胡桃肉30个（去皮熬膏）。

将杜仲、补骨脂、鹿茸研为细末，入没药和匀，再用胡桃捣膏加面少许，酒煮糊为丸，焙干。饭前服用，每服一丸，米汤下，温酒盐汤也可。

益肾阳，补精髓。

（42）枸杞子100克，熟干地黄、人参（去芦头）、茯神、附子（炮炙）、覆盆子、五味子、山药、菟丝子（酒浸日曝干）、肉苁蓉（酒浸一宿，刮去皱皮，炙干）、石斛（去苗根，判）、山茱萸、桂心各50克。

将上药研为细末，久捣，炼蜜成丸。每日一丸，空腹温酒下9克。

补虚损，益颜色，强力倍志，壮筋骨，久服轻身不老。

（43）鹿茸100克，沉香、附子（炮去皮脐）各25克，肉苁蓉75克，麝香（另研）3克。

将鹿茸锉细，与附子、沉香研为细末，加麝香和匀，再将肉苁蓉放入酒中煮烂后研细，另入酒熬成膏，混匀后和小丸。饭前空腹用温酒或淡盐汤送下 50 丸。

益精虫，壮肾阳。

(44) 淫羊藿 100 克，菟丝子 100 克，制首乌 200 克，熟地 100 克，枸杞子 300 克，鹿茸 10 克，黄芪 50 克，肉苁蓉 50 克，阳起石 100 克，水貂鞭胶 20 克，羊鞭胶 50 克，广狗肾胶 100 克。

先将菟丝子、制何首乌、枸杞子用水煎煮两次，每次两小时，滤液合并浓缩，加入 3 倍 95% 乙醇，沉淀 48 小时过滤，回收乙醇，浓缩成膏状，再将淫羊藿、黄芪、熟地、阳起石、肉苁蓉水煎煮 2 次，滤液合并，浓缩成膏状，与以上浸膏混合，低压干燥，研粉，过 80 月筛。另将水貂鞭胶、鹿茸、羊鞭胶、广狗肾胶研粉过 80 目筛，然后将上述药粉混匀，制成颗粒，装入胶囊，每粒胶囊含药 0.22 克。每次服 2~3 粒，每日 3 次。

补肾壮阳，益精补虚。

(45) 仙灵脾 60 克，肉桂 7 克，海龙 12 克，仙茅 7 克，枸杞子 12 克，牛膝 5 克，韭菜子 5 克，蛇床子 7 克，补骨脂 10 克，红参 5 克，鹿茸 1 克，锁阳 7 克，驴肾 0.2 克，狗肾 0.3 克，貂肾 0.6 克，牛肾 3 克，羊肾 0.6 克。

以上药量制成补天灵糖衣片 50 片，每日 7 片，早晚饭后分服。连用 10 周。

补肾壮阳，填精益髓。

(46) 女贞子、旱莲草各等份（后世常加桑椹膏），研为细末，炼蜜为丸，每丸重 6 克，每日 2~3 次，每次 6 克，亦可作膏服用。

益肝肾，补阴血，抗衰老。

(47) 血余、熟地（蒸捣）各 40 克，鹿角胶（炒珠）、菟丝子、制杜仲（盐水炒）、巴戟肉（酒浸制炒干）、小茴香（略炒）、白茯苓（乳拌蒸熟）、肉苁蓉（酒泡去鳞用）、胡桃肉、何首乌（小黑豆汁拌蒸7次，也可用人乳或牛乳拌蒸）各200克，人参随便用。

将上药研末混匀，炼蜜为丸。饭前用开水送下6~9克。

补肝肾，益精血，抗老延年。

（48）熟地400克，山药（炒）、枸杞、山茱萸各200克、川牛膝（酒洗蒸熟）120克，菟丝子（制）、鹿胶（敲碎、炒珠）、龟胶（切碎炒珠）各200克。

先将熟地蒸烂杵膏，再加它药炼蜜为丸，如桐子大。每餐食前，用温开水或淡盐水送服。

养阴补肾。

（49）生地黄、天门冬（去心）各400克，菊花、枳壳（去瓤麸炒）各200克。

将上药研为细末，酒蜜为丸，梧桐子大。每服60丸，饭前温开水送下。

和颜色，利血气，调百节，黑发坚齿，逐风散气，愈百病。

（50）潞党参90克，老熟地240克，朱茯神90克，生龙齿90克，生于术120克，生黄芪90克，淮山药120克，酸枣仁60克，炙远志24克，巴戟天90克，沙苑子60克，枸杞60克，菟丝子60克，金樱子60克，白莲须、心各130克。

上药浸渍一宿，浓煎取汁，加东阿胶120克，白蜜250克收膏，每次服一汤匙，开水冲服。

填补下元，健脾益智。

（51）人乳粉（晒干）200克，秋石（晒干）250克，天门冬（去心）、麦门冬（去心）各200克，白茯苓（去皮为末）500克（水淘去筋膜取沉底者晒干，净250克），人参（去芦）、生熟地黄（酒洗烘干）、枸杞（去梗）各200克。

先取人乳，放入铜锅内加水小火熬成膏，用大瓷盆盛于烈日中晒，盆下面用水，干后研成细粉，秋石炼法同人乳，将其余药物研为细末，再加入人乳粉、秋石炼蜜为丸。每次服30

丸。空腹开水送下，好酒亦可。

补气养血，接真气，降阳火，生肾水。

（52）当归、黄精各等份，用黄酒1000毫升入罐内浸泡。浸透加热蒸黑为度，晒干研为细末，过罗，炼蜜为丸，每丸重9克。每日2次，每次9克。

益气养血，滋阴补虚。

（53）山茱萸（酒浸取肉）500克，破故纸（酒浸一日）250克，当归200克，麝香6克。

将山茱萸、破故纸、当归研为细末，混入麝香粉末，炼蜜为丸，晚临睡时，用酒送下6克。

补元气，固元精，壮元神。

（54）棉花籽（取净仁，压去油，浇酒拌透，下用黄酒，蒸一炷香）、红枣（用黄酒煮熟取净肉）各一斤，归身、牛膝、枸杞（均用酒浸）肉苁蓉（酒洗去泥甲）、山茱萸（酒润去核）、菟丝子（酒蒸成饼）、白鱼鳔（麸炒成泡）、白茯苓（人乳拌蒸）、故纸（盐水炒）、熟地（酒煮如饴）各200克，巴戟（酒洗去心）250克。

共为细末，炼蜜为丸。早晚用酒或开水各送下1克。

壮肾阳，益精血。

（55）菟丝子（制）、金铃子、覆盆子、五味子、枸杞子、蛇床子（炒）各50克，何首乌（酒浸蒸极熟，焙）、牛膝（酒浸蒸）、熟地（酒蒸捣）、地骨皮各15克，舶上茴香（盐炒）、川木瓜各100克。

将上述12味药研为细末，用浸菟丝酒作糊为丸。饭前用温酒或开水下50丸。

养精髓，养气血，壮筋骨，补肾水，滑肌肤，驻容颜，黑髭须。

（56）远志（去心）、石菖蒲（去毛）、酸枣仁（炒）、麦冬（去心）各50克，当归（酒洗）、甘草、枸杞各100克，甘菊花、生地、人参、黄连各15克。

共研细末,炼蜜为丸,入朱砂1克为衣。每次50丸,茶下。

养心安神,补肾填精,益气补血。

(57) 人参、玄参(炒)、丹参(微炒)、白茯苓(去皮)、远志(去心)、桔梗各6克,五味子(炒)、当归(酒洗)、麦冬、天冬(去心)、柏子仁、酸枣仁(炒)各50克,生地(酒洗)200克。

将上述药物研为细末,炼蜜如梧桐子大,朱砂10克为衣。空腹用开水送下10克。

滋阴补血,养血安神。

(58) 甘草(炙)200克,人参、白术、芍药、黄芪、远志(去心)、大麦蘖(炒)各100克。

将上述药物研为散,以枣膏和蜜为丸,如梧桐子大。饭后用酒或水后下5丸,渐加至7丸,常服。

安养五脏,长肌肉,调经脉,下气,补脾益精神,令人能食,强健倍力。

(59) 蔷薇根茎,剉碎蒸熟后晒干,捣细罗为末。每次服9克,饭前用水调下,酒调服更佳。

延年轻身,久服令人轻捷。

(60) 贞贞葡萄(产于新疆)、人参各5克。

用酒浸一宿备用,清晨涂于手心,摩擦腰脊。

补肾助阳,强腰壮筋。

(61) 核桃仁150克,蚕蛹50克。

先将蚕蛹略炒,与核桃仁隔水炖服,每日吃一次,连吃半月。

通经脉,润血脉,乌须发。能使皮肤细腻光滑。

(62) 核桃仁1枚,韭子(炒)6克,黄酒适量。

核桃仁与韭子加水煎,用黄酒送服,每服五天加一枚核桃,加至20枚为止,如此反复再服。

通润血脉,可令人肌肤细腻,光泽健美。常服并可强身益寿。

(63) 熟地 400 克，巴戟 200 克，山萸 200 克，北五味 50 克，苡仁 150 克（炒），芡实 200 克，车前子 50 （炒），牛膝 150 克（酒炒），山药 200 克。

蜜丸，梧子大，每服 15 克，空心滚水下。

(64) 牛膝肉、枸杞子、地骨皮、远志肉（俱用酒浸）、石菖蒲、生地黄各 100 克，干菊花 50 克。

共为末，炼蜜为丸，梧子大，每服五六丸，温酒送下。

(65) 白茯苓、粉甘草各 200 克，川椒、干姜各 100 克。

共为末，白面 3000 克，真麻油 1000 克（炼花泛净），蜜 500 克（炼花泛净），入前药，面拌捣为丸，弹子大。初服 1 日 3 丸，一日不饥不渴。如要食，吃核桃一个，即饥思食。

(66) 生姜 500 克，大枣 250 克，沉香 25 克，茴香 200 克，白盐 100 克，甘草 150 克，丁香 25 克。

上药共捣为末，和匀备用，每日清晨开水泡服，当早茶饮 10 克。一世容颜长不老。

15. 抗衰老食品验方 48 首

(1) 乌龙茶 3 克，槐角 18 克，何首乌 30 克，冬瓜皮 18 克，山楂肉 15 克。

将上述药用清水煎，去渣，乌龙茶同药汁焗服，作茶饮。

可增强血管弹性，降低胆固醇，防止动脉硬化，软化血管，补肝肾，乌须发，强心降压，消脂减肥。

(2) 黄精 30 克，玉竹 15 克，猪胰一具。

将猪胰剥去油膜，洗净，同黄精、玉竹同煲，饮汤吃肉。

主治糖尿病、心脏病、心力衰竭等。

(3) 取约 1000 克童鸡一只，黑芝麻 150 克。将芝麻用文火炒香备用，鸡去毛和内脏后把黑芝麻放入鸡腹内，用针缝合，隔水炖 2 个小时，拆去线调味服食，可于一日内分数次食完。

适于体虚弱者，补益气血。

（4）取黑芝麻 20 克，首乌 15 克。水煎后去首乌，调味后服汤和芝麻。

生津养发，适于年少白发、枯发、脱发者。

（5）取枸杞子 30 克，小枣 15 个。煎汤服用，小枣与枸杞同食。

（6）花生、大豆同猪蹄同炖，食之，能有效地改变机体各脏器的生理功能，具有抗老防癌之功效。

（7）小枣 20 枚，煮 20 分钟，加入洗净的葱白（连须）7 棵，小火再煎煮 10 分钟，吃枣喝汤。

治疗神经衰弱、病后体虚、胸中烦闷、失眠等症。

（8）取淮山药 25 克，杞子 15 克，猪脑 2 副。先将猪脑表面的红筋剔去，与淮山、杞子一起加水炖汤，调味服。

（9）取杞子 15 克，桂圆肉 10 克，鸡蛋 2 个，冰糖 30 克。将杞子、桂圆、鸡蛋一起加水煮，待蛋熟后去外壳再煮片刻，入糖调服。

（10）猫肉 250 克，黄芪、当归、黄精、百合、玉竹各 9 克。炖汤服用，有滋补壮身活血之效。

（11）将白茯苓磨成细粉，每次取 15 克，用粳米 60 克，煮粥食。

主治老年性浮肿，肥胖症，脾虚泄泻，小便不利，水肿。

（12）将茯苓削如枣大方块，放新瓮内，好酒浸之，纸封三重，百日打开，其色如饴糖，可日食一块，至百日肌体润泽，久服延年耐老，面若童颜。

（13）白茯苓 100 克，缩砂仁 50 克。

为末，入盐 6 克，精羊肉切片，掺药觅食，以酒送下。主治虚滑遗精。

（14）白茯苓、莲肉、苡仁、山药（炒）各 200 克，麦芽（炒）、白扁豆（炒）、芡实各 100 克，柿霜 50 克，白糖 1000 克。

为末，入糯米粉 5 升蒸糕，晒干，任意食。

有养神扶元、健脾胃、补虚损、生肌肉、除湿热之功能。

（15）活泥鳅，使之吐沙，去内杂，但鱼骨留下。首先在锅里倒入油，以微火煎鱼骨，然后取出，再以原油煎鱼肉，主要是去水分，油不宜太多。

泥鳅煎好后再将鱼骨放入锅内，加入酒 270 毫升，或水 540 毫升，姜 1 片，以文火慢煮，煮至汤变成乳白色，且只剩半量时即可，然后除去浮油，再除去骨与肉，最后将剩下的汤调以盐、胡椒喝下去（一次做泥鳅五六条）。

这种汤运用于无食欲，因贫血而脸色不佳，因喝酒过多而肝脏衰弱者。

（16）麻雀或鹌鹑均可，将嘴、翅膀、内脏等去除，洗净，沥干水分。

浸渍在加有蒜汁的酒里，以去腥味，然后在中温的油锅里略炸片刻，再以低温油炸至呈金黄色、取出后，立即拌以蒜泥佐料，从头部吃起，可使精力充沛。

（17）200 克鲤鱼一条，去皮以布擦净，在 180 毫升酒中加入红豆 55 粒，糯米 5 克，枣 1 个，以及拍碎的姜。将鱼放入，加入 360 毫升水，煮 1 小时，然后按个人所好，调以盐、胡椒等食用。

（18）雄蚕蛾 10 只，淫羊藿 100 克，锁阳 100 克，巴戟天 100 克，海马 3 只，海龙 3 只，车前子 8 克。

将这些药混合后浸渍在酒里，蒸过，并予以干燥，如此反复三次后，加入蜂蜜，以果汁机搅拌成糊状，再放冰箱内，保存半年后即可取用。每天喝 2 次，每次一大匙，强精健体。

（19）羊睾丸 2 对（约重 40 克），鹿茸 40 克，菟丝子 40 克，巴戟天 30 克，茴香 20 克。

拌和后放入锅里蒸，然后晒干，再蒸，再晒干，再蒸一次，最后以果汁机打成粉状，用炭火烤干。加入蜂蜜，调成泥状，置于锅内煮沸以杀菌，冷却后，装入瓶内，置于冰箱内保存,可保存一年,要吃时取出即可供食,或以温水冲泡后服用,强精补肾。

(20) 将鹿茸在酒中浸渍一夜,泡软后切成纸一样的薄片,然后做成汤或泡酒喝,强精,抗衰老。

(21) 淫羊藿60克,茯苓30克,枣9个。

一同蒸过,然后在阳光下晒干,以同法反复做三次,然后将晒干的药料置放在1000毫升的烧酒里,加入100毫升蜂蜜,密封,过1个月即可取用。

(22) 菟丝子50克,地黄50克,人参50克,甘味料250克,酒3瓶。

菟丝子捣碎,人参切片,上药一起放入罐中浸渍36天,即可启封使用。据传浸造时辰宜上午7~9时,启封时辰宜下午5~7时。每日量不越2杯,卧前饮。

(23) 羊肉500克,枸杞15克,大葱、姜、盐、绍兴酒、味精少许。

先将羊肉整块下锅煮透,捞入凉水内洗净,切成3分宽、8分长的段,炒匀,加油烧热后,下葱、姜和羊肉焖炒,加绍兴酒,然后起勺,将羊肉倒入大砂锅内,放枸杞、鲜汤、精盐、上火烧开,撇去汤上浮沫,加盖炖烂,加味精,即可食用,保肾壮阳。

(24) 大虾米10个,切小丁,与小米同煮粥,加盐、味精、麻油、葱末适量,补脑。

(25) 牛骨头250克,洗净砸碎,加水1000毫升,用文火煮4小时,除去骨头,冷却后置瓷瓶中沉淀,最底层有一层黏性物质,每日以适量涂于馒头上吃。

(26) 芡实适量,煮熟备用,1枚1枚慢慢嚼咽,每天10~20粒。

补肾固精,补益脑髓。

(27) 干竹荪(以白色者为佳)10克,银耳5克,冰糖20克。用冷水将竹荪、银耳分开泡发,摘脚去泥洗净,将竹苏切成长段，混合银耳用开水氽洗，将冰糖置锅中用水溶化，撇去浮沫，倾入竹荪、银耳煮熟，装碗即成，汤汁清亮。

清心明目，滋阴养肾，止咳润肺，提神益气，润肤，消除肌肉疲劳。

（28）百合适量，白糖、猪油少许。百合洗净，在鳞片上放入适量白糖，顶端加少许猪油置锅内蒸10分钟。

润肺祛痰，补虚强身，老少皆宜。

（29）甲鱼500克，贝母15克，百合15克，前胡15克，知母15克，甜杏仁15克，柴胡10克，饴糖50克。

将甲鱼宰杀后洗净，置砂锅内加水适量，滴少许白醋，慢火煨制4小时后，加入洗净装在布袋内的药物，煎煮45分钟取出药袋，煨制汤液剩200毫升左右，取出骨骼，加入饴糖，二次服完。

补劳伤，壮阳气，大补阴之不足。

（30）甲鱼、母鸡、瘦猪肉、海米、葱、姜、盐、味精、料酒、胡椒面各适量。将宰杀、收拾好的小母鸡、瘦猪肉放一铝锅内，加入清水（水要没过原料的1~2倍），用火烧开，撇去浮油沫，改用小火焖煮2~3小时即可。把甲鱼背壳朝下放在菜板上，割头，将污血控去，坐锅上火，水烧开，将甲鱼放在漏勺里，下开水略烫，待用指甲轻刮甲鱼裙边的黑膜即下来时，将甲鱼捞在凉水盆中，再用小刀刮去背部、腰部的黑膜白膜，然后用刀自头腔处下刀，沿着背壳边沿割开，挖去内脏，剁下甲鱼爪尖，洗净，再刀切成块，锅上火，倒入清水，放入葱段、姜片、料酒、胡椒面，下入甲鱼块，待锅开后撇去浮油沫，略煮后捞在凉水盆内，洗净附在甲鱼块上的污血，放入大碗内，将煮过鸡、猪肉的汤撇去浮沫，倒入大碗里，再将鸡、瘦肉刀切成块，码在甲鱼上，放入精盐、味精、料酒、胡椒面、葱、姜、海米，加盖上屉蒸2小时即成。

补虚劳，壮阳气，治肺虚气喘、阳痿、遗精等症。

（31）猫肉1000克，瘦猪肉150克，桂圆肉10克，枸杞

15克,甘蔗90克,鸡汤5大碗。

制法:①将猫肉洗净切成方块,猪肉也切成同等的方块,枸杞、桂圆用温水洗净,甘蔗用刀劈开,剁成小节,葱、姜切片备用。②锅内放猪油50克,烧热下葱、姜煸炒,烹料酒,放入清水、猫肉,水沸后捞出,温水洗刷。③用瓷盆将猫肉、猪肉及各种调料一起放入,倒入鸡汤使肉与汤平,上笼蒸烂,吃时拣去葱等调料,加少许胡椒面或味精、盐。

适于贫血、淋巴结核、血小板减少症。

(32)海狗肾50克,淮山药25克,枸杞25克,杜仲15克,巴戟15克,白酒一汤匙,嫩母鸡1只(勿超过750克)。

海狗肾切片,用白酒浸泡一夜,用大型炖盅将开膛洗净的鸡及全部中药放入,注下八成满的开水,加盖,隔水炖4小时,便可调味食用。

大补元阳,对男子之诸虚百损有疗效。

(33)猪脑一个,小米100克,姜150克,葱白2根,黄酒一匙,同煮粥,粥成后将猪脑拌碎,加盐、味精、葱末适量。

(34)枸杞子15克,黄精10克,瘦猪肉100克,一起煮汤,去黄精后,调味服。

补肝明目,适于老年体弱,视力减退,腰背酸痛。

(35)狗肉250克,黑豆60克,同炖烂,早晚分2次食完,连食数周,可治老年性耳聋。

(36)生地500克,白面250克,捣烂,炒干,研成细末即成,每日空腹服10~20克,服至百日后面似桃花,服之三年,可身轻不衰。

(37)虾米(去青皮壳同青盐炒干,香熟为度)500克,真蛤蚧(青盐酒炙为度)一对,茴香(青盐酒炒)200克,净川椒200克,木香100克。

上述药物须用浑浊酒2升(带浮蛆醅酒最佳)浸泡30天,再同南木香粗末和匀,放入瓷器内,四周封固,随时取用。每日服一匙，空腹盐酒细嚼下。

起阳补肾。

（38）党参、茯苓、白术、山药、莲子、芡实、苡仁、扁豆，将上述药物共为细末，佐以面粉、白糖、麻油、扁豆，根据传统工艺制成糕。每日早晚饭前服用，每日2次。

健脾养胃，益气和中。

（39）精羊肉去筋膜薄切1500克，陈皮1克，小椒1.5克，葱10根，人参、神曲、大麦（炒）各100克。

先加水以高出羊肉二指，下陈皮、小椒、葱同煮，水干去陈皮等，用慢火焙干，再入人参、神曲、大麦，用生姜、曲糊为丸。不拘时，温酒或米汤送下，也可适量煎汤服。

治脾胃久虚不思食。

（40）莲子（去心留皮）酒浸一宿400克，大猪肚一个。将猪肚洗净，用白糖少许，入莲子于猪肚内，缝口，加水煮烂，捣饼焙干为末，酒打面糊为丸，空腹温服1~2克。

（41）远志100克，人参（去芦）50克，白茯苓150克，柏子仁、石菖蒲各100克，天门冬、麦门冬各150克，山药100克，龙骨（另研）50克，熟地200克。

将上述药研细，炼蜜为丸，每丸重9克，每服一丸，饭前温酒或淡盐汤下。

大能助心气，益颜色。

（42）磁石500克，猪肾1具。

先将磁石捣碎，煎熬30~60分钟，去渣滤汁，再加猪肾、粳米同煮，粥将熟时加入姜、葱少许，供早晚餐食用。

补肾脏，明耳目。

（43）枸杞叶250克，猪心1枚。

将猪心洗净后切片，枸杞叶洗干净，炒时用清油先滑锅，换猪油烧至八成熟时，投猪心片，烹入数滴黄酒煸炒，待猪心转色时，倒入枸杞叶，酌加精盐、豆瓣、白糖、酱油，待枸杞叶软后，勾芡起锅盛盘，佐餐用，每日1次。

补心益智。

（44）田七 2 克，鸽肉 1 只。用田七与去毛及内脏的鸽肉同炖，加适量精盐、味精、生姜等佐料，饮汤吃肉，每日 1 次，连服数日。

补虚，散瘀，止血。

（45）人参、当归（略去头尾，细切）各 25 克，腰子 1 枚（薄切）。

猪腰去白膜肾盂部分，切片，用水两碗，煮腰子至一碗半，入二药同煮。饮汤食腰，如腰食不尽，可焙干为细末，山药糊丸。

益气养血，强腰补虚。

（46）灵芝 20 克，蚌肉 250 克，冰糖 60 克。

先将河蚌去壳取肉，洗净待用，灵芝用瓦锅加水煎煮约一小时，去灵芝取浓汁，加入蚌肉以煮熟为度，再放进冰糖，待溶化便成。饮汤吃肉，每隔 2~3 天服一次，以连续服用 1~2 月为佳。

健脾益气，强肾补虚。

（47）冬虫夏草 10~15 只，雄鸭 1 只。

将鸭宰后去毛洗净，去内脏，把虫草放入鸭腹内，加上食盐、姜、葱少许，再加清水适量，隔水炖熟为度。调味服食，每周一次，连服数周。

滋补强壮，益肾补虚。

（48）荤素轮流，即一天吃荤，一天吃素。素的一天以牛奶、水果、面包为主，不吃任何含蛋白质的食物。荤食的一天，早餐和晚餐吃含蛋白质很高的食物，午餐还吃流质素食（里根总统保健食谱）。

16. 长寿美容药酒 142 首

（1）怡神酒

烧酒一坛，糯米糖 1000 克，绿豆 2 升，木香 10 克（为末)。久浸饮为炒。

(2) 春寿酒

天门冬、麦门冬、熟地黄、生地黄、山药、莲肉、红枣各30克。将上药切碎混匀,盛于容器内,加酒2.5升,密封隔水加热,煮沸后换入另一容器,继续密封浸泡30天以上即成。

(3) 仙灵酒

淫羊藿(去毛边,羯羊油炒黑)200克,金樱子500克(去子)、牛膝50克、归身100克、川芎450克、巴戟50克、菟丝子50克、小茴香(炒)50克、故纸(炒)100克、官桂50克、杜仲50克(姜炒)、沉香25克。用好酒20斤,绢袋盛药,悬袋煮三炷香,放土内埋3日,入10小瓶以泥封口。

(4) 补气养血酒

当归、柏子仁、石菖蒲、白芍、破故纸、麦冬、熟地、生地、天冬、人参、川芎、云苓、砂仁、远志各30克,木香15克,酒2000毫升。每天不定时温饮10~20毫升。

(5) 甘露酒

圆眼肉、红枣肉、葡萄、桃仁、当归、枸杞、杜仲、熟地各100克,浸烧酒10斤。

(6) 百果酒

香橼、佛手各100克,核桃肉、圆眼肉、莲肉、橘饼各250克,柏子仁200克,松子仁150克,红枣1000克,黑糖3斤,烧酒50斤浸。

(7) 菊花酒

菊花、生地黄、枸杞根各2500克,三味药同捣碎,加水煮取汁,炊糯米5000克,加细曲同拌令匀,入缸密封,候熟澄清,每次1盏,日3杯。

(8) 中山还童酒

马蔺子1000克,埋土3日取出。马蔺根洗切片,加水煮成糜,陈曲2块为末,酒酵子2碗,并前马蔺子共和一处,做酒待熟。

(9) 二乌风湿酒

制川乌、制草乌、何首乌、金银花、乌梅、生甘草、枸杞子、红花各 10 克，冰糖 250 克，白酒 500 克，浸 7 日即可饮服。每服 10~30 毫升，日 2 次，早晚各 1 次。

主治：风湿痹，关节肿痛。

(10) 巴戟菟丝酒

巴戟天、菟丝子、枸杞子各 25 克，白酒 500 毫升，上药浸酒中密封，置阴凉处，经常振摇。7 天后开封饮用，每次 10~15 毫升，日 2~3 次，服 10~20 日有显效。

主治：性功能衰弱，温肾壮阳。

(11) 月季花酒

月季花 15 克，当归、丹参各 30 克，冰糖 50 克，黄酒 1000 毫升。密封，浸 7 天后放入冰糖溶化即成。

主治：妇女痛经，闭经。

(12) 万应仙酒

虎骨、人参、首乌、当归、熟地、补骨脂、枸杞子、肉苁蓉、羌活等药浸泡在酒中数日，每日早午晚三次服用，每次喝药酒 50 毫升，烫服。

主治：风湿性关节炎，肩周炎，腰腿疼，四肢麻木。

(13) 保元延寿酒

黄精、苍术各 2000 克，天门冬 1500 克，松叶 3000 克，枸杞 2500 克。水适量，煮 1 日，熬如酿酒法。

(14) 仙酒

牛蒡根、牛膝各 500 克，秦艽、鼠粘子各 50 克，枸杞子（炒）3000 克，苍术（蒸烂）1000 克，防风、羌活各 100 克。上药剉散，无灰酒 6000 毫升，净瓷器内浸，密封。

(15) 天门冬酒

天门冬 1500 克，糯米 3000 克。将天门冬去心捣碎，加水煮汁，再加糯米、细曲 4000 克，酿制成酒，每日临睡前饮二杯。

(16) 木瓜酒

木瓜、川芎、秦艽、川牛膝、桑寄生、千年健、当归、羌活、独活、陈皮、五加皮、玉竹、山栀等量泡制成酒。每次饮25毫升,每日1~2次。

主治:筋骨风湿酸痛。

(17) 戊戌酒

黄狗1只,糯米3000克。将狗肉洗净后,加水煮24小时,至肉烂为糜,和汁拌糯米,再加曲如常酿酒,候熟。每日晨空腹饮2杯。

(18) 风湿药酒

老鹳草、寻骨风、狗脊、五加皮、陈皮、鸡血藤、骨碎补、秦艽、栀子等量泡酒制成。每次饮25毫升,每日1~2次。

治类风湿。

(19) 风痛药酒

丁公藤、麻黄、桂枝、白芷、威灵仙、青蒿子、羌活、独活、小茴香、防己、五加皮、当归、川芎、山栀等量制成。每次饮25毫升,日服1~2次。

治风湿骨痛。

(20) 延寿酒

桂圆肉500克,桂花120克,白糖240克,将上药盛于酒坛内,加入烧酒2.5升,密封浸泡7天可用,经年为佳。每服2次,每次饮5~10毫升。

治气血不足所致的心神不安、失眠、精神不振等症,也可用于除口臭。

(21) 万寿药酒

红枣1000克,当归60克,石菖蒲、川郁金、五加皮、陈皮、茯神、牛膝、麦冬各30克,红花15克。将上药切碎,盛于绢袋放入酒坛,加烧酒12升,密封隔水加热30分钟,待凉后埋入土中浸泡数日即成。每旦2次,每次饮5~10毫升。

可治心血不足、湿浊内阻所致的精神不振、神志不宁及肝肾亏虚之筋骨乏力等症。

(22) 延寿获嗣酒

生地黄 360 克,覆盆子 120 克,山药 120 克,芡实 120 克,茯神 120 克,柏子仁 120 克,沙苑子 120 克,山茱萸 120 克,肉苁蓉 120 克,麦冬 120 克,牛膝 120 克,鹿茸 10 克,桂圆 250 克,核桃肉 250 克,益智仁 60 克。先将生地黄与益智仁同蒸 30 分钟,去益智仁,取生地黄混合诸药全部放入净缸内,加酒 40 升,密封,隔水加热 3 小时,再埋入土中继续浸泡 7 天取出即成。每天晚上饮服 20~30 毫升。

主治:肝肾虚损、阳衰精亏所致的须发早白、耳目失聪、遗精阳痿、不孕、习惯性流产等症。阴虚火旺者及孕妇禁用。

(23) 延寿翁头春酒

由三组药物组成:①天冬、补骨脂、肉苁蓉、甘草、牛膝、杜仲、川椒各 30 克,制附子 15 克。②淫羊藿、红花各 500 克,白芍 30 克,熟地黄 60 克,苍术、茯苓各 120 克,菊花 30 克,五加皮、地骨皮、当归各 120 克。③缩砂仁、白豆蔻、木香、丁香各 15 克。先将第一组药物研成细末备用,再取糯米 20 公斤淘净,浸 24 小时,复用水淘洗一次,上锅蒸糜,取出晾冷,然后用细曲末 2 公斤与糯米糜、备用药末混合拌匀。将第二组药物切碎,用细绢袋装好,量于缸底,再放入已拌好药曲的糯米糜压住绢袋。适当加压拍实,然后加入米酒 20 升,封固浸泡 7 天,滤出上清液,装入酒坛。将第三组药物研成细末,加入酒坛,再密封酒坛并加热煮 90 分钟,取下晾冷,埋入土中 3 天后即成。每日 2 次,每次饮服 20~30 毫升。

主治:肾枇杷阳虚损、气血不足所致的阳痿遗精、精液清冷、不孕、月经不调、带下清稀、腰膝冷痛、痿软无力、精神不振、食少腹胀、胃脘冷痛等症。

附注:饮服后可能有浑身供热、肚脐发痒等。方中附子有毒，应用熟附子，并严格控制药粉用量及饮服量，确保安全。

(24) 首乌延寿酒

何首乌200克，切碎研成粗末，盛入酒瓶中加入白酒500毫升，密封后置阴凉干燥处，每天晃动1次，浸泡10天后即成。每日早晚各1次，每次饮服15~20毫升。

主治：肝肾阴亏、须发早白、血虚头晕、腰膝软弱、筋骨酸痛、妇女带下、遗精、慢性肝炎等症。

(25) 神仙延寿酒

生地黄、熟地黄、天冬、麦冬、当归、牛膝、杜仲、小茴香、巴戟天、川芎、白芍、茯苓、知母各30克，补骨脂、砂仁、白术、人参、远志各20克，木香12克，石菖蒲、柏子仁各15克，黄柏、枸杞子、肉苁蓉各30克。

将诸药研碎后装入细纱布袋并扎紧袋口，盛于酒坛内，加入白酒8.5升，慢火煮沸约2小时后取下待温封口，埋入较潮湿的净土中3~5昼夜，然后取出放于阴凉干燥处继续浸泡，7天后即可开封，过滤装瓶备用。每日2次。早晚各饮服10~30毫升。

主治：气血不足、肝肾亏虚所致的少气无力、面黄肌瘦、精神萎靡、腰酸腿软、阳痿遗精、多梦易惊、怔忡健忘、心神恍惚、目暗耳鸣等症。

(26) 乌发益寿酒

女贞子80克，旱莲草60克，桑椹子60克。先将桑椹子捣烂，其余二味药研碎，装入细纱布袋并扎紧袋口，然后取1.5升黄酒盛于干净小酒坛内，再放入药袋，密封置阴凉干燥处浸泡14天，每天摇动数次，最后开封取出药袋即成。每日2次，早晚各空腹温饮20~30毫升。

主治：肝肾不足所致的头晕目眩、腰膝酸软、须发早白、潮热、经漏。阳虚者慎用。本品色黑，饮后可使牙齿染黑，故每次饮后应刷牙。

(27) 助阳益寿酒

党参、熟地黄、枸杞子各 20 克，沙苑子、淫羊藿、公丁香各 15 克，远志 10 克，沉香 6 克，荔枝肉 60 克。

将诸药研碎，装入细纱布袋并扎紧袋口，放入酒坛，加白酒 1 升，密封置阴凉干燥处浸泡 3 天，然后稍打开封口，以文火煮沸 30 分钟，取下待稍冷后加盖放入凉水中去火毒，再密封浸泡 21 天后即可开封，去掉药渣，滤清备用。每日 2 次，早晚各空腹温饮 10~20 毫升。

主治：肝肾亏虚之阳痿、遗精早泄、头晕眼花、心悸、纳呆、面色萎黄、腰膝酸软、呃逆泄泻等症。

(28) 长生酒

枸杞子、茯神、生地黄、熟地黄、山茱萸、牛膝、远志、五加皮、石菖蒲、地骨皮各 18 克。将诸药研碎装入细纱布袋，放入酒坛，加米酒 2 升，密封浸泡 15 天后即成。每日清晨饮服 10~20 毫升，不可过饮。

主治：肝肾不足所致的腰膝乏力、心悸、健忘、须发早白、骨蒸潮热、夜寐不安等症。饮服本品期间禁食萝卜。

(29) 养生酒

当归 30 克，桂圆肉 240 克，枸杞 120 克，菊花 30 克，白酒浆 3500 毫升，滴烧酒 1500 毫升。将前 4 味药装入细纱布袋内，悬放于酒坛中，加入后 2 种酒后封固，置于窖中或阴凉干燥处，浸泡 30 天后，即可启封去渣备用。

主治：血虚精亏所致的面色无华、头晕目眩、视物昏花、睡眠不安、心悸、健忘等症。

(30) 长生固本酒

人参、枸杞子、山药、五味子、天冬、麦冬、生地黄、熟地黄各 60 克。将诸药切碎，装入细纱布袋内并扎紧袋口，放进酒坛，加酒 15 升，密封，隔水加热约 30 分钟，取出待冷，再埋入土中 7 天，取出开封去药袋，滤清装瓶备用。每日 2 次，早晚各服 10~20 毫升。

主治：气阴两衰所致的四肢乏力、腰膝酸软、心烦口干、心悸多梦、头眩、须发早白。

(31) 长春酒

炙黄芪、人参、白术、茯苓、炙甘草、当归、川芎、白芍、熟地黄、肉桂、杜仲、五味子、木瓜、姜半夏、橘红、制南星、厚朴、砂仁、草果、青皮、槟榔、苍术、丁香、木香、白豆蔻、藿香、石斛、薏苡仁、枇杷叶、炙桑白皮、炒神曲、炒麦芽各9克。浸酒。每日1次,清晨饮服10~20毫升。

主治:气血不足、痰湿内盛、气机阻滞而致的气短乏力、面色少华、食欲不振、胸闷痰多、呕逆腹胀、口唇淡白、舌苔厚腻等症。

(32) 常春酒

常春果(五加科植物常春藤之果实)、枸杞子各200克。将二药捣烂,装入酒瓶,加米酒1.5升,密封浸泡7天即成。每日3次,每次空腹饮服10~20毫升。

主治:虚劳亏损之消瘦、早衰、须发早白、腰酸腿软、腹中冷痛、妇女闭经等症。

(33) 阳春酒

人参、白术、熟地黄各15克,当归、天冬、枸杞子各9克,柏子仁、远志各7克。将诸药研碎装入细纱布袋内并扎紧袋口,放入瓷罐,加酒2.5升,浸泡10天即成。每日2次,早晚各温饮10~20毫升。

主治:脾胃虚弱、气血不足所致的食欲不振、皮肤干燥、面色无华、头晕、心悸、睡眠不安诸症,或脑疽及各种肿疡后期,疮口肉色淡白,伤口不能收敛愈合等。

(34) 回春酒

人参30克,荔枝肉1000克。将人参切成薄片,荔枝去核,二药同装入绢袋或细纱布袋内,放入酒坛,加白酒2.5升,密封浸泡3日后即成。每日2次,早晚各饮服10~20毫升。

主治:体质虚弱,精神不振,动则短气乏力,早衰,健忘，心悸，神经衰弱，或老年人性机能减退等症。

（35）熙春酒

枸杞子、桂圆肉、女贞子、生地黄、淫羊藿、绿豆各120克，猪油500克。先将女贞子九蒸九晒，生地黄洗净晒干，淫羊藿去边毛，绿豆洗净晒干，然后将诸药装入绢袋或细纱布袋内扎紧袋口，放入酒坛，加烧酒20升，密封浸泡30天即成。每日2次，每次饮服10~20毫升。

主治：精亏阳虚，腰酸腿软，精神不振，早衰，毛枯发落早白，视物不清，遗精早泄，老年久嗽等症。

（36）百益长春酒

党参、生地黄、茯苓各90克，白术、白芍、当归各60克，川芎30克，桂花500克，桂圆肉240克，红曲60克。将诸药研成粗末，装入绢袋或细纱布袋内，扎紧袋口，放入酒坛，加高粱酒15升，密封浸泡15天后滤出澄清酒液，再加冰糖1.5公斤即成。每日2次，随量饮服，不醉为度。

主治：心脾两虚、气血不足所致的气少乏力，食少脘满，夜寐不安、面色无华、健忘、口臭、肢体麻木、活动不利等症。脑出血后遗症者慎用。

（37）百花如意酎春酒

沉香、玫瑰花、蔷薇花、梅花、桃花、韭菜花各30克，核桃肉240克。将上药研碎装绢袋或细纱布袋内，扎口悬于酒坛中，加入米酒、烧酒各2.5升，密封浸泡30天即成。每日1~2次，随量饮服，久服效佳。

主治：肾阳不足之阳痿不举或举而不坚、男女不育不孕、小便淋沥不尽等症。

（38）地黄年青酒

熟地黄100克，万年青150克，桑椹子120克，黑芝麻60克，山药200克，南烛子20克，花椒30克，白果15克。泡酒2升，密封7天，去渣。每日2次，早晚各空腹温饮10~20毫升。

主治：肝肾两虚、精血不足所致未老先衰，须发早白或毛枯发落、视物昏暗、耳聋不聪、腰膝酸软等症。

（39）固本酒

人参30克，天冬20克，熟地黄30克，麦冬30克，茯苓20克，生地黄30克。将诸药研成粗末，倒入酒坛，加白酒1.5升，密封浸泡15天，也可浸泡3天后将酒坛放进锅内置于火上，先文火后武火，隔水加热3小时，以酒色发黑为度，取下待冷，滤渣装瓶备用。每日2次，早晚各空腹饮服10～20毫升，或随量饮服，以不醉为度。

主治：气阴两虚所致的少气乏力、须发早白或易脱落、骨蒸潮热、腰膝酸困、肺热燥咳、精神不振、面容憔悴等症。

（40）神仙固本酒

牛膝240克，制首乌180克，枸杞子120克，天冬60克，麦冬、生地黄、熟地黄、当归、人参各60克，肉桂30克，糯米20升，白酒曲2升。先将药物和酒曲研成粗末，同时将糯米浸泡，蒸熟后待冷至30℃左右，拌入药曲末，充分和匀，然后盛于酒坛，密封发酵7～14天后滤渣，再将药酒隔水加热至75℃～80℃，冷却后装瓶备用。每日2次，每次饮服10～30毫升。

主治：肝肾亏虚、气阴不足所致的面色不华、倦怠懒言、毛发枯落早白、腰膝酸冷、耳鸣目暗等症。

（41）神仙药酒

木香9克，丁香6克，檀香6克，茜草60克，砂仁15克，红曲30克。先将诸药研成细末，以炼蜂蜜成丸，然后加白酒500毫升浸泡3～7天即可，如欲多制可按比例添料，加酒。每日2次，每次饮服10毫升。

主治：胃脘胀痛，食欲不振，呕吐，噎呃，消化不良，胸膈痞满等症。

禁忌：阴虚火旺者忌服。

（42）徐国公仙酒

龙眼肉 1000 克，将上药放入大酒瓶，加烧酒 2 升，封口浸泡 15 天即成。每日 2 次，早晚随量饮服。

主治：心脾两虚、气血不足所致的食少纳差、心神不宁、健忘、失眠、素体虚弱等。

（43）扶衰仙凤酒

肥母鸡 1 只，生姜 20 克，大枣 2000 克。将鸡褪毛去脏洗净，切成小块，生姜切片，大枣去核，三味同放入大酒坛内，加酒 2~2.5 升，用泥封固，再用一个大锅，把酒坛放进锅内，加水浸至半个酒坛，然后先用武火煮沸，再用文火煮约 2 小时，取出酒坛，并以冷水泼凉即成。每日 2 次，早晚各空腹饮服 20~30 毫升，可将鸡、酒、姜、枣一起加热服食。

主治：虚劳亏损，瘦弱无力，妇女赤白带下，产后乳少，病后虚弱，食少等症。

（44）归圆仙酒

当归 30 克，桂圆肉 240 克。将上二味切碎，放入酒瓶，加白酒 1 升，密封浸泡 7 天即成。酒尽后可重复浸泡 1 次。

主治：阴血不足所致的失眠、健忘、心悸心慌、体虚老弱、脑力衰退及皮肤干燥、色素沉着等症。

（45）九仙酒

枸杞子 24 克，当归、川芎、白芍、熟地黄、人参、白术、茯苓各 30 克，大枣 20 克，生姜 60 克，炙甘草 30 克。将诸药研碎放入大酒坛中，加米酒 25 升，每天搅动一次，密封浸泡 14 天即成。如果在冬季制作，可将酒坛密封，隔水加热 30 分钟，取出静置阴凉干燥处继续浸泡 7 天，即可启封过滤，取上清液装瓶备用。每日 2 次，每次饮服 10~20 毫升。

主治：气血亏虚、肾精不足所致的面色萎黄、气短乏力、消瘦早衰、心悸怔忡、精神萎靡、食欲不振、视力减退等症。

（46）延龄酒

枸杞子 240 克，桂圆肉 120 克，当归 60 克，炒白术 30 克，大黑豆 100 克。将诸药切片或研碎，装入细绢袋内，扎紧袋口，放入酒坛，加白酒5升，密封浸泡10天，即可开启。每日2次，每次饮服20~30毫升。

主治：精血不足、脾虚湿困所致的头晕、心悸、失眠、易醒、视力减退、食少倦怠、关节活动不利等症。

(47) 种子延龄酒

生地黄、熟地黄、天冬、麦冬、当归、大枣肉、白术、茯苓、首乌、牛膝、杜仲、枸杞子、龟板、虎胫骨、巴戟天、肉苁蓉各60克，人参、石菖蒲、砂仁、木香各15克，白芍45克，陈皮、川芎、柏子仁、酸枣仁、小茴香、远志、补骨脂、山茱萸、石斛、菊花、桂圆肉、青盐、胡桃肉、生姜、灯心草各30克。

制法：①热浸法：先将诸药切碎，放入干净的大酒坛内，加酒20升，加盖，以文火加热90分钟后取出，继而放入冷水缸内，并随时换用新的冷水，经3日后过滤，酒渣加酒10升重复依法炮制1次，再过滤，两次所得酒液混合，埋入土中3日即成。②冷浸法：诸药加酒20升，密封浸泡21天，即可过滤，清液装瓶，药渣加工制成蜜丸。每日2次，早晚随量饮服。

主治：肝肾亏虚、精气不足所致的腰膝酸软、须发早白、头晕耳鸣、面色不华、动则劳倦、心神不安、不孕症、年老体衰、视力减退、齿松动摇等症。

(48) 固本遐龄酒

当归、巴戟天、肉苁蓉、杜仲、人参、沉香、小茴香、补骨脂、熟地黄、石菖蒲、青盐、木通、山茱萸、石斛、天冬、陈皮、狗脊、菟丝子、牛膝、酸枣仁、覆盆子各30克，枸杞子60克，川椒21克，神曲60克，白豆蔻9克，木香9克，砂仁、大茴香、益智仁、乳香各15克，虎胫骨60克，淫羊藿120克，远志30克，鲜山药120克（捣汁），大枣500克，生姜60克（捣汁），糯米1000克，炼蜜120克。每日2次，早晚各热饮20~30毫升。

主治：肾阳不足、气血虚弱所致的衰老虚弱、腰膝酸痛、筋骨无力、食少脘满、面色不华、精神不振、语声怯微、小腹冷痛、四肢麻木不仁、阳痿、便溏、肌肤粗糙等症。

禁忌：阴虚火旺者慎服。

（49）延年薯蓣酒

山药、白术、五味子、山茱萸各250克，防风300克，党参、丹参、生姜各180克。先将诸药研成粗末，装入绢袋扎紧，放入酒坛，加米酒15升，密封浸泡7天即成。每日2次，每次饮服10~20毫升，或随量饮服，不醉为度。

主治：脾肾虚弱、体衰多病、少气倦怠、食少、精神不振、多汗、易感冒等症。

（50）周公百岁酒

黄芪、茯神各60克，肉桂18克，当归、生地黄、熟地黄各36克，党参、白术、麦冬、茯苓、陈皮、山茱萸、枸杞子、川芎、防风、龟板胶各30克，五味子、羌活各24克。将诸药研碎装入布袋，扎口放入酒坛，加白酒10升，冰糖2000克，密封，隔水加热，煮沸2小时，取出静置继续浸泡7天，即可启封去渣，滤清装瓶备用。每日1~2次，每次饮服10~30毫升。

主治：气血衰弱、亡血失精所致的四肢乏力、面色无华、食少消瘦、头晕目眩、须发早白及感受风湿的肢体麻木、活动不利等症。孕妇忌服。

（51）却老酒

菊花、麦冬、枸杞子、白术、石菖蒲、远志各60克，茯苓70克，熟地黄60克，人参30克，肉桂25克，何首乌50克。将诸药研成粗末，放进酒坛，加酒2升，密封浸泡7天即成。过滤去渣，装瓶备用。每日饭前温饮10~30毫升。

主治：精血亏虚、阳气不足、身体衰弱、毛发早白易枯落、面色无华等症。

（52）耐老酒

生地黄、枸杞子、菊花各250克,糯米2.5千克,细曲末200克。先将前3味药物研成粗末,放入砂锅加水5升,煮取2.5升,盛于酒坛,与药液拌匀。加盖密封置保温处酿21天即可,过滤取清液装瓶备用。每日3次,早午晚各空腹温饮20~30毫升。

主治:肝肾不足所致头晕目眩、视力减退、须发早白、腰膝酸软等症。

(53) 一醉不老丹

莲蕊、生地黄、熟地黄、槐角子、五加皮各90克,没食子6枚,大麦60克,薄荷30克。先将前6味药物用石臼杵碎,装入绢袋,放入酒坛,加酒5升,密封浸泡10~30天后,取出药袋,晒干,研成细末,然后用大麦与之炒和,炼蜜为丸,每丸重3克,压成饼状,用瓷瓶贮放,每放一层即撒上一层薄荷细末。每日2次,每次饮服10~20毫升,或视习惯随意饮眠。药饼可于饭后嚼化2~3个,也可用药酒送服。

主治:肾亏虚劳、精血不足、肾精不固、滑世遗精、须发早白枯落、腰膝酸软等症。

禁忌:凡外感未愈或痰湿内盛者不宜使用

(54) 补精益老酒

熟地黄120克,当归150克,川芎、杜仲、茯苓各45克,甘草、金樱子、淫羊藿各30克,石斛90克。每日2次,早晚各空腹饮服20~30毫升。

主治:虚劳损伤、精血不足、形体消瘦、面色苍老、饮食减少、肾虚阳痿、早泄、性欲减退、腰膝酸软等症。

(55) 美髯酒

何首乌300克,女贞子60克,旱莲草90克,桑椹子60克,熟地黄200克,乌饭叶、黑豆皮、干茄花、乌犀角各90克。将诸药研成细末,装入细绢袋扎紧口,放入酒坛,加5升米酒,封口,隔水煮90分钟,取出继续浸泡3~5天,即可开封使用。每日2次,每次饮服10~20毫升。

主治：肝肾亏虚、精血暗耗、血分有热而致须发早白、脱发、失眠多梦、烦热咽干、消瘦等症。

禁忌：脾胃虚寒、阳气不足者忌服。

（56）乌须酒

麦冬240克，天冬60克，人参30克，生地黄120克，熟地黄60克，枸杞子60克，何首乌120克，川牛膝30克，当归60克，秫米15千克，淮曲10块．先将前9味药物研成细末，再将秫米煮成粥，然后将药末、酒曲及秫米粥一起放入酒坛，密封酿7~14天后，即可过滤去渣，装瓶备用。每日清晨饮服10~20毫升。

主治：体虚早衰，气血不足，须发早白枯落，皮肤干燥，精神萎靡，腰膝酸软。

禁忌：食葱、蒜、萝卜。

（57）乌须黑发药酒

当归、枸杞子、生地黄、人参、莲蕊各120克，五加皮60克，黑豆250克，桑椹子120克，槐角子30克，何首乌120克，没食子一对，旱莲草90克。将诸药切片或成粗末，装入细纱布袋并扎紧袋口，放进酒坛，加五加皮酒15升，密封浸泡21天后，即可过滤，澄清酒液装瓶备用，酒渣晒干研成细末，炼蜜为丸，每丸重约3克。每日2次，每次饮服10~20毫升，并可送服2~3粒药酒丸。

主治：肝肾不足、气血亏损、精气失固所致的遗精、早泄、腰酸腿软、倦怠乏力、须发早白、面色无华、早衰等症。

附注：本品所用五加皮酒应为单味南五加皮酿制的药酒，而不可使用其它复方五加皮酒，以免药性混杂，影响保健和治疗效果。

（58）造酒乌须方

生地黄120克，当归60克，小红枣肉90克，赤白何首乌各500克，生姜汁120克，麦冬30克，胡桃肉90克，枸杞子60克，莲子肉90克，蜂蜜90克，糯米10千克，酒曲适量。

制法：①先将糯米蒸成黏饭，拌入酒曲，盛于酒坛，酿制7天后，至有酒浆。②将何首乌用水煎煮，生地以酒洗净，再用煎煮何首乌的水煮地黄至水渐干时，加入生姜汁，继而以文火煮至水尽，取出地黄捣烂。③将捣烂的地黄均匀调入前已制备的酒糟中，经3天后过滤取出酒液，然后将何首乌等所有药物一起装入细纱布袋，悬于酒中，密封，隔水加热90分钟取出待冷，埋入土中继续浸泡3天，即可启封使用。每日3次，每次饮服10~30毫升。

主治：肝肾亏损、精血不足所致的须发早白、面色萎黄、腰酸无力、便结等症。

(59) 平补酒

肉苁蓉500克，枸杞子250克，巴戟天250克，菊花250克，糯米5千克，酒曲300克。先将糯米蒸熟，沥半干后倒入酒坛，再将诸药加水煎至5升，待冷后将药与汁同时倒入酒坛，加入酒曲末，然后将饭、药、曲三者充分搅匀，密封，放置保温处酿制21天即可开封。品尝酒浆，若味甜，表明药酒已熟，可用细纱布过滤，取清液装瓶备用。每日2次，早晚各空腹饮服15~30毫升。

主治：肝肾亏损、精血不足所致的视力减退、视物模糊、腰背酸痛、足膝无力、头晕目眩等症。

(60) 十全大补酒

黄芪80克，肉桂20克，人参80克，白术80克，茯苓80克，炙甘草40克，熟地黄120克，白芍80克，川芎40克，当归120克，砂糖1500克。先将前10味药研成粗末，放入酒坛，加白酒16升，密封浸泡10天后，过滤取浸出液，加砂糖，另加生姜片50克，大枣150克（煮），继续密封浸泡5~7天后，再次过滤，装瓶备用。每日2次，早晚各饮服10毫升。

主治：脾肾气弱、精血不足所致体瘦面黄、头晕目眩、神疲乏力、潮热自汗、心悸、食少、妇女崩漏、疮疡溃而不敛、脓水清稀等症。

（61）大补中当归酒

当归、续断、肉桂、川芎、干姜、麦冬各40克，芍药60克，吴茱萸、生地黄各100克，白芷30克，黄芪40克，大枣20枚，甘草30克。将诸药研碎。用纱布袋装好并扎紧袋口，放入酒坛，加白酒2升，密封浸泡12~24小时后，再加水1升，煮取1.5升，装瓶备用。每日3次，每次饭前空腹温饮15~20毫升。

主治：产后虚损、小腹疼痛、少气乏力、精神不振、面色萎黄、腰酸怕冷等症。

（62）补血顺气药酒

天冬、麦冬各120克，生地黄、熟地黄各250克，人参、茯苓、枸杞子各60克，砂仁21克，木香15克，沉香9克。将诸药研碎，装入细纱布袋，扎紧袋口，放入瓷酒坛，加白酒15升，密封浸泡3天后，再用文武火隔水煮30分钟，以酒色转黑为度，然后继续浸泡10~12天后即可使用。每日1~2次，每次温饮10~20毫升。

主治：气血不足、脾胃虚弱、年老肾亏、怔忡健忘、头目昏花等症。

（63）滋阴百补药酒

熟地黄、生地黄、首乌、枸杞子、沙苑子、鹿角胶各90克，当归、胡桃肉、桂圆肉各75克，肉苁蓉、白芍、人参、牛膝、白术、玉竹、龟板胶、白菊花、五加皮各60克，黄芪、锁阳、杜仲、地骨皮、牡丹皮、知母各45克，黄柏、肉桂各30克。将诸药研碎，放入细纱布袋装好，置于酒坛中，加入热酒5升，密封浸泡5天即成。每日2次，早晚各随量温饮，以不醉为度。

主治：阴虚阳弱、气血不足、肝肾亏损所致的形瘦、食少、腰膝酸软、筋骨痿弱、午后潮热、阳痿遗精等症。

（64）黑豆酒

黑豆 120 克，杜仲、熟地黄、枸杞子各 40 克，牛膝、淫羊藿、当归、制附子、茵芋、茯苓、川椒、白术、五加皮、酸枣仁各 30 克，肉桂、石斛、羌活、防风、川芎各 20 克。先将黑豆炒熟，杜仲、淫羊藿微炒一下，然后诸药一起研碎，放入酒坛，加醇酒 2 升，密封浸泡 10 天后即可启封，过滤去渣，装瓶备用。每日 2~3 次，饭前温饮 10~20 毫升。

主治：肾虚亏损、风湿痹着、腰痛沉重、延至腿脚肿痛、身体虚弱。

（65）圆肉补血酒

桂圆肉、何首乌、鸡血藤各 250 克。将上 3 味药物切碎，放入酒坛，加米酒 1.5 升，密封浸泡。每天摇动 1~2 次，10 天后即可使用。每日 1~2 次，每次饮服 10~20 毫升。

主治：气血虚弱、面色无华、头晕目眩、心悸怔忡、失眠多梦、四肢乏力、须发早白。

（66）大补药酒

党参、白术、黄芪、茯苓、山药、当归、杜仲各 10 克，白芍 8 克，黄精、玉竹各 28 克，川芎、炙甘草各 4 克，蔗糖适量。先将白术、白芍微炒，杜仲以盐水炒制，然后与其它药物一起研成粗末，装入布袋，放入酒坛，加白酒 3 升，密封浸泡 30 天后去渣取液，加入蔗糖搅溶，过滤装瓶备用。每日 2 次，每次服 20 毫升。

主治：脾肾两虚、气血不足、面色萎黄、倦怠乏力、食少寐差等症。

（67）养神酒

熟地黄、枸杞子、茯苓、莲子肉、山药、当归各 60 克，薏苡仁、酸枣仁、续断、麦冬各 30 克，丁香 6 克，木香、大茴香 15 克，桂圆肉 250 克。先将茯苓、山药、薏苡仁、莲子肉研成细末，然后和其他药物和匀装入细绢袋内，放进容器，加酒 10 升，密封隔水加热至药物浸透，取出静置浸泡 7 天备用。每日 2 次，每次饮服 10 毫升。

主治：心脾两虚所致的神志不安、心悸失眠等症，平素气怯血弱者亦可服用。

（68）养元如意酒

党参、生地黄、黄芪、补骨脂、胡桃肉、熟地黄各12克，当归、茯苓、杜仲、枸杞子、炙虎骨、沙苑子、续断、楮实子、白术、何首乌、麦冬、天冬、山药、肉苁蓉、怀牛膝、覆盆子、菟丝子各6克，鹿角、锁阳、海马、熟附片、蛤蚧、淫羊藿、肉桂、桑螵蛸、白芍、红花、川芎、甘草、巴戟天、陈皮各3克，砂仁、沉香、公丁香、乳香、没药、桂圆肉各1.5克。将诸药研成细末，装入白布袋，放入酒坛加高粱酒1.5升，密封浸泡15天后即成。每晚温服15毫升。

主治：肾亏精少、真元大虚所致的阳痿、早泄、性欲减退、未老先衰、腰膝酸软等症。

禁忌：凡阴虚燥热或外感发热者忌服。

（69）养荣酒

茯苓、菊花、石菖蒲、天冬、白术、黄精、生地黄各50克，人参、肉桂、牛膝各30克。将诸药研碎，用白布袋装好，放入酒坛，加酒1.5升，密封浸泡，春夏季浸5天，秋季浸7天即可启封，过滤去渣，装瓶备用。每日2次，早晚各空腹温饮20毫升。

主治：体虚劳伤、精力不济、身倦乏力、形容憔悴、未老先衰等症。

（70）健阳酒

当归、枸杞子、补骨脂各9克。将诸药装入布袋，放进酒坛，加酒一升，密封浸泡3~5天，然后隔水加热30分钟，再静置浸泡24小时，次日即可使用。随量饮服，不醉为度。

主治：肾阳不足、精血亏虚所致的阳痿、遗精、腰膝酸软、头晕眼花、视力减退、夜尿频数等症。

（71）助阳酒

党参、熟地黄、枸杞子各15克，沙苑蒺藜、淫羊藿、母丁香各10克，远志、沉香各4克，荔枝肉7个。将诸药装入绢袋内，放进酒坛。加酒一升，密封浸泡3天后，隔水煮30分钟，取出泼冷水去火毒，然后静置继续浸泡21天后即成。每日2次，早晚各饮服10~20毫升。

主治：气阴不足、肾阳亏虚、阳痿不举或举而不坚、性欲减退、腰膝酸软、小便清长。

（72）康壮酒

枸杞子、菊花、熟地黄、肉苁蓉、肉桂、炒陈曲各45克。将诸药研成粗末，装入细纱布袋，放进干净大酒瓶中，加酒1.5升，密封浸泡，春夏季浸5天，秋冬季浸7天后，启封去渣，兑入冷开水一升即成。随量饮服。

主治：肝肾不足、阴阳两亏、未老先衰或年迈体弱、身疲乏力、腰膝软弱、须发早白。

（73）苁蓉强壮酒

肉苁蓉50克，牛膝40克，菟丝子20克，制附子20克，椒红30克，肉豆蔻20克，补骨脂25克，楮实子25克，巴戟天30克，木香15克，鹿茸10克，肉桂20克，蛇床子15克，炮姜20克。将诸药研碎，装入细纱布袋，放入酒坛，加醇酒1.5升，密封浸泡5~7天后即成。每日2次，早晚各空腹饮10~20毫升。

主治：肝肾虚损、下元虚冷、男子阳虚不举或举而不坚、女子性欲冷淡、带下清稀、腹胁寒痛、腰酸腿软等症。

（74）强身药酒

党参1000克，五加皮500克，制首乌750克，牛膝500克，生地黄500克，桑寄生500克，熟地黄500克，女贞子500克，鸡血藤500克，炒白术500克，木瓜500克，制香附250克，丹参500克，陈皮250克，山药500克，姜半夏250克，泽泻500克，桔梗250克，焦六神曲500克，大枣250克，焦山楂500克，红花125克，炒麦芽500克。将诸药研碎，加白酒86升作溶媒，分两次热回流提取，每次2小时，然后回收药渣余液合并酒液过滤，静置沉淀取上清液，装瓶备用。每日2次，每次饮服15~25毫升。

主治：身体衰弱、神倦乏力、脾胃不和、食欲不振等症。

（75）五精酒

黄精、炒白术各200克，枸杞子、天冬（去心）各250克，松叶300克。将上药共研粗末，浸入2.5升米酒内，密封浸泡30天，滤清去渣备用。每日3次，每次服30毫升。

主治：精血不足、脾气虚弱所致的食少体倦、头晕目暗、早衰白发及感受风湿之筋骨不利等症。

（76）六神酒

人参、茯苓、麦冬各60克，生地黄150克，杏仁80克，黄芪50克。先将人参、茯苓研为细末，过筛备用。将其余4味药物研碎，放入锅内，加水2.5升，煎取一升，去渣，兑入白酒1.5升，再煎至2升，待冷后倒入酒坛，然后掺入人参、茯苓细末，密封浸泡，每天振摇1~2次，7天后静置澄清过滤，装瓶备用。每日2次，早晚各空腹饮服15~25毫升。

主治：脾胃虚弱、精气亏损所致的面容憔悴、头昏眼花、肌肤不泽、神倦食少、腰膝软弱、遗精早泄、大便秘结等症。

（77）精神药酒

东北人参、生地黄、枸杞子各15克，淫羊藿、沙苑子、母丁香各9克，沉香、远志各3克，荔枝核7枚。先将诸药洗除杂质灰尘，再放入酒坛，加高粱白酒一升，密封浸泡45天后，即成。每日一次，每次饮服10毫升，徐徐呷进。

禁忌：阴虚肝旺不宜服用。

（78）宁心酒

桂圆肉500克，桂花120克，白糖240克。将药物放进干净酒坛，加白酒5升，密封浸泡，越久越好。随量饮服，不醉为度。

主治：心血不足所致的心悸怔忡、失眠多梦、面容憔悴等症。

一、补益长寿方

(79) 补心酒

麦冬60克，柏子仁、茯苓、当归、桂圆肉各30克，生地黄45克。将诸药切碎，装入细纱布袋内，放进酒坛，加酒5升，密封浸泡7天即成。适量饮服。

主治：阴血不足、心神失养所致的心烦、心悸、睡眠不安、精神疲倦、健忘等症。

(80) 期熙酒

当归120克，陈皮120克，黑豆250克，红枣500克，肉苁蓉180克，菟丝子180克，石斛120克，牛膝120克，枸杞子120克，淫羊藿180克，仙茅250克。先将诸药研成粗末，用绢袋或细纱布袋装好，放入酒坛，共加酒50升（好黄酒15升，好烧酒35升）密封，隔水加热90分钟，然后取出，埋入土中7天即可饮用。适量饮服。

主治：年老肾阳不足、精血亏损、腰酸无力、小便频数、耳鸣、视物昏花等症。阴虚火旺者忌服。

(81) 红颜酒

胡桃肉120克，甜杏仁30克，小红枣120克，白蜜120克，酥油60克。先将酒坛洗净沥干，加白酒2000毫升，再将酥油加热后倒入白蜜，待溶化后煮沸3~5分钟，趁热过滤1次，倒入酒坛，然后将其余3味药物捣碎，放入酒坛，密封置阴凉干燥处浸泡，每天振摇1~2次，7天后即成。每日早晨饮服10~20毫升，药渣亦可食用。

主治：肺脾肾虚损所致咳喘气短、身倦乏力、精神萎靡、食欲不振、腰痛、大便秘结、面容憔悴、肌肤粗糙等。

(82) 玉液酒

猪脂60克，白蜜60克。将上药放进酒坛，加白酒700毫升，加盖以慢火煮沸30分钟，待温后用细纱布过滤一遍，装瓶备用。每日3次，早午晚空腹温饮10~15毫升。

主治：老年性久咳、肌肤粗糙、毛发焦枯等症。

(83) 琼浆药酒

人参 60 克，鹿茸 30 克，桂圆肉 30 克，制附片 120 克，陈皮 90 克，狗脊 120 克，枸杞子 120 克，补骨脂 120 克，黄精 60 克，金樱子肉 40 克，韭菜子 120 克，淫羊藿 120 克，冬虫夏草 60 克，怀牛膝 120 克，灵芝 120 克，当归 60 克，佛手 60 克，驴肾 60 克，雀脑 50 克，红糖 3000 克，红曲 240 克，白蜜 500 克。

将诸药放进干净容器内，装入回流罐，另取 45 度白酒 50 升，分别按 25 升、15 升、10 升逐次加入，每次均加热煮沸 30 分钟，放去药液，然后再次加酒煮沸，最后将残渣压榨，所得酒液与前面三次浸出酒液混匀，密封静置储存 30 天后，过滤即成。每天 1~2 次，每次饮服 10 毫升。

主治：肾阳虚衰、精血亏损、气血两伤所致的腰酸腿软、四肢乏力、手足不温、精神不振、阳痿不举、阴囊湿冷、遗精早泄、妇女带下清稀等症。

禁忌：青年气盛及阴虚火旺者禁用。

(84) 状元红酒

当归、陈皮、青皮各 15 克，红曲、砂仁各 30 克，丁香、白豆蔻、山栀子、麦芽、枳壳、厚朴各 6 克，藿香 9 克，木香 3 克，冰糖 1000 克。将前 13 味药物研碎，装放布袋内，放入酒坛，加白酒 15 升，密封，隔水用文火煮 30 分钟后加入冰糖，煮化冰糖后取出待凉，过滤去渣即成。每日 2 次，早晚各饮服 20~30 毫升。

主治：肝郁气滞、脾胃不和所致的年老消化不良、胁胀脘痞、大便不实等症。

禁忌：孕妇忌服。

(85) 读书丸浸酒

远志、熟地黄、菟丝子、五味子各 18 克，石菖蒲、川芎各 12 克，地骨皮 24 克。将诸药研碎，放入大酒瓶中，加白酒 600 毫升，密封浸泡 7 天后，过滤去渣，装瓶备用。每日 2 次，早晚各饮服 10 毫升。一般 20 天服完一剂。

主治：心肾亏虚、水火不济所致的健忘症，主要表现在记忆力减退、持续学习时头痛头晕兼有心悸失眠、腰膝酸软、疲乏无力等症。

(86) 扶衰五味酒

五味子、柏子仁各20克，桂圆肉、党参各30克，丹参20克。将诸药研碎，装入细纱布袋并扎紧口，放进酒坛，加白酒1.5升，密封，放置阴凉处浸泡。每日振摇1~2次，14天后启封去渣，澄清装瓶备用。每日2次，早晚各饮服10~20毫升。

主治：肺脾肾不足所致的体虚乏力、懒言短气、食欲不振、心悸、健忘、烦躁、失眠等症。

(87) 聚宝酒

赤白何首乌各120克，生地黄240克，熟地黄120克，茯苓60克，莲蕊30克，菊花60克，槐角子30克，五加皮120克，天冬30克，麦冬60克，苍术45克，石菖蒲60克，苍耳子30克，沉香15克，肉苁蓉30克，枸杞子60克，人参30克，白术60克，当归60克，天麻30克，防风15克，牛膝30克，杜仲60克，沙苑蒺藜30克。先将诸药洗净、研碎，装入绢袋扎紧袋口，放进酒坛，加醇酒90升，密封浸泡，春季10天，夏季7天，秋季14天，届时取出药袋，榨尽药液，晒干，研成细末，炼蜜为丸，如梧桐子大。每天3次，早午晚各于饭前饮服10~30毫升，早服宜在五更时分，服后当再卧片刻，药酒丸每次服50丸。

主治：脾虚气弱、肝肾亏损、须发早白、四肢无力、遗精早泄、面色无华、饮食乏味等症。

禁忌：酒后忌食生冷、葱、蒜、萝卜和鱼等。

(88) 宜男酒

当归、茯苓、枸杞子、川牛膝、杜仲、桂圆肉、核桃肉、葡萄干各60克。将诸药研成粗末，装入绢袋，放入酒坛内，加酒5升，密封隔水加热煮30分钟后，取出待冷，埋入土中，

7天即成。每日2次，早晚各饮服20毫升。

主治：肝肾亏虚、精血不足所致月经不调、不育不孕等病症。

禁忌：饮服本酒期间忌房事。

（89）人参酒

人参30克。将人参切碎，装入细纱布袋扎紧袋口，放进酒瓶，加白酒500毫升，密封，隔水加热后取出待凉，再继续浸泡，每天摇动1~2次，7天后即可使用，也可以用人参末同适量酒曲、糯米共酿为酒。每日2次，早晚各空腹饮服10~15毫升。

主治：阳气虚衰、久病体弱、气短乏力、食欲不振、面色无华、大便滑泄、虚咳喘促、眩晕头痛、自汗、暴脱、阳痿、尿频、消渴、心神不安、失眠、健忘等症。

禁忌：服用本品时忌服食萝卜、茶。

（90）人参枸杞酒

人参200克，枸杞3500克，熟地黄1000克，冰糖4000克。先将人参去芦头，用湿布润软，切成薄片。将枸杞除去杂质，三药装入布袋扎紧袋口，放入酒坛，加白酒100升，密封浸泡，每天搅动一次。10~15天后参杞色淡味薄时，用细纱布过滤，另将冰糖放入锅内加适量水煮溶至沸，微炼至黄色时，趁热用纱布滤去渣，然后倒入酒液内，充分搅匀，再静置过滤一次即成。每日2次，每次饮服15毫升。

主治：劳伤虚损、少食倦怠、惊悸健忘、头痛眩晕、阳痿、腰膝酸痛等症。

（91）参茸酒

人参60克，鹿茸30克，防风、鳖甲、萆薢、羌活、川牛膝、独活、杜仲、白术、玉竹各3克，当归、秦艽、红花、枸杞各6克，丁香2克。将诸药切碎，放入酒坛，加陈烧酒10升，密封浸泡，时间越长越佳，数月或数年后启封去渣，加入冰糖120克，烧酒1000克，兑好后装瓶备用。每日1~2次，每次饮服20毫升。

主治：阴虚寒盛、气血不足、风湿痹阻而致身体衰弱、筋骨痿软、腰膝疼痛、胸腹胀满、男子遗精阳痿、女子月经不调等症。

禁忌：青壮年气盛血燥或阴虚火旺者慎服。

(92) 参芪酒

党参、黄芪各30克，山药、茯苓、扁豆、白术、甘草各20克，大枣15枚。将诸药研成粗末，装入细纱布袋扎紧袋口，放入酒坛，加酒1.5升，密封置阴凉干燥处浸泡，隔天摇动数下，14天后即可启封，去渣过滤，装瓶备用。每日2次，早晚各温饮10~20毫升。

主治：脾胃虚弱、气血亏损、不思饮食、面黄肌瘦等症。

(93) 八珍酒

当归90克，川芎30克，白芍60克，生地黄120克，人参30克，炒白术90克，茯苓60克，炙甘草45克，五加皮240克，小肥红枣120克，核桃肉450克。将诸药切碎，装入细纱布袋并扎紧袋口，放入酒坛，加20升好糯米酒，密封，隔水加热约60分钟，取出待冷后埋入土中5天，起出静置继续浸泡21天后过滤，装瓶备用。每日3次，每次温饮10~20毫升。

主治：气血两虚所致食少乏力、易于疲倦、面色少华、头眩气短、月经量少色淡、腰膝酸软等症。

(94) 三圣酒

人参、山药、白术各20克。将上药切碎，装入细纱布袋扎紧袋口，放入酒瓶，加白酒500毫升，密封隔水加热30分钟，取出置阴凉处继续浸泡3天后即可启封，去渣，再滤一遍，取澄明液装瓶备用。每日3次，早午晚各空腹温饮10~20毫升。药渣可晒干研为细末，以药酒或温开水送服，每次6克。

主治：体虚气弱、面黄肌瘦、不思饮食。

(95) 鹿茸酒

鹿茸10克，山药30克。先将鹿茸切片，然后与山药一起放入干净酒瓶内，加酒500毫升，密封浸泡7天后即成。每日3次，每次空腹饮服10~20毫升。

主治：男子虚劳精亏、阳痿不举、腰膝酸痛、畏寒乏力、神疲倦怠、遗尿滑精、眩晕耳聋、小儿发育不良、妇女宫寒不孕、崩漏带下。

(96) 白鸽煮酒

白鸽1只，血竭30克。将白鸽褪毛去脏，再把血竭纳入鸽肚内，并用针线缝合，放入瓷锅内，加好酒1000毫升，煮30分钟后，取出鸽肉，药酒待凉装瓶备用。鸽肉分2次食完。药酒每日随量饮服。

主治：干血痨、面目黧黑、肌肤粗糙、形体消瘦、骨蒸潮热、盗汗、颧红、女子月经不调、经行量少、色黑或有血块、闭经等症。

(97) 乌鸡酒

乌雌鸡1只，将鸡去毛及内脏，放入砂锅，加米酒4000毫升，煮取1000毫升，过滤装瓶备用。药酒分早午晚3次服完，不胜酒量者，可随量饮服。鸡肉也可食之。

主治：体虚中风、背强口噤、舌硬不得语、目睛定视、烦热若渴、身重瘙痒等症。

(98) 毛鸡药酒

干毛鸡、当归、红花、白芷、川芎、千年健各160克，赤芍、桃仁各15克，茯苓20克。先将干毛鸡用蒸气蒸15分钟，待凉后放入白酒浸泡25天，再与其他药物一起放入大酒坛，加白酒密封浸45~55天，前后两次共用酒16升，过滤去渣，装瓶备用。每日3次，每次饮服15~30毫升。

主治：妇女产后血晕、产后肢体疼痛、痛经闭经等症。

禁忌：感冒、发热、咽喉痛、目赤者禁用。

(99) 公鸡膃酒

鲜公鸡胆（鸡肠）2000克，淫羊藿、夜交藤、仙茅、路路通、桂圆肉各100克。将诸药放入小酒坛中加50度米酒2.5升，密封浸泡30天后即成。每日3次，早、午各空腹饮服20毫升，晚睡前饮服40毫升。60天为一疗程。

主治：同居三年以上，无器质性病证及先天性缺陷，而因阳痿、早泄、精子数量不足所致的男子不育症。

禁忌：萝卜、白菜等寒凉性食物。

（100）麻雀药酒

麻雀12只，蛇床子60克，淫羊藿60克，冰糖100克。先将麻雀去毛及内脏，文火烤香，与蛇床子、淫羊藿、冰糖同入酒坛，加米酒1500毫升，密封浸泡30天后即成。每日2~3次，每次饮服20~30毫升。

主治：肾虚阳痿早泄、精气清冷、性欲减退、小腹不温、小便清长、腰膝酸软、耳鸣。

（101）雀卵酒

雀卵20个，取白酒500毫升，倒入砂锅内煮至鱼眼沸时，将雀卵打破加入酒中，再煮15分钟，待冷后装瓶备用。每日2次，早晚各温饮15~20毫升。

主治：肾亏而致的阳痿、腰酸、精气清冷、小便清长等症。

（102）海马酒

海马1对（约30克）。将海马打碎，放入酒瓶，加白酒500毫升，密封浸泡14天即成。每天一次，睡前饮服10~15毫升。

主治：肾阳亏虚而致的阳痿、夜尿频数或遗尿、虚喘、妇女体虚带下清稀、难产，也可治疗跌打损伤等。

禁忌：孕妇、阴虚火旺、感冒者忌服。

（103）菟虾酒

菟丝子120克，明虾120克，胡桃肉、杜仲、棉子仁、续断、炒巴戟、枸杞子、牛膝、骨碎补、朱砂各60克，将前10

味药研成粗末，装入细纱布袋并扎紧袋口，放进大酒坛内，加白酒10升，加盖煮90分钟，待冷后密封浸泡5天，启封过滤，撒入朱砂末，搅匀，再静置过滤，澄明后即成。每日早晚各1次，每次饮服10~20毫升。酒尽后，可用酒渣晒干为末，炼蜜为丸，每丸重6克，每日早晚各用白酒或白开水送服一丸。

主治：肝肾亏虚而致腰背酸痛、足膝酸软、关节不利、筋骨疼痛、行动不便、食欲不振、心神不宁、多梦易惊及阳痿、遗精、耳鸣、尿频、目眩等症。

禁忌：食虾过敏及皮肤出疹、阴虚火旺者忌服。

(104) 海狗肾酒

海狗肾2具，糯米5000克，酒曲200克。先用酒将海狗肾浸透，捣烂或切片，将糯米蒸熟成黏饭，拌入酒曲和海狗肾，装入瓷器密封酿制7~10天后，即可启封过滤去渣，澄明装瓶备用。每天3次，每次空腹饮服10毫升。

主治：肾阳虚衰、精气亏损而致阳痿、不孕、性欲减退、腰背冷痛、小腹不温、小便频数、肢冷畏寒、小腹有痞块等症。

禁忌：凡阴虚火旺、性欲亢进、骨蒸劳咳、血虚者忌服。

(105) 蛤蚧酒

蛤蚧1对，去头、足、鳞、内脏，放入大酒瓶中，加白酒100毫升，密封浸泡，30天后即成。每日3次，每次饮服10~20毫升。

主治：肾阳虚衰、肺气不足而致的阳痿、咳喘，亦治慢性支气管炎具有肾阳虚症状者。

(106) 龟台四童酒

胡麻仁300克，黄精350克，天冬250克，白术250克，茯苓200克，桃仁150克，朱砂10克，秫米5000克，酒曲320克。

先将前6味药物放入砂锅，加水煎至5升待冷备用，再将秫米蒸熟，沥半干后倒入酒坛，然后把已煎好的药液连渣一起倒入坛中，加入酒曲，充分拌匀，密封置保温处浸泡21天后即可开启，用细纱布绞去酒糟，取酒液装入大瓶，再将朱砂研成细末加入酒中，静置，过滤，澄明，即可使用。每日3次，早午晚各空腹温饮10~30毫升。

主治：精血亏损而致头晕眼花、容颜憔悴、须发早白、燥咳、多梦易惊、体倦食少、便秘。

（107）灵芝酒

灵芝100克，切碎，放入酒瓶内，加白酒或米酒1000毫升，密封浸泡7天后即成。每日2次，早晚各饮服10~20毫升。

主治：神经衰弱而致的失眠、健忘及消化不良、咳嗽气喘、老年慢性支气管炎等症。

（108）青梅煮酒

青梅30克，将上药洗净，放入瓷杯中，加黄酒100毫升，盖上杯盖，放入蒸笼内蒸煮20分钟即成。每日2次，每次温服20毫升。

主治：消化不良性泄泻、蛔虫性腹痛等症。

（109）山楂酒

山楂、桂圆肉各250克，红枣、红糖各30克。将前3味药物研碎，与糖拌匀盛于容器内，加入米酒1000毫升，密封浸泡10天后备用。每日2次，每次饮服10~30毫升。

主治：肉食积滞、脘腹痞胀、产妇恶露不尽、小腹疼痛、高脂血症等。

（110）绿豆酒

绿豆、山药各60克，黄柏、牛膝、玄参、沙参、白芍、栀子、天冬、麦冬、天花粉、蜂蜜各45克，当归36克，甘草9克。除蜂蜜外，将诸药研碎，以细纱布袋装好并扎紧袋口，放进酒坛，加入5升白酒，密封浸泡15天后，过滤去渣，兑入蜂蜜，装瓶澄明备用。每日1~2次，每次饮服10毫升。

主治：肺津不足、燥热而咳、少痰、口干烦躁、脉细等症。

禁忌：若有咳血、衄血等现象者慎用。

(111) 桑椹酒

桑椹1千克，糯米10千克，酒曲200克。先将糯米煮成黏饭，待冷，将桑椹捣汁，稍煎，然后与酒曲一起拌入糯饭，装入酒坛，密封，置保温处酿6天即成。每日2次，每次饮服20~30毫升。

主治：血虚体亏而致头晕目眩、失眠健忘、耳鸣、便秘、消渴、须发早白等症。

禁忌：脾胃虚寒作泻者忌用。

(112) 荔枝酒

鲜荔枝、糯米各2千克，酒曲250克。先将糯米洗净，蒸熟，沥半干，待冷后倒入酒坛。再将荔枝放到砂锅里，加水煮至5升，冷却后也倒入酒坛。然后将酒曲研成细末，加入坛中，充分拌匀后，密封置保暖处酿14~20天，即可启封，榨去酒渣，用细纱布过滤一遍，装瓶备用。每日3次，早午晚各温饮20~30毫升。

主治：脾肾不足、气血两亏而致的食欲不振、胃痛呃逆、五更泄泻、产后水肿、痈疽不溃或溃后久不敛口等症。

禁忌：阴虚火旺者慎用。儿童不宜久服，以免引起内热。

(113) 葡萄酒

鲜葡萄3千克，糯米5千克，酒曲300克。先将葡萄洗净，轻轻捣破，放入瓷器中，加水5升，煮沸20分钟，取下待冷后倒入坛中，用小竹枝或木棍搅匀，密封置保温处酿制14天后，即可启封，榨去酒糟，再过滤一遍，装瓶备用。每日3次，早午晚各饮服20~30毫升。

主治：脾虚肾亏、气血不足而致的心悸盗汗、腰膝酸软、少气乏力、纳食不佳、干咳痨嗽、肌肤粗糙、无容颜华、小便不利、身面浮肿等症。

一、补益长寿方

(114) 女贞子酒

女贞子 50 克,研碎,放入酒瓶中,加黄酒 500 毫升,密封浸泡,每日摇晃 1~2 次,7 天后即可启封使用。每日 2 次,早晚各空腹饮服 20 毫升。

主治:肝肾阴虚而致的腰膝酸软、筋骨无力、头目眩晕、须发早白等症。

(115) 枸杞子酒

枸杞子 100 克,猪肝适量。将上药捣烂,放入干净玻璃瓶内,加白酒 500 毫升,密封浸泡 7 天即成。每日 1~2 次,每次饮服 20~30 毫升,同时食熟猪肝 100~150 克。

主治:肝肾亏虚而致的夜盲症、遗精、眩晕、迎风流泪等症。

(116) 桂花酒

桂花 60 克。将桂花放入酒坛,加米酒 500 毫升,密封浸泡 15 天后即成。每日 2 次,每次饮服 30 毫升。

主治:痰嗽喘咳、肝胃气痛、上腹饱胀、嗳气不舒、闭经腰痛、牙痛、口臭等症。

(117) 桃花白芷酒

桃花 250 克,白芷 30 克。于农历三月初三或清明节前后,采集东南方向枝条上含苞欲放或初放不久的桃花,与白芷一起放入酒坛中,加白酒一升,密封浸泡 30 天后即成。每日 1~2 次,早晚或仅在晚上饮服 10~20 毫升,同时倒少许于手掌中,两手对擦,待手热后轻轻来回揉面部患处。

主治:面色晦黯,有黑斑、黑褐色云彩,妊娠或产后面黯。

(118) 玫瑰花酒

玫瑰花 30 克。取初开新鲜玫瑰花,阴干后焙研成细末,放入酒瓶,加米酒 500 毫升,浸泡 15 天即成。每日 2 次,每次饮服 20 毫升。

主治:肝胃气痛、新久风痹、吐血咯血、月经不调、赤白带下、痢疾、乳痈、肿毒等症。

(119) 逡巡酒

桃花100克，马兰花160克，芝麻花100克，黄菊花300克，桃仁49枚。将诸药研碎，阴干，与白面粉拌和作曲，用纸包裹49日备用。需用时，取药面曲1丸，熟面1块，白开水1杯，放入干净容器内，封闭良久即成，如酒味淡，再加药面曲1丸，待酒成后，去渣澄清即可使用。也可将诸药研碎后，加米酒5~10升，密封浸泡，10天即成。每日2次，每次饮服15毫升，或随意饮服。

主治：体虚乏力、视物昏花、容颜憔悴、须发早白、腰膝酸痛等症。

(120) 合和酒

杏仁60克，生地黄汁150克，大枣30克，生姜汁40克，蜂蜜60克，花生油40克。先将大枣去核，与杏仁一起捣成药泥，再将蜂蜜炼熟，趁热拌入药泥，倒进酒坛，加生姜汁、花生油及白酒1.5升，搅匀后加热煮至鱼眼沸即离火，待冷后加入生地黄汁，密封浸泡，每日振摇1~2次，7天后即可开封过滤，装瓶备用。每日早午晚各1次，随量饮服，不醉为度。

主治：老年气阴不足而致的肺燥干咳、大便干结或闭塞不通、脘腹闷痞、食欲不振。

(121) 菊杞调元酒

菊花、枸杞子、巴戟天、肉苁蓉各90克。将诸药研成粗末，装入细纱布袋并扎紧袋口，放进酒坛中，加白酒2升，密封浸泡7天，启封过滤，兑入1.5升冷开水即成。每日2次，早晚各空腹温服20~30毫升。

主治：年老体衰、元气亏虚而致下元虚冷、小便清长、少腹不温、腰膝酸软、筋骨痛楚、听力失聪、视物不清等症。

(122) 丹参酒

丹参200克，研成粗末，放入大酒瓶，加50度米酒1升，密封浸泡14天，过滤即成。每日2次，每次饮服20毫升。

主治：神经衰弱、脑震荡后遗症，癫痫、头痛、失眠等有血行不畅者。

（123）天麻酒

天麻、怀牛膝、炒杜仲各60克。将上3味药研成细末，装入细纱布袋并扎紧袋口，放进酒坛，加黄酒2.5升，浸泡7天后即可去掉药袋，过滤一遍，装瓶备用。每日2次，每次温服10~20毫升。

主治：肝肾亏虚而致的腰痛、头晕目眩、肢体麻木、手足屈伸不利。

（124）首乌酒

制首乌30克，熟地黄30克，当归15克。将诸药切碎，装入纱布袋内，放入酒坛中加白酒1升，密封浸泡15天后即成。每日1~2次，每次饮服10~15毫升。

主治：肝肾不足、精血亏虚而致头晕耳鸣、腰酸腿软、须发早白等症。

（125）刺五加酒

刺五加30克。将上药研碎，放入酒瓶，加白酒500毫升，密封浸泡15天后即成。每日2次，每次饮服15毫升。

主治：脾肾亏虚而致的阳痿、腰痛、神经衰弱、四肢乏力、小儿行迟、风寒湿痹等症。

（126）益肾明目酒

覆盆子50克，巴戟天、肉苁蓉、远志、川牛膝、五味子、续断各35克，山茱萸30克。将诸药研成粗末，装入夏白布袋，放进酒坛，加酒1升，密封浸泡5~7天后，启封过滤去渣，兑入冷开水1升，装瓶备用。每日2次，早晚各空腹温饮10~15毫升。

主治：肝肾亏虚、心血不足而致的耳鸣耳聋、视物不清、腰酸腿困、神疲力衰、心悸怔忡等症。

（127）还精神酒

黄连18克，石决明、草决明、生姜、石膏、黄硝石、薏苡仁、秦皮、山茱萸、当归、黄芩、沙参、朴硝、炙甘草、车前子、淡竹叶、柏子仁、防风、制乌头、辛夷、人参、川芎、白芷、瞿麦、桃仁、细辛、地肤子、白芍、泽泻、肉桂各10克，芥子10克，龙脑1.5克，丁香6克，珍珠3克。将诸药研成细末，装入细纱布袋并扎紧袋口，放进干净的酒坛中，加酒2.5升，密封浸泡7～14天后，即可启封去渣，过滤装瓶备用。每日1～2次，饭后温饮10毫升，可逐渐增加，不醉为度。饮后可食水果。

主治：视物昏暗不清经年不愈，内外障失明。

禁忌：大寒大热、大劳大怒、生冷黏滑、鸡及鱼、猪、马、驴肉等。

（128）秘传三意酒

枸杞子500克，生地黄500克，大麻仁300克。将以上3味药物研碎，用绢袋装好，放进酒坛，加白酒3500毫升，密封浸泡7天后，启封去渣，再过滤一遍即成。每日1～2次，每次饮服10毫升，或随量而饮，勿使醉吐。

主治：阴虚血少、燥热内生而致的头晕口干、大便干燥、舌尖红、脉细数等症。

禁忌：大便溏烂者慎用。

（129）如意酒

如意草50克。将上药捣烂备用，再取白酒70毫升，煮沸后即刻冲入药泥内，5分钟后榨取汁即成。药酒内服，药渣外敷红肿患处。

主治：痈疽疮毒。

（130）神应酒

茵芋20克，闹羊花10克，制附子、丹参、川椒、炙甘草、肉桂、制乌头、独活、地骨皮、秦艽、防风、川芎、人参、当归、白芷、藁本、生地黄、白鲜皮、蔓荆子各30克。将诸药研细，放入酒坛，加白酒2.5升，密封浸泡7天后，去渣过滤即成。每日2次，早晚各空腹温饮10～15毫升。

主治：风寒湿痹、手足酸痛、皮肤溃疡、乍寒乍热、身体遍痒、眉睫坠落、面目浮肿、指甲脱落等症。

（131）神效酒

人参、没药、当归尾各 30 克，甘草 15 克，全瓜蒌 1 枚。将上药放进砂锅，加黄酒 3 碗，煎取 2 碗装瓶备用。所得药酒分 4 次服，每日饮服四分之一。

主治：疮疡痈肿，正气已虚，不能托毒外出，难溃难腐，坚肿难消，精神不振，面色少华等症。

（132）万金药酒

当归、白术、茯苓各 90 克，白芍 60 克，生黄芪 120 克，川芎、甘草各 45 克，生地黄、胡桃肉、小红枣各 150 克，黄精、五加皮各 240 克，桂圆肉、枸杞子、党参各 150 克，远志 90 克，补骨脂 30 克，紫草 60 克。将诸药研碎，放入酒坛，加白酒 10 升，白糖 1.5 千克，蜂蜜 1.5 千克，加盖隔水加热 30 分钟，静置继续密封浸泡 7 天后即成。每日 1~2 次，每次饮服 10~20 毫升。

主治：气血不足、肝肾亏虚而致的气短乏力、面色不华、食欲不振、头晕心悸、腰膝酸软无力等症。

（133）定风酒

天冬 10 克，麦冬、生地黄、熟地黄、川芎、牛膝、秦艽、五加皮各 5 克，桂枝 3 克，白蜜 100 克，红砂糖 100 克，陈米醋 100 毫升。将前 9 味药物研成粗末，用绢袋或细纱布袋装好并扎紧袋口，放入酒坛，加白酒 2 升，再加入蜜、糖、醋，搅匀后封口隔水加热 3 小时即成。每日 2 次，每次饮服 15 毫升。

主治：肝肾亏虚、阴血不足而致肢体麻木、筋骨疼痛、上重下轻、下肢软弱无力等症。

（134）调经酒

当归、川芎各 120 克，炒白芍 90 克，熟地黄 180 克，茯苓、延胡索各 90 克，吴茱萸 120 克，香附 180 克，小茴香、砂仁各 60 克。将诸药研成细末，装入纱布袋并扎紧袋口，放进酒坛，加烧酒15升，黄酒10升，加盖隔水煮30分钟，取下待冷，密封浸泡5~7天即成。每日2次，适量饮用。

主治：气滞血瘀、寒凝经脉所致的经行腹痛、经血量少、色黯有块，以及月经不调等症。

（136）涌泉酒

王不留行、天花粉各10克，当归7克，炮穿山甲5克，甘草10克。将诸药研成细末，分6次加酒同煎。每日2次，用药末7克加黄酒20~30毫升，煎取10~15毫升，温服。

主治：妇女产后乳汁不通，乳房胀痛，甚或有痞块。

（136）屠苏酒

肉桂23克，防风30克，菝葜15克，桔梗、川椒、大黄各17克，制乌头8克，赤小豆14枚。将诸药研成粗末，装入细纱布袋并扎紧袋口，放入酒坛，加酒一升，隔水煮沸后，待凉去渣，装瓶备用。每日1次，清晨温饮15~30毫升。

主治：瘴气、瘟疫等传染病。

（137）牛膝酒

牛膝、川芎、羌活、五加皮、杜仲、甘草、地骨皮、薏苡仁各30克，生地黄200克，海桐皮60克。将诸药研成粗末，用细纱布包贮，放入干净酒坛中，加酒2升，密封浸泡，春夏季5天，秋冬季10天，然后启封过滤去渣，装瓶备用。每日3次，饭前饮服10~15毫升。

主治：杨梅疮，风毒腰疼等症。

（138）泡酒方

鲜石菖蒲20克，鲜木瓜20克，桑寄生30克，小茴香10克，九月菊20克。将诸药研碎，装入细纱布袋并扎紧袋口，悬于酒坛中，加烧酒1.5升，密封浸泡7天即成。每日早晨温饮15毫升。

主治：眩晕、耳鸣、阳虚恶风、消化不良、行走无力等症。

（139）戒烟酒

鱼腥草30克，远志、地龙、甘草、藿香、薄荷各10克。

将诸药研碎,用50度白酒1升密封浸泡7天即成。每日6次,每次饮服20毫升。

主治:嗜烟难戒,肺内燥热,咳咯黏液或黄痰等症。

(140) 羊肾酒

生羊腰子1对,沙苑蒺藜(隔纸微炒)60克,桂圆肉60克,淫羊藿(用铜刀去边毛并油拌炒)60克。上6味共研细末,置于瓶中,用酒3斤浸泡,经7日后取出,去渣备用。不拘时,随量饮之。

主治:肾阳不足,宫冷精寒,腰酸膝冷及老人足痿。

(141) 华佗黄精酒

黄精3800克,苍术3800克,枸杞根4700克,柏叶4700克,天门冬2800克。上5味煮汁66升,炊糯米66公斤,同麴适量,如常酿酒。每日3次,每次饮服20毫升。

主治:壮筋骨,益精髓,变白发,治百病。

(142) 长生不老酒

①菟丝子30克,肉苁蓉30克,牛膝10克,杜仲30克,巴戟天30克,山茱萸30克,五味子5克,枸杞子30克,人参10克,车前子10克,茯苓30克,麦门冬10克,菖蒲10克,地黄10克,蛇床子10克,女贞子30克。

②男性另加锁阳30克,女性另加当归30克。

③上好龙眼肉60克,大枣250克。

④甘草3克,肉桂3克。

将①②③的药材置于大玻璃瓶里,再加入④,倒入白酒1.8公斤,密封后放在阴凉处。保存2~3个月即可取用。早晚以小酒杯喝一次。

可保持青春,长生不老。

17. 益寿药茶27首

(1) 益寿茶

茶叶、丹参、山楂、决明子、杭白菊等量。每天2~3次,每次1~2小包，用开水泡饮。

清肝益肾，明目。

(2) 玉蟾抗衰茶

茶叶、黄精、何首乌、刺五加、黄芪等量。每日7克，冲服频饮。

补脾胃，抗衰老。

(3) 清宫仙药茶

上等茶叶、紫苏叶、石菖蒲、泽泻丝、山楂丝等量，药物与上等茶叶混合，经过特殊加工制成。每日20克，开水泡茶，酌量频饮。

减肥降脂，保健延寿。

(4) 健脑油茶

牛骨髓炒熟（或其它家畜骨髓也可）250克，熟芝麻、生核桃仁各150克，面粉炒熟500克。将炒熟的牛骨髓、熟芝麻和生桃仁掺入面粉拌和即成。食用时先用开水冲和搅拌，然后按个人口味加糖或盐，如喜甜食，最好放熬过的红糖。

补脑抗衰。

(5) 柿叶茶

嫩柿叶适量。采7~9月的鲜柿叶，风干置干燥处。再将其粉碎，密封贮存备用。或将柿叶摘下，蒸后再晒干，研成粗末。每次鲜品15~30克，干品5~10克，开水冲泡当茶频饮。

平肝降压，降脂。

(6) 五加参茶

刺五加。每早晚开水冲化一块送服，平时也可作为饮料服用。

延年益寿。

(7) 还童茶

槐角研细而成。每日3次，每次用开水冲服3克。

补心肺，益肝肾，健身益寿。

（8）决明茶

将决明子中杂质去除，用微火翻炒，闻响声后，频频铲动，炒至嫩黄色为度，炒好后用水洗两遍，晒干贮藏。夏令时可用决明子30克，煮成浓茶，弃渣放入适量的糖，加盖待冷却。或将炒好的决明子5～10克，放置杯中，用开水冲浸，与沏茶相似，频饮，春夏服用为佳。

清肝明目，补肾益精，润肠通便。

（9）蒺藜茶

取沙苑蒺藜洗后晒干微炒。代茶频饮。

补肾益精，明目悦颜。

（10）柏茶

侧柏叶末6克，晒干。煎汤代茶饮或开水泡饮。

止血滋阴。

（11）清热茶

蕹菜200克，荸荠150克，加水煎汤代茶饮。

清热解毒，适用于夏日防暑及暑热病的防治。

（12）醋茶

茶叶3克，冲泡5分钟，滤去茶叶，加陈醋1～2滴，每日服用3次。

可治痢疾、牙痛、蛔虫、腹痛等。

（13）莲子茶

莲子30克，用温水浸泡5小时后，加上红糖30克，同煮，再加茶叶。

健胃益肾。

（14）菊花龙井茶

龙井茶5克，白菊花10克，冲泡10分钟后饮用。

可治轻度高血压、结膜炎、头痛眩晕等症。

（15）莲藕茶

生莲藕500克，洗净捣汁，加白糖调匀，代茶频饮。

消炎清暑，清热除烦。适用于夏日炎热中暑、热病烦渴、小便热痛等症。

(16) 双花茶

金银花、白菊花各15克，以开水冲泡代茶饮。

清热解毒，祛暑消炎。适用于流感、高热烦躁不安等症。

(17) 清心茶

淡竹叶15克，甘草10克，薄荷3克，加水煎汤，晾后加入白糖调匀代茶饮。

清心除烦，清暑祛湿。适用于夏感暑热，口渴心烦，小便黄赤等症。

(18) 观音茶

黑芝麻（微炒）、藕粉、山药（微炒）、黏黄米（面炒）、白糖各500克，莲肉（微炒）400克，共为末，随意滚水冲服。

(19) 返老还童茶

取乌龙茶3克，槐角18克，何首乌30克，冬瓜皮18克，山楂肉15克。以上诸药（乌龙茶除外）清水煎后去渣，尔后用药汁冲服乌龙茶。

可增强血管弹性，降低血液中胆固醇，防止粥样动脉硬化之功效。

(20) 绿豆茶

绿豆30克，茶叶9克，红糖适量。将茶叶装于布包中，绿豆捣碎，加水一大碗，煎成半碗，加红糖适量。随量服用。

清热解毒，利水消肿，清暑止渴。

(21) 枇杷叶茶

玳玳花3克，枇杷叶6克，茶叶3克，开水冲泡，每日服1~2次。

疏肝和胃，理气止痛。

(22) 白僵蚕花

好末茶50克，白僵蚕50克。研末混合。每天2~3次，每次服5克，以开水送下。

化痰，止咳，平喘

（23）柚子皮姜茶

老柚子皮9克，生姜2片，细茶叶6克，加水煎服。

发汗温胃，消炎祛痰。可治急性胃肠炎。

（24）荔枝茶

荔枝6个，核桃仁6个，大枣肉6个，椿根白皮9克，黑茶叶9克，水煎代茶饮用。

补血生津。用治非痔症的大便下血。

（25）泽兰茶

泽兰叶（干品）10克，绿茶1克。将泽兰叶与茶叶一起放入杯中，用沸水冲泡，加盖。5分钟后可饮。

活血散瘀，通经利尿，健胃舒气。

（26）川黄柏茶

上等龙井茶30克，川黄柏6克。二味共研细末贮存，用时挑少许嗅入鼻内，每日5~6次。

清热泻火，解毒排脓。治鼻渊，鼻塞。

（27）罗汉果茶

罗汉果10克，绿茶1克，一起冲泡，加盖5分钟后饮用。

二、美容美发健美方

1. 慈禧美容秘方

绿豆粉 2 克，山柰 13 克，白附子 13 克，白僵蚕 13 克，冰片 15 克，麝香 0.3 克。共研极细面，再过重罗，兑胰皂 200 克，搅匀。祛风润面。

2. 梅兰芳美容润肤核桃糊

大豆 300 克，白及 10 克，核桃仁 10 克，大米适量。将大豆及白及炒熟，研末。再用开水泡核桃仁 5 分钟，将泡过的核桃仁与浸泡一夜的大米混在一起碾碎，放盆中加水五杯，再充分浸泡用纱布过滤，将滤汁倒入煮锅内，加水三杯，倒入大豆、白及粉、白糖，煮成糊状食用。

3. 武则天留颜方

益母草全株，晒干研细，加入适量面粉和水，调和成团，然后用一个黄泥炉子，底层铺炭，中间置药，武火烧灼一顿饭时间，接着改文火煨，约一昼夜后把药取出，研末，再加入适量滑石粉与胭脂调匀备用，每日早晚用此药擦洗脸面、双手，顿觉皮肤滑润光泽，若经年用之，朝暮不绝，那么四五十岁的妇女也会容颜不衰。

4. 太平公主面药

三月三日取桃花，七月七日取乌骨鸡血。
桃花为末，与乌骨鸡血调和，涂面及身，两三天后，令面白如雪，身光如素。

5. 张贵妃面膏

鸡蛋1枚,丹砂50克。

在蛋上开一小孔,去黄留清,装入丹砂细末,然后用蜡封固小孔,随同其他待孵的鸡蛋一同放到窝中,让母鸡孵化。母鸡最好是挑选羽毛纯白而无杂毛的,等到待孵小鸡出来时,就可取用。使用这种药涂面,可使脸色白里透红,光滑润泽,不但黑斑、黑晕之类可以一扫而光,而且皮肤宽松的现象也能得以改善。

不过五度,令面白如玉,光润照人,并去面黚𪒟,大佳。

6. 金国宫女八白散

白丁香、白僵蚕、白牵牛、白蒺藜、白及各150克,白及50克,白附子、白茯苓各25克,皂角三锭,绿豆少许。

皂角去皮弦,与他药共为细末,和匀,常用洗面。

润泽肌肤,去垢腻并皮肤燥痒。治面有黚𪒟,或生痤痱及粉刺之类,日用面如玉矣。

7. 美容面膜87首

(1)把玫瑰、草莓、越橘、薄荷花瓣、菊花、豆麻籽、嫩松叶等原料捣碎混合,掺少量水用文火熬成糊状,然后将浸膏装入清洁的纱布袋内,趁温热敷在脸上,每次约15分钟,长期使用可使皮肤光洁柔软。

(2)把(1)方原料捣碎后装入纱布袋里,再放在干净的平底锅上烘热,趁温热干敷在脸上,冷却后再换热的,每日敷三次,能使皮肤滋润爽滑,最适于皮肤开始发皱的中年人使用,也适于刚治好痤疮的人使用。

(3)把红萝卜碾碎挤汁,取10~30毫升,将脸洗净后,用汁擦脸,待干后,用涂有植物油的手拍打脸部,每天再喝一杯胡萝卜汁,就可以清除脸上的雀斑。

（4）把2~5克蒲公英切碎后，冲入一汤匙开水，浸泡一小时，然后过滤，待冷却后，再与黄瓜汁3~5毫升、柠檬汁5~10毫升混合，每天早晨洗脸前用汁擦脸，并使汁在脸上浸润10分钟（注意要使用新鲜、干净的汁液）可使面部皮肤变白，黑斑褪色。

（5）用绞肉机把菠菜、接骨木、花楸果等植物绞碎混合，再按1比1的比例兑入酸奶油或酸牛奶，然后做成浆敷在脸上，敷约15分钟。这种方法适于干燥或衰老的皮肤。

（6）洗净脸后，用切好的甜菜叶擦前额和面颊，待甜菜汁稍干后，再涂上一层薄薄的雪花膏，坚持若干日，就会变得红光满面，比擦用胭脂的效果还好。

（7）把柠檬片放入酒内浸泡一夜，第二天用来洗面，皮肤会变得白滑。

（8）粗糙的皮肤用煮过的菠萝汁洗擦，可清洁皮肤，防止长痤疮。

（9）将晒干的玫瑰花浸泡在热水里，使之逐渐恢复自然状态，再滴上几滴橄榄油，用来敷面，皮肤就会显得光滑润泽。

（10）晒过的皮肤易出现斑点，若将牛奶敷在脸上，轻轻按一按，即可使皮肤收缩，再用柠檬片敷面，一周后斑点会逐渐变淡。要使斑点消除，可再用黄瓜捣碎拌上葛粉、蜜糖敷面几次，便可奏效。

（11）把生胡萝卜切成片贴在脸上，15分钟后取下。

（12）捣碎两条胡萝卜，加一茶匙土豆粉和一个蛋黄做面膜，20分钟后用温水洗去，再用冷水洗一遍。

（13）用黄瓜汁和一茶匙鲜奶油，一个鸡蛋清搅拌一起，敷面20分钟，用冷水洗掉。

（14）把西红柿切成片贴在脸上和脖子上（注意：眼皮和眼睛下面的皮肤不涂面膜）。

（15）蜂蜜100克，鸡蛋一只，搅和慢慢加入少许橄榄油或麻油,再加 3~4 滴香水,彻底拌匀后放在冰箱中保存,使用时将此混合液涂在面部(眼睛、鼻子、嘴除外),10 分钟后用温水洗去,每月两次(多做效果更佳),能除去脸上的死细胞,使颜面细嫩,青春焕发。

(16) 一匙半蜂蜜,半只柠檬的汁,将蜂蜜加热变稀后,把柠檬汁缓慢加入,洗净皮肤,把溶液涂在皮肤上,20 分钟后用冷水洗去。

(17) 取 2 匙新鲜奶渣,把一个生蛋黄搅碎并加几滴过氧化氢,搅拌均匀,不要太稠,把它糊在脸上和颈部,1.5 分钟后用凉水洗去。

(18) 取 30 克鲜酵母,把它捣碎,在匙中加几滴蜂蜜,微微加热并与酵母混合拌匀,加上几滴橄榄油,涂在脸上和颈部,约 15 分钟,然后用温水把面膜洗去,再用冷水把脸漂洗一下。

(19) 蛋黄一个,油一茶匙,蜂蜜一茶匙,面粉三匙,用水调匀成软膏状,这种面膜对于干燥起皱的皮肤尤其适合。

(20) 取新鲜柠檬或黄瓜,压成汁液,加一只蛋清和一茶匙面粉制成糊状,此面膜适合油性皮肤和患面疹的皮肤。

(21) 取鸡蛋数枚,放入容器内,用烧酒浸泡以淹没鸡蛋为度,密封存放 28 日后,倒去烧酒,取鸡蛋清,每晚临睡前涂于面部。

(22) 羖羊(公羊)胫骨适量,鸡蛋清适量,把羖羊胫骨捣研极细粉与鸡蛋清调和,涂敷颜面及体表患处,干后用米泔水洗擦,三日即可见效,去黑斑。

(23) 杏仁粉 150 克,盐面儿一茶匙,加水调成糊状,每周二次敷于面部,可使皮肤白嫩。

(24) 食盐一茶匙,蛋清 2 个,冰片粉 100 克,混合后用毛笔涂于面部,五分钟后用温水洗去,每晚一次,对粉刺治愈效果较好。

(25) 食盐一茶匙,白蓝粉六茶匙,菊花粉三茶匙,白醋半茶匙,拌匀,敷于斑迹处,隔日一次。

(26)丝瓜凝汁涂于皮肤,可减除皱纹。

(27)半只熟透香蕉,一个蛋黄,一茶匙杏仁油或橄榄油,捣碎拌匀,敷在脸上,用手轻拍眼角的敏感部位,20分钟后用清水洗去。

(28)将红茶和红糖各两汤匙,加水煲煎,以面粉打基底调匀敷面,15分钟后,再用湿毛巾擦净,每日一次,一月可使容颜滋润白皙。

(29)柠檬汁1份,酸牛奶2份,混合,涂敷脸上,20分钟后洗去,可清除色素斑。

(30)面粉一汤匙,鸡蛋清一个,蜂蜜一茶匙,混匀,再用三分之一柠檬汁加入,调成糊状,按顺序涂在额头、两颊、鼻子、口周围,但不要涂在发际、眉毛、眼周围及口唇部位,涂敷后,安静地躺着休息,不要谈话、说笑,面部肌肉要尽量放松,20分钟后洗去,每周进行一次,可防治痤疮。

(31)西瓜子、杏仁各半研细,晚拌蛋清擦面,晨用淘米水洗脸,治雀斑,一月可愈。

(32)把小苏打同蛋黄混合,加入几滴柠檬汁,搅拌均匀后使用,15分钟后洗掉。

(33)把燕麦放牛奶内调拌为膏,涂于脸上15分钟,用温水洗掉,然后用冷水洗。

(34)把6片酿造啤酒酵母压碎,用一茶匙淡酸乳酪混合,在脸上和脖子上光滑地搽上一层,凉干后(约20分钟)洗去。

(35)将杏仁磨成粉,以鲜牛奶一小杯,调匀,加入适量蜂蜜再搅匀,涂敷于面,10分钟后将之洗去,此方可平皱纹,令肌肤嫩清。

(36)杏仁、鸡蛋清适量,将杏仁去皮尖,捣烂成泥,用蛋清调成膏状,每晚用膏涂面,次日早晨用淡盐水洗去,治面赤。

（37）卷柏干粉用鸡蛋清调敷，能使面部光洁，防止和减少斑痕的发生。

（38）鲜猪肝切片贴于患处，干后取下，照此换新鲜猪肝，重复3~4次，可除外伤黑斑。

（39）将鸡睾丸的白子（荷尔蒙块）加以蜂蜜和蛋白，调成乳状敷面。

（40）醋5份与甘油1份混合，涂擦皮肤，常擦有效。

（41）蛋黄1只，加维生素E油5滴，调匀，敷面部、颈部，20分钟后用清水洗净。

（42）将鸡蛋黄1只打入容器内，加一匙蜂蜜和一匙半面粉，如果皮肤干燥就加入数滴橄榄油，充分搅拌，涂面10分钟后，以温水洗净。搽冷霜，以双手与小皱纹成90度方向按摩5分钟，再用纱布擦掉，大约3个月左右小皱纹就会消失。

（43）纯芦荟汁一汤匙，加入鸡蛋清一个，调匀，晚上洗脸后涂面，并用手按摩，尽量使皱纹伸展，日久会见效。如果眼角鱼尾纹较深，可用纯芦荟汁1汤匙，加入蛋黄1只，用棉花蘸取涂眼角处，停留数分钟后洗去，再行轻轻按摩，每晚一次。

（44）将30克杏仁在温水中浸泡30分钟，取出去皮，加少量水磨碎，然后加入一个蛋清和适量蜂蜜，再放在果汁机里搅拌成糊状。

脸洗净，涂上此杏仁霜再入浴，浴室内的蒸气会使毛孔张开，皮肤可以充分吸收养分，过10分钟再洗去，可使皮肤保持年轻的光泽。

（45）杏仁去皮，滑石、轻粉各等份，为细末，蒸过，入龙脑、麝香各少许，以蛋清调匀，早起洗面后敷之。令面红润悦泽，旬日后色如红玉。

（46）牡蛎150克，土瓜根50克，共研末。白蜜和之，夜后取涂面，旦以温浆水洗之，宜慎风日（用药期间避免日晒风吹），令面光白腻润，去皯䵟面皱。

(47) 黄芪、白术、白蔹、葳蕤、土瓜根、商陆、蜀水花、鹰屎白各50克，防风75克，白芷、细辛、青木香、芎䓖、白附子、杏仁各100克，研细末，以蛋清和作挺，阴干。石上研之，以浆水涂面，夜用日以水洗。去粉滓、䵟䵳，令面悦泽光润。

(48) 白附子、密陀僧、牡蛎、茯苓、芎䓖各100克，共为末。和以羊乳，夜涂面，以手摩之，旦用浆水洗。治面黑䵟䵳、皮皱皴。

(49) 白附子、青木香、丁香、商陆根、密陀僧各50克，细辛、羊脂、全牙各150克，酥50克，酒300毫升。前八味，以酒渍一宿，煮取100毫升，去滓，内酥，煎100克膏。夜涂面上，旦起温水洗，不得见大风日，疗䵟䵳，令面白悦泽。

(50) 白及125克，白术250克，白芷100克，细辛100克，白附子100克，防风100克，白矾75克，当归50克，藁本75克，芎䓖75克，白茯苓100克，白石脂100克，土瓜根100克，蕤仁100克，白玉屑100克，琥珀末20克，珍珠末25克，钟乳粉25克，捣末。取蛋清并蜜伴和，捻作挺子，入布袋内；悬挂门上阴干，60日后如铁，再捣研细末。每夜用浆水洗面，即以面脂调药涂之。治面䵟䵳、粉刺及面皮皱。经60日，面如新剥鸡子。

(51) 云母粉50克，杏仁50克。杏仁汤浸去皮尖，上药细研，入银器中，以黄牛乳拌，略蒸过，夜卧时涂面，旦以浆水洗去。治䵟䵳斑点，兼去瘢痕。

(52) 冬瓜1个，用竹子去青皮，切作片，酒500毫升，水200毫升同煮烂，用竹筛滤去渣，再以布滤过，熬成膏，入蜜500克，再熬，稀稠得所，以新棉再滤过，于瓷器内盛，用时取栗子大，用津液调涂面上，用手擦。治颜面不洁，苍黑无色。

(53) 香附子，大者10枚，白芷50克，茯苓50克，零陵香100克，麝香25克，蜂白蜡400克，蔓菁油2000毫升（猪脂代之也可），牛髓2000毫升，羊髓1000毫升。以上前四药切，以油、髓微火煎，令色变，去滓，纳麝香，研千遍，凝用，澡豆洗面后涂敷之，令面色悦泽如桃花光。

（54）栗子上的薄皮，捣为末，蜜和，涂面，令皮肉急缩，皱纹可展，又治老人面皱。

（55）青木香、白附子、芎䓖、白蜡、零陵香、香附子、白芷各100克，茯苓、甘松各50克，炼羊髓1500毫升。

上10味打碎，以水、酒各500毫升，浸药经宿，煎三上三下（即药煮沸后离火冷却，然后再煮沸再冷却，重复三次），要等到水酒煮干才离火，滤去药渣，剩下的油脂就是所需的面膏。敷面作妆，去风寒，令面光悦，去老去皱，如有黚䵳皆落。

（56）猪蹄两只，收拾干净，白粱米1000克，淘洗干净，两味加水同炖，等猪蹄烂熟，取清汁3000毫升，加入打成粗末的白茯苓、商陆各250克，白芷、藁本各100克，葳蕤（玉竹）50克，研烂的桃仁100克，再煎，等汁干一半，过滤去渣，再加入甘松、零陵香末各50克，搅拌均匀，用瓷瓶保存密封，每天晚上涂敷手面。紧面皮去老皱，令人光净。

（57）鹿角长一握，牛乳3000毫升，杏仁24枚，芎䓖、细辛、天门冬、白芷、白附子、白术、白蔹、酥各150克。

鹿角放在水中泡浸100天，其他药物打碎，同鹿角一起放入锅中，用文火煎煮，等到汁尽，单取鹿角，用时蘸上牛乳在石上磨，以浆汁涂面，每天晚上涂，次日早晨用清浆水洗去。

（58）鹿角霜100克，酥150克，牛乳1000毫升，芎䓖、细辛、白芷、白附子、白术、白蔹、杏仁各50克，天门冬75克，除牛乳、酥、杏仁外，其他药物全部研细过筛，然后合并在一起，放入银锅内，用文火熬成膏，每晚涂面，次日早晨洗去，令百岁老人面如少女，光泽洁白；涂至百日，面色光洁。

（59）黄柏皮5克，土瓜根5克，大枣7个，共研细为膏，早晨化汤洗面，保持青春的容颜，而且可以用来洗澡，同样能起到良好的保健护肤效果，却老去皱，旬日后容如少女，以之洗浴尤为神妙。

（60）玉屑、芎䓖、土瓜根、葳蕤、桃仁、白附子、白芷、冬瓜仁、木兰、辛夷、商陆各50克，麝香、防风各25克，菟丝子、藁本、青木香、白僵蚕、当归、黄芪、藿香、细辛各20克，猪胰三具，鹰屎白、蜀水花各5克，白犬脂、鹅脂、熊脂、猪脂肪各1000毫克。先取四脂，用冷水浸漂，要勤换水，以漂尽血腥血丝为度。猪胰细切备用；再取玉屑、麝香、蜀水花、鹰屎白研成细末；其他药物则打成粗末，同清酒浸泡一夜，第二天早晨倒出点酒，用来揉搓猪胰，取得原汁。将四脂一一切成小块，连同其他药物一同放入铜铛，小火上慢慢地煎熬，另用白色的熟绢一条，一头扎上白芷片，放入铜铛中，白芷变黄时可以起锅，否则还要继续再熬，一般12个小时左右即可，用新棉布滤去药渣，加入猪胰汁，煮沸，待温，再加入玉屑等细末，拌搅均匀，装入瓷瓶备用，每天早晚洗脸后涂敷本膏。治面无光泽、皮肉皱黑。久用之，令人洁白光润。

（61）白芷、冬瓜仁、商陆、芎䓖各100克，葳蕤、细辛、防风各75克，当归、藁本、蘼芜、土瓜根、桃仁各500克，木兰皮、辛夷、甘松香、麝香、零陵香、白僵蚕、白附子、栀子花各25克，猪胰三具。

土瓜根去皮。猪胰切，水渍六日，同时以酒取汁渍药。上药除麝香外薄切，绵裹，以猪脂六升，微火三上三下，白芷色黄膏成，去滓，入麝，收于瓷器中。

取涂面，悦泽人面，耐老。

（62）细辛、葳蕤、黄芪、白附子、薯蓣、辛夷、芎䓖、白芷各5克，瓜蒌、橘皮各10克，炼成猪脂2000毫升。

上切，以绵裹，用少酒渍一宿，内脂膏煎之，七上七下，别出一片白芷，煎色黄成膏，去滓搅凝，以敷面，任用之，疗人面无光润，黑及皱，亦主金创止血。

（63）麝鹿角以浆水磨泥（浆水由粟米饭浸制）涂面。令人光华，赤白如玉可爱，并令人面不皱。

（64）上朱砂，研细如粉和白蜜令匀。

夜卧涂面，旦以酢浆洗之。治黠子、面不净大验，治雀斑。

（65）梅肉、樱桃枝、猪牙皂角、紫背浮萍等份，为末。治面雀斑，其斑自去。

（66）黑牵牛末，鸡子清调，夜敷日洗，治面生雀斑。

（67）山柰粉、鹰粪、密陀僧、蓖麻子各等份，研匀，以乳汁调之，夜涂，旦洗去。治面上雀斑。

（68）白芷、甘菊花各 10 克，珠儿粉 15 克，白果 20 个，红枣 15 个，猪胰 1 个。甘菊花去梗，珠儿粉研细，上药捣烂拌匀，外以蜜拌酒酿顿化，入前药蒸过，每晚搽面，早洗去，治雀斑。

（69）朱砂 50 克，麝香 25 克，牛黄 0.15 克，雄黄 1 克，上药细研令匀，以面脂和为膏。匀敷面上，避风，治面上粉刺，经宿自落。

（70）轻粉、黄芩、白芷、白附子、防风各 3 克，各为细末，蜜调为丸，于每日洗面之时多擦数遍，临睡之时，又重洗面而擦之。治粉刺，不须三日，自然消痕灭瘢矣。

（71）禹余粮（褐铁矿的天然料末）、生半夏等分。末之，以鸡子黄和。

先以新布拭瘢令赤，涂之，勿见风，日 2 次，10 日瘥。十年者亦灭。治疤痕疙瘩。

（72）大麦麸或小麦麸，好细绢下筛，以酥和治瘢痕凸出。

（73）丹参粉、羊脂和煎，敷之。灭瘢神妙。

（74）密陀僧 50 克，研细，用人奶调成糊状，每晚取少量蒸熟后涂面，次日清晨洗去，嫩肤。

（75）杏仁皮 50 克，蛋黄 15 克，甘油和酒精以及一滴樟脑油搅拌成软膏，擦在脸上，去皱。

（76）将薄荷、莳萝、车前草、母菊（各一勺）放进200克开水的锅里煮煎，将变凉（千万不能变冷）的混合物撒在叠成十层的一块纱布上，然后敷在脸上，紧闭双目，20分钟后用温水洗净，最后擦上香粉。

（77）鸡蛋一个，浸于米醋内七天七夜，蛋自化，治癣时先用穿山甲刮破患处，将醋化蛋汁擦之。治面癣。

（78）冬桑叶煎浓汁收贮，冬天早晨用一酒杯汁液搅入水内洗面，面光如镜，亦防冻。

（79）滑石、轻粉、银杏去皮各20克，研成粉末，隔水蒸片刻，加龙脑、麝香少许，共用蛋清调和成膏，每早晚涂擦，则容颜红润，娇艳，如春之桃花。

（80）用苦栎子树皮一块，配米汤一斤，加一个鸡蛋白，煮开放冷，早上用药水洗黑斑，几天后自除。忌辣椒。

（81）白蒺藜、山栀各50克，共研为粉末，用酸醋调匀后，晚间涂脸，早上洗去，半个月斑痕自动脱落，脸部显得白泽如雪。

（82）取鲜茄子切成片，用其搽患处，一日3~5次，连搽数日便可看到雀斑颜色减淡或消退。

（83）白菊花50克，梨汁半碗，白果50克，白蜜50克，人乳半杯，米酒半杯。先将白菊花、梨汁拌入米酒蒸成浓汁，再将白果捣烂，与蜜乳拌匀，卧时擦于脸上，早晨洗去，一周后皮肤嫩似小孩。

（84）以桃花和冬瓜仁各半磨成粉末，和蜜糖少许涂于脸上，半小时后洗去，如此连续进行一周，可尽除雀斑。

（85）取木瓜除去瓜皮，100克桃仁，加杏仁50克，猪油50克，一起捣烂，每夜擦脸，一周后皱纹尽去，好似年轻10岁。

（86）丝瓜汁混合酒精及蜂蜜，把汁液涂于面部，待干后清水洗净，此法去皱效果更佳。

（87）朱砂、干胭脂各 10 克，宫粉 15 克，川芎 5 克，樟脑 25 克，乌梅 5 个（去核）。共为细末，临睡时津唾调面上，天明以温水洗去，一周面如仙童。

8. 白嫩皮肤方 36 首

（1）杨树皮 100 克（去青留白），桃花瓣 200 克（阴干），瓜仁 250 克（油者不用），共为末，食之，每次一汤匙，白汤送下，一日三服。

欲红（指面孔红润，加桃花），欲白（指面孔白，加瓜仁）。

（2）青椒一个，卷心菜 100 克，芹菜 30 克，雪梨一个，番茄一个，放入搅果汁机中，搅汁饮用，每周 3~5 次（调味勿加白糖）。可使皮肤洁白。

（3）蜂蜜和醋各 1~2 汤匙，温水冲服，每日 3 次，按时服用，长期坚持，能使粗糙的皮肤变得细嫩润泽。

（4）用煮熟的米饭，趁热而不烫时，用手揉成团，贴到脸上不停地揉搓，直至搓成污黑的小团为止，而后用清水把脸洗净，如此坚持半年，会使面部皮肤洁白细嫩。

（5）将天门冬和蜂蜜捣烂，每日取适当剂量，放入水中洗脸，皮肤变白嫩。

（6）取秋冬季蛇根草根，去皮切成薄片，浸水中每天换水一次，五天后取出，搅烂成浆过滤，滤出白色沉淀物，即为蛇根草浆，然后按三份蛇根草浆，一份杏仁粉末，再加适量凡士林，搅拌成霜，每晚洗后涂用，可使面孔白皙、稚嫩，消除皱纹。

（7）半夏、米醋各 50 克调匀，每晚涂面上，不可见风（连涂五晚），早上用清水洗净，面则洁白如玉。

（8）用吃鸡剩下的鸡皮、鸡骨熬汤饮用，可美肌肤，富弹性。

（9）每天服核酸 800 毫升和维生素 C2 克，四周以后皮肤丰润光泽。

（10）将西瓜籽、桂花、橘皮研碎煎服，可使皮肤变白。

（11）冬瓜子仁15克，橘皮6克，桃花12克，共研为细末，饭后米汤调拌一匙，一日三次，连用一月，面白光滑。

（12）白果、草果各100克，黑丑50克，研细分30份，每天早晨取一份在水中洗脸，擦上雪花膏，连续一个月脸雪白变嫩。

（13）黄蜡20克，白凡士林20克，可可脂5克，将三味放入100毫升的烧杯中，加热熔解。

另外，用1克氯化汞在冷却条件下加2克酒精混合均匀，使之成为溶液，等到上述三种化合物温热时，添加氯化汞酒精溶液并搅拌成膏状，在入睡前，先用温热水洗面洗手，并用清水冲洗拭干后，用制成的白嫩剂擦抹脸部，第二天清晨洗掉，此时也可给脸部扑香粉，这样隔日擦抹一次，脸部逐渐变白时，可二日擦抹一次。

（14）松子40克，米四分之一碗，水900克，将松子打碎置于锅内，加入米、水，以文火煮至水剩下一半时，入调料食之。

（15）新鲜黄豆250克，浸醋（以刚浸没为准）半个月后，每天食醋黄豆5~10粒，可使皮肤细嫩润泽。

（16）核桃仁150克，蚕蛹50克。先将蚕蛹略炒，与核桃仁加水共炖。每日吃一次，连吃半月。能通经脉，润血脉，乌须发，且能使皮肤细腻光滑。

（17）核桃仁10个，大豆300克，白及10克，大米50克，白糖25克。先将大豆、白及同炒熟磨成粉末，再把核桃仁放碗内，加开水浸泡五分钟。然后将核桃仁与泡过一夜的大米混在一起，用擀面杖擀碎，放入瓷盆中，加入5~6杯水，经过充分浸泡后，用纱布过滤，将过滤好的汁倒入锅内，加入三杯水，再把磨成粉末的大豆、白及粉放入锅内，加白糖，煮成糊状，即可逐日食用。可使面部红润。

(18) 采五月五日端午这天的全株益母草,不能稍带泥土,否则无效。将益母草晒干研细过筛,加入适量的面粉和水,调和成团,捏成鸡蛋大小,再晒干,然后用一个黄泥炉子,底层铺炭,中间置药,上面再覆盖一层炭,点火煅制,武火烧约一顿饭的时间,接着改用文火,这时火力切不可过猛,否则药变黄黑,用之无效,只有用文火慢煨,才会色白细腻,堪称上乘,大约一昼夜后把药取出,凉透,瓷研钵中研细,过筛再研,越细越好,用瓷罐或玻璃瓶收贮,勿使受潮。古人对研锤十分讲究,认为最好是玉锤,其次是鹿角锤。

使用时每 500 克加入滑石粉 50 克,适量胭脂调匀。每日早晚擦洗脸面、双手,使用这药擦洗后皮肤会逐渐滑润柔软,10 天后即显得与众不同,一个月后红鲜光泽,如长期连续使用,四五十岁的妇女会像十五岁的姑娘一样显得年轻。

(19) 女菀(白菀)1 克,铅丹(黄丹)0.3 克。二味为末,每次用酒送下。日 2 次,21 日后令人面白如雪。服本方后大便变黑,服药期间忌食五辛。

(20) 乌贼鱼骨、细辛、瓜蒌、干姜、蜀椒各 150 克,五味切,以苦酒渍三日,以成炼牛髓 1000 克,煎之。酒气尽药成,作粉,涂面,黑面变白,去斑。

(21) 荜豆 200 克,黄芪、白茯苓、葳蕤、杜若、商陆、大豆黄卷各 100 克,白芷、当归、白附子、冬瓜仁、杜衡、白僵蚕、辛夷仁、香附子、丁子香、蜀水花、旋覆花、防风、木兰、芎䓖、藁本、皂荚、白胶、杏仁、梅肉、酸浆、水萍、天门冬、白术、土瓜根各 150 克,猪胰二具(曝干)。上 32 味,治下筛。取以洗面(好像用肥皂擦洗一样),10 天脸上黑色开始消减,继续使用,脸面就会白净润泽。

(22) 白鲜皮、白僵蚕、芎䓖、白芷、白附子、鹰屎白、甘松香、木香、白檀香、白术、丁子香各 150 克,土瓜根 50 克,麝香 100 克,白梅肉 7 枚,大枣、杏仁各 30 枚,鸡子白 7 枚,猪胰三具,冬瓜仁 50 克,面 150 克。

上20味，先以猪胰和面，曝干，然后合诸药，捣末，又以白豆屑二升和为散。旦用洗手面，治面黑不净，十日色白如雪，30日如凝脂，神验。

(23) 桃仁、芜菁子各50克，白术30克，土瓜根40克，萆豆面1000克。上五味合和、捣、筛，以醋浆水调洗手面。主悦泽，去𪒠黯。

(24) 丁香、沉香、青木香、钟乳粉、珍珠、玉屑、蜀水花、木瓜花、桃花各150克，梨花、李花、红莲花、樱桃花、旋覆花、白蜀葵花各200克，麝香25克，大豆末500克。捣诸香、珍珠、玉屑（研成粉），合和大豆末、钟乳粉，研之10遍，密贮勿泄。常用洗手面作妆，治面黑不净，百日其面如玉。

(25) 皂角1500克，糯米560克，绿豆、楮实子、白及、白丁香、缩砂、升麻各25克，甘松2克，三奈子1克。共为细末，拌匀，常洗手面，治有𪒠黵及粉刺之类，润泽朋肤。

(26) 羊脂、狗脂各1000克，白芷500克，半夏25克，乌喙14枚，炙甘草1尺。上六味合煎，以白芷色黄为度，去滓，以白器盛，涂面。令面白如玉色，20日即变，兄弟不相识，同时内服中成药归脾丸、济生归脾丸，可巩固疗效。

(27) 猪胰五具，芜菁子100克，瓜蒌子250克，桃仁50克。以酒和，熟捣，敷之，慎风日。令人面洁白悦泽，颜色红润。

(28) 白芷350克，芎藭250克，皂荚末200克，萎蕤250克，白术250克，蔓荆子100克，冬瓜仁250克，栀子仁150克，瓜蒌仁100克，萆豆1000克，猪脑1个，桃仁1000克，鹰屎3枚，商陆150克。

桃仁去皮，商陆细剉，诸药捣末，其中冬瓜仁、桃仁、栀子仁、瓜蒌仁捣如泥，猪脑、鹰屎合捣，然后下诸药，更捣令调，以冬瓜瓤汁和为丸。每洗面，用浆水以此丸当澡豆，用讫敷面脂，如常妆饰，朝朝用之。悦面色，如桃花，光润如玉。

（29）天然珍珠粉40克，人参100克，五倍子粉30克，当归、石斛、白芷、川芎、丁香各10克，混合后浸渍在900毫升的烧酒里，每天摇动三次，约三周后将浸渍的酒一杯，以五倍温水混合后，即可用来洗脸，能永保女子年轻貌美，如果就那样喝下去，也具有预防妇女病的效果，并能促进内分泌供以营养，使皮肤白嫩润泽。

（30）大豆、猪肝各50克，盐少许，加适量水共煮，后下盐，吃肝饮汤，每日吃一次，连服二周，滋容养颜，面色红润。

（31）核桃仁1枚，韭子（炒）6克，黄酒适量。核桃与韭子加水煎，用黄酒送服，每服五天加一枚核桃，加至20枚为止，如此反复服用，通润血脉，可令人肌肤细腻，光泽健美。

（32）嫩母鸡1只（约500克），鲜牛奶500克，白糖50克，姜2片。将鸡开膛去内杂，注入牛奶，加盖隔水燉约三小时，加糖调味，可吃肉饮汤。常食不仅有美颜润肤的作用，而且有补虚损，益肺胃，生津润肠之力。

（33）鹿角霜100克，牛乳1000毫升，白蔹、芎䓖、细辛、白附子（生用）、白术各50克，天门冬（去心焙）75克，酥150克，杏仁（汤浸，去皮尖，双仁）另研为霜。将上药捣为末（经罗筛）加入杏仁膏，再研细后，置于银锅内（砂锅也可）加入牛乳和酥和匀。每晚取适量涂脸面，晨起后用淘米水洗净。令百岁老人面如少女，光泽洁白。

（34）桃仁（去皮）250克，用粳米饭浆水研之令细，以浆取汁，令桃仁尽，洗面时长用极妙，延年祛风，令光润。

（35）轻粉、滑石、杏仁等份，同研细末过筛，坩锅微蒸取下，加入龙脑、麝香各少许，混合备用。每日早晨、晚睡前用鸡蛋清调合匀擦在脸上，20分钟后用温水洗去，半月后脸白透红。

（36）白及、白附子、石榴皮、冬瓜子各50克。上药共为细末，以酒浸3日即可。每日晨起，洗面毕用其敷面，可润肤香肌，悦白面容。

9. 去皱方12首

（1）用猪头油与红枣蒸吃，可使皮肤红润，去皱。

（2）将瓜蒌仁、杏仁等量研细，同猪油混合涂面，可防小皱纹。

（3）用毛笔把蛋清抹在新生的皱纹上，等蛋清干了再抹，这样反复三四次。

注意：抹时小皱纹处肌肉不要动，等全干后洗去。再在脸上涂些乳液，如此反复几次，新生的小皱纹就会无影无踪。

（4）用温水洗过脸后，在脸上涂一层薄薄的西瓜瓤，保持10~15分钟，然后用毛巾擦干脸部，再抹上雪花膏，去皱效果好。

（5）用黄豆煮水取汁，晚间临睡前涂抹手和面部，可去皱纹。

（6）切断丝瓜茎插入瓶中（用脱脂棉塞紧），胶布粘牢，取汁，每日早晨用纱布蘸丝瓜茎水擦脸，不间断，长期坚持，有效地预防面部皱纹和斑点。

（7）大母猪蹄4个，煮成膏状，每晚睡时擦面，次日洗去。

（8）益母草煅研后备用，每用少许早晚擦洗面部，去斑去皱，令皮肤光泽。

（9）新鲜牛肉75克，捣烂榨汁，涂于脸上，两小时后用上等肥皂洗去，每晚一次，连用一个月。

（10）青木香、白附子、芎䓖、白蜡、零陵香、白芷、香附子各100克，茯苓、甘松各50克，羊髓（炼之）1000克。上10味，以酒水各500毫升渍药经宿，煎三上三下，候酒水气尽，膏成去滓，收贮任用，涂面作妆。

（11）桃花、荷花、芙蓉各适量。春取桃花，夏取荷花，秋取芙蓉花，冬取雪水，煎三花汤，用汤频洗面部。

（12）牡蛎150克，土瓜根50克。将二味研末，用白蜜和之即可。每天晚上洗脸后用此药涂面，第二天早上洗净，用药期间避免日晒风吹。

10. 令发易长方30首

（1）内治法：桑椹30克，菟丝子12克，夜交藤30克，茵陈30克，白鲜皮20克，生地30克，当归12克，马齿苋30克，首乌20克。水煎服，两天服完一剂。

外治法：王不留行60克，苍耳子30克，明矾12克。煎水洗头，每次洗15分钟，3天洗1次头。

（2）柚子核25克。将柚子核用开水浸泡1昼夜，用核及核液涂拭患处，每日2~3次。

（3）牛骨头250克，洗净，砸碎，加水1000克，用文火煮4小时，使骨髓溶解，然后滤浓汁，除去碎骨头，冷却后置于瓷瓶中沉淀，在最底层有一层黏性的物质，就是一种能延缓头发衰老的食物，每天以适量涂于馒头上吃。

（4）东行枣根3尺，横卧甑上，蒸之，两头汁出，收取涂发即易长。

（5）桑叶、麻叶煮水，洗发7次，可长数尺。

（6）榧子3个，核桃2个，侧柏叶50克，共捣烂，泡在雪水内，梳头。

（7）零陵草50克，辛夷15克，玫瑰花15克，檀香20克，川锦纹12克，甘草12克，粉丹皮、山柰各10克，公丁香10克，细辛10克，苏合油10克，白芷10克。

共为细末，用苏合油拌匀，晾干，再研细面，同时掺匀发上，篦去。久用发落重生，至老不白。

（8）升麻、芎藭各100克，莽草、白芷、防风各50克，蜣螂4枚，马鬐脂、驴鬐脂、雄鸡脂、猪脂、狗脂各五合。

先将五脂熬取油，六药细切，醋浸一夜，第二日将药取起沥半干，然后合在一起煎熬，沸即离火，冷后再熬，三上三下之后，过滤去渣即成，搽头，30天生发。

本方所用莽草有毒，切勿入口。

（9）黄芪、当归、独活、芎䓖、白芷、芍药、莽草、防风、辛夷仁、干地黄、藁本、蛇衔各50克，韭白500克，乌麻油500克，马鬐脂膏250克。上15味，以微火煎，三上三下，白芷黄膏成，去渣，洗发后涂之。

（10）南烛草、醋石榴叶、旱莲草苗各2500克，生地黄2500克，白蜜150克，地骨皮200克，熟干地黄200克，诃黎勒皮100克，秦椒100克，白芷100克，旋覆花100克，桂心100克，杏仁100克。

最好在农历五月五日采集南烛草、酸石榴叶和旱莲草苗，一起放入酒坛中，坛口上面覆盖一只泥盘子，然后用黄泥和砻糠拌捣均匀封固，放在太阳下晒，雨天则宜覆盖物件保护，到六月中旬取出，过滤并绞取汁，加入生地黄汁，与白蜜煎成膏，膏宜稀薄一点，再加入药末，煎至稠厚可以作丸停火，每丸如梧桐子大。

每日空腹以温酒下30丸，晚饭后服。

忌：生葱、萝卜、大蒜等。

（11）蔓荆子、南没石子、诃子肉、踯躅花、白芷、沉香、附子、防风、覆盆子、生地黄、零陵香、芒硝、莲子草、丁皮各等分。

上药各细剉，每用10克，入卷柏10克，以清香油250克，浸药，厚纸封7日。

每遇梳头时，手蘸油摩顶心，令热入发，不十日，秃者生发，赤者亦黑。

（12）甘菊花100克，蔓荆子、干柏叶、川芎、桑根白皮、白芷、细辛、旱莲草各100克。桑根白皮去粗皮，细辛去苗，旱莲草取根茎花叶俱全者，上药全部打成粗末，每次用药100克，使用时加浆水煮沸，数沸以后去渣待温，即可洗头。

治头发脱落。

（13）麻子 300 克，白桐叶一把。麻子碎，白桐叶切，上二味以米泔水 4000 毫升，煮五六沸，去渣以洗沐，则发不落而长，甚有验。

（14）莲子草汁 3000 毫升，羊乳 1000 毫升，麻油 2000 毫升，猪脂 1000 克。以上诸药，先煎乳一沸，次入脂等，煎至剩一半，放冷，以瓷合贮之，每日涂发，7 日之后，不长者尽长。

（15）胡麻油 1000 毫升，腊月猪脂 1000 毫升，乌鸡脂 50 克，丁香 75 克，甘松香 75 克，零陵香 150 克，芎䓖 100 克，竹叶 100 克，细辛 100 克，川椒 100 克，苜蓿香 150 克，白芷 50 克，泽兰 50 克，大麻仁 50 克，桑根白皮 50 克，辛夷 50 克，桑寄生 50 克，牡荆 50 克，防风 150 克，杏仁 150 克，莽草 50 克，柏叶 150 克。以上诸药，川椒去目，防风去芦头，杏仁汤浸去皮尖双仁，都细锉，米泔浸一宿，漉出，内入油及猪鸡脂中，以慢火煎，候白芷色焦黄膏成，绵滤去渣，以瓷合盛。洗净头涂之。长发，令速生及黑润，每日 2 次，30 日发生。

（16）金星草根，浸油，涂头。头发稀少，欲令其多。

（17）黑芝麻 500 克，干桑叶 60 克，放一起碾碎成末，用蜂蜜调和为丸，如杏核大，每日早晚各吃一个，连续服用可治脱发。

（18）当归 20 克，生熟地各 15 克，川芎 10 克，白芍 15 克，制首乌 15 克，侧柏叶 15 克，红花 10 克，桃仁 10 克，白鲜皮 15 克，泽泻 10 克，蝉衣 6 克。

煎药时放一小捏黑芝麻，如同时服用丸药首乌丸，效果更佳，忌吃肉类。治脂溢性脱发。

（19）芝麻酱、海带末、白糖、淀粉各适量，

芝麻酱晒干，掺入海带粉末、白糖、潮湿淀粉合拌，用手捏成团小粒，晾干即成。

常服对毛发生长及润泽具有较好的疗效。

（20）当归、黑芝麻各250克，红糖少许。将当归、黑芝麻炒熟，研成细末，拌以红糖，搅匀，每次饭后吃一勺，日食3次，连续吃两个月。

（21）女贞子30克，桑椹子15克，菟丝子9克，旱莲草12克，生地15克，泽泻12克，粉丹皮12克，何首乌30克，党参9克，当归12克，枣皮9克，茯神12克，骨碎补9克，淮山药12克，甘草12克。共为细末，炼蜜为丸，如梧桐子大，早晚各服12克。

（22）黑豆60克，塘虱鱼3~4条，挖去"颈花"和肠脏后，用瓦锅文火煮熟，调味服食。

（23）外治：白蒺藜30克，米酒250克，浸泡7天，外擦患处。

内服：川芎、藁本、羌活、乌药、陈皮各5克，当归、熟地、白芍、党参、黄芪、丹参、首乌、白蒺藜、茺蔚子各2克，枳壳5克，仙茅6克，煎服。

（24）蜂窝20克研细末，用猪油调敷。

（25）蔓荆子1克，附子（生用并碎之）2枚。上二味以酒3500克和，内瓷器中封闭，经27日药成，先以灰汁净洗须发，拭干，取乌鸡脂揩，一日三遍，经7日，然后以药涂，日三四遍。

（26）丁香、甘松香、白芷、泽兰、大麻子、桑白皮、桑寄生、牡荆子、首蓿、辛夷仁、杏仁、芎䓖、防风、莽草各50克，零陵香、吴藿香、细辛、蜀椒各50克，胡麻油、腊猪膏各一升，竹叶、松叶、柏叶各半升，乌鸡脂、雁肪各一合。上25味咬咀，以酢渍一宿，内油膏中微火三上三下，白芷色黄膏成，去渣，涂头上，日二夜一。

（27）莲子草汁1000毫升，熊白脂60克，猪鬐膏、生麻油各50克，柏白皮（切）、山韭根（切）、瓦衣（切）各150克。上七味，以铜器煎之，候膏成去渣，收贮，每欲梳头，

二、美容美发健美方

涂膏。

（28）虾蟆皮5克，蜗牛5克，真菰10克（烧成灰加入皂角子10克），狗尿草10克。共研成粉末，先用莽草三杯，生姜汁二杯，椰子油五杯，放锅内煎，滤去渣，然后加入上述药品，用筷子搅和，再加入白蜡使之变成膏状，用真涂头。凡头发稀疏或秃顶的人，用后立即见效。

（29）白菜子研细，加油调匀涂头部。

（30）蜀椒、白芷、川芎、蔓荆子、零陵、川乌头各100克，全部切细，用绢布包起来，浸入白麻油三五天即可。

11. 治脱发方5首

（1）嫩枣树皮一大把熬汁，先用温水洗头后，再将枣汁擦头，能生新发。

（2）黑芝麻，椰树枝各等份，熬水洗头，发易生而润。小儿发稀，洗之亦生。

（3）好醋50毫升，墨1锭，砚台1具。

将醋倒砚台内，用墨反复磨，使呈糊状，用毛笔蘸液体涂搽患处，一日三次。

（4）黄连、寸冬、柏叶各15~20克，煮水洗头，7日即可。

（5）制首乌20克，生地30克，菟丝子15克，当归12克，白芍15克，川芎9克，蝉蜕2克，天麻20克，枸杞15克。

每剂水煎3次，前2次煎出药汁内服，第三次煎出药汁洗头，每日1剂。

12. 香发散

处方：零陵草50克，辛夷15克，玫瑰花15克，檀香18克，川锦纹12克，甘草12克，粉丹皮12克，山柰10克，公丁香10克，细辛10克，苏合油10克，白芷10克。

共为细末，用苏合油拌匀，晾干，再研细面，同时掺匀发上。

说明：本方大都为性温气厚之品，殆取通窍、辟秽与温养之义，即可香发，又可防白。其中零陵草即《山海经》中之薰草，《开宝本草》中之香草，《名医别录》云可"去臭恶气"。山柰于《本草纲目》则有："山柰生山中，人家栽之，根叶皆如生姜，作樟木香气"之悦。辛夷于《名医别录》云可："生须发"。檀香、细辛、白芷皆是取其香性，之所以加川锦纹与粉丹皮，为避免过于温燥。

13. 乌发方 38 首

（1）将黑芝麻洗净晒干，微火炒熟，碾轧成粉，配入等量的白糖，每日早晚用温水调服 2 汤匙，也可冲入牛奶、豆浆或稀饭中用食，夹在馒头或烙饼里吃也可。

（2）用 500 克黑芝麻，500 克熟地，炒熟后磨成粉，吃饭时吃两勺，放盐也可。

（3）干人参叶子 10 克（最好用新鲜的叶子三片），置于瓷盅内，加滚开的约一杯半开水，盖严待水冷却后，用软毛刷蘸汁涂发根，每日三至五次，可隔一二日换人参叶，夏天每天更换。同时加补益气血的药。

（4）何首乌、熟地各 30 克，当归 15 克，浸泡于二斤粮食白酒中，10 天后即可饮用，每日 1~2 盅，一般连饮 6 个月至 1 年左右。

（5）生地、首乌、黑芝麻各 60 克，煎水服半月即白发转黑。

（6）生地、首乌各 30 克，酒浸后泡茶吃，7 天 1 换。

（7）柏壳装枕头，枕半年自黑。

（8）熟地 150 克，生何首乌 150 克，黑芝麻 50 克，桑叶 100 克，万年青 2 片，白果 30 个，桔梗 15 克，研细末，每日早饭后服 50 克，连服一个月。

（9）干柿饼、枸杞子各 150 克，白蜂蜜 30 克，鲜梧桐树籽所捣出液汁 15 克。前两药研为细末，加白蜜、鲜梧桐子汁拌匀，做丸，如梧桐子大，每服 60 丸，每日 3 次，连续一个月，即见明显效果，连服 2~3 个月，可无白发再生。

（10）凤仙花（即指甲花）立秋后将全棵切碎晾干，每日 50 克，代茶沏饮。10 天为一疗程，三个月可愈。

（11）采摘适量桑叶或桑椹果，洗净晒干研末，与 4 倍的黑芝麻粉拌匀，贮玻璃瓶中，用时取部分混合粉，加入适量蜂蜜，揉成团，再分成约 10 克重的小块，搓成丸，每日早晚嚼一枚，以温水送下，常食可乌发养发。

（12）何首乌、薏仁、当归各 50 克，共炖猪蹄吃肉喝汤，隔日一次，连服 3~5 次。

（13）何首乌 50 克，淮山药 30 克，核桃仁 100 克，黑芝麻 100 克，共研细末，加蜂蜜调成糊状，每天清晨空腹服一匙，米汤送下。

（14）首乌 20 克，枸杞子 10 克，熟地、女贞子各 15 克。用白酒 500 克，白开水 250 克，浸泡半月后，加入白砂糖 250 克，每次服一小酒杯，早晚各一次。

（15）取大核桃 12 个，剥去外壳及肉上衣膜，将肉炒香切碎备用。

另取枸杞子 60 克，小黑豆或黑大豆 24 克，何首乌 60 克，先将枸杞子与何首乌适量水同煎，至汁浓后滤去渣，将炒香切碎的核桃肉和小黑豆一起投入汁中，再同煎至熟。

（16）把淘米水沉淀，取其下面较稠的部分放入茶杯贮存几天，待有酸味便成了上等洗发液，常用此液洗发，可使白发转乌。

（17）取白蜂蜜（未经加热），先拔去白发，用白蜂蜜涂在白发根的孔中，即可生黑发。

（18）经霜梧桐叶及种子捣烂，蒸透，然后用白布包裹绞汁，用于涂发，每日三次。

（19）何首乌200克，茯苓200克，当归50克，枸杞50克，菟丝子50克，牛膝50克，补骨脂50克，黑芝麻50克，蜂蜜适量。

将何首乌等前八味加水适量浸泡，再放锅内煎煮，每煎至20分钟，滗取汁液一次，加水再煎，共煎取汁液三次，然后将三次汁液合并再以大火煎沸，改用小火煎熬浓缩呈稠黏如膏时，加蜂蜜一倍，调匀，加热至沸停火，待冷装瓶备用，每次一汤匙，以沸水冲沏饮用，日服2次。

（20）首乌30克，鸡蛋2个。先将鸡蛋洗干净，砂锅内放入清水，把鸡蛋连皮同首乌共煮半小时，待蛋熟后去壳，再放入砂锅内煮半小时即成，先吃蛋，后饮汤。

（21）生柏叶2000克，猪膏500克。生柏叶切捣为末，以猪膏和为20丸，内泔汁中化破沐之，日一用。

（22）米醋、大豆。上二物，以浆煮豆烂，去豆煮稠，涂发，黑如漆色。

（23）瓜子1000克，白芷、当归、芎劳、甘草各100克。白芷去皮，甘草炙。上五味，捣筛为散，饭后服6克，一日三次，黄酒送下。

（24）金陵草（即墨旱莲）5000克，生姜、白蜜各500克。6月以后采收金陵草，拣择无泥土者，须青嫩，不杂黄叶，乃堪烂捣，研，新布绞取汁，又以纱绢滤令滓尽，内通油器钵盛之，日中煎五日，又取姜绞汁，合白蜜和入煎中，以柳木篦搅匀停手，令匀调，又置日中煎之，令如稀饧，为药成矣。如欲作丸，日中再煎，令可丸，大如梧子，及时多合制为佳。

每日及午后，各服一匙，以温酒一盏化下，如作丸，依前法酒服30丸。

（25）生地黄2500克，五加皮250克，牛膝250克。牛膝去苗，地黄以酒浸一宿，曝干后，总九蒸九曝，上药同捣细，罗为散。

每日空心，以温酒调下6克，若于羹粥中吃亦得。忌吃生葱、萝卜、大蒜等。

(26) 旱莲草125克，芝麻草150克，诃子20个，不蛀皂角3挺，月蚕沙100克，青盐175克，川升麻175克。上为末，醋打薄糊为丸，如弹子大，捻作饼子，或焙或晒，以干为度，先用小口瓷瓶罐子，将纸筋泥固济晒干，放入药饼在瓶内，煻灰火中烧令烟出，若烟淡时，药尚存性，急取退火，以黄泥塞口候冷，次日出药。

旋取数丸，旋研为末，早晚用如揩牙药，以温汤灌饮，使牙药时，须少候片时，方始灌漱（漱口可乌发）。

(27) 母丁香3克，没食子2克，川百药煎4.5克，甘松50克，针砂4.5克，白及4.5克，新钉子21个，诃子皮6克，三奈子3克。针砂醋炒，上药除铁钉，为细末，水一大碗，煎至一半，用小瓶盛贮，用铁钉浸在药水内，油纸盖护，勿令尘土入内，三日后用。

临睡前用软刷子蘸药涂发，晨起洗去。

(28) 赤白何首乌各500克，赤白茯苓各500克，牛膝400克，枸杞子400克，菟丝子400克，补骨脂200克。何首乌以米泔水浸三四日，瓷片剥去皮，用淘净黑豆200克，以砂锅木甑，铺豆及首乌，重重铺盖，蒸之豆熟，取出去豆曝干，换豆再蒸，如此九次，曝干为末。茯苓去皮研末，以水淘去筋膜及浮者，取沉者捻块，以人乳10碗浸匀，晒干研末。牛膝去苗，酒浸一日，同何首乌第7次蒸之，至第九次止，晒干。当归酒浸晒，枸杞子酒浸晒，菟丝子酒浸生芽，研烂晒，补骨脂以黑芝麻炒香，并忌铁器，石臼为末，炼蜜和丸，弹子大。

每日三丸，清晨温酒下，午时姜汤下，卧时盐汤下。忌诸血、无鳞鱼、萝卜、蒜、葱、铁器。

(29) 桃仁放水中浸泡3昼夜，取出，去皮尖。将白糖适量放锅内化开，倒入桃仁，混匀，冷后食，日食2次，每次10粒，连吃3个月左右。

(30) 芝麻梗、清明柳各125克，煎汤洗发，连用2个月。

(31) 瓜子一升，白芷（去皮）、当归、芎䓖、甘草各炙100克，食后1克，每日三次，酒浆汤饮任服之。

(32) 大蒜2瓣，生姜如拇指大一块，共捣碎磨成泥，充分搅拌后，用来反复擦头皮，再用水冲掉，然后洒些香水，以减少大蒜气味，3天一次，最好临睡前擦，连续3~4个月，就能生效。

(33) 草灵丹服之，须发可以转黑，神效无比。

(34) 熊胆、蔓荆子等份，为细末，和匀醋调涂之。

(35) 黑豆、黑芝麻、大枣、首乌、熟地各40克，当归、川芎各10克，加入60度米酒750毫升，浸泡15~20天即可，每次口服10毫升，每日3次。

(36) 熟地150克，生何首乌150克，黑芝麻（炒）50克，桑叶100克，万年青（霜叶）2片，白果30个，桔梗15克，用非铁容器研成末，每日早饭后服用50克，连服几次便能生效。

(37) 煎桐木水经常洗头，赤发自然会转黑。

(38) 赤石脂、川椒、辰砂、茯神、乳香。研末，枣肉和丸，桐子大，日服30丸，空腹温服。

14. 治枯发方13首

(1) 莴苣200克，红萝卜100克，苹果一个，柠檬六分之一个。先将莴苣、红萝卜、苹果放入果汁机中搅汁，再将柠檬汁加入，饮用，每周3~5次。

(2) 桑树根之白皮、侧柏叶各50克，宣木瓜25克，用食用油或市售头油300克，浸泡10天即可使用。

用以上药所浸之油搽头发，一日二次，连续一个月，可使头发光润黑亮，连用一百天。则可使头发如同青少年一般晶莹黑亮。

(3) 生地12克，熟地12克，生首乌30克，当归15克，白芍9克,白蒺藜9克,穞豆衣9克,枸杞9克,胡麻仁15克,制女贞9克,旱莲草9克,甘草9克。每日一剂,水煎服。

(4) 青木香、白芷、零陵香、甘松香、泽兰各3克。用棉裹,酒渍再宿,入油里煎,再宿加蜡泽,斟量硬软。即大急煎,著少许胡粉、胭脂讫,又缓火煎令黏极,去滓,作梃,涂发。

(5) 胡麻叶。作汤沐头,祛风润发,滑皮肤,益血色。

(6) 大麻子。捣,蒸令熟,取汁,以汁润发。

(7) 零陵香25克,乌麻油100毫升,茅香25克,莲子草50克,细辛25克,藁本25克,白芷25克,生铧铁(打碎)250克,诃梨勒皮50克,没石子50克,醋石榴皮50克,牛膝50克,白檀香50克,沉香50克,地骨皮25克。

上件药细剉,生铧铁打碎,以锦裹入油中浸49日,药成,梳头时用。

(8) 桑白根皮1000克,柏叶1000克。上药各剉,以水三斗淹浸,煮五六沸,去滓,沐头。

(9) 小麦麸125克,半夏50克,沉香末25克,生姜50克。半夏汤洗7次,去滑,剉。生姜和皮细切。上药同煎,生绢滤去滓,取清汁,入龙麝少许,搅匀,洗髭发。

(10) 猪胆一枚,取汁倾水中,另以乳香油浸7日,以水洗发,干后抹乳香油。

(11) 先将桑仁20~30克浸泡片刻,洗净后与糯米100克同入砂锅,文火煮粥,粥熟加冰糖或蜂蜜少许,稍煮糖溶即可。

(12) 用菖蒲根4汤匙,加水一升,烧开之后再煮熬5分钟,用此汤洗头发或在洗头后再用此汤擦搓头发。

(13) 将脱落的头发用水煎,待水分将干时,拿锅底象膏一样的物质涂在头发上,这样本来枯燥的头发会重现光泽。

15. 卷发伸直方

用麻叶、桑叶各一半，用水煎后洗发，坚持一段时间，卷发自然变直。

16. 去头屑方 8 首

（1）取猪苦胆汁撒在洗净擦干的头上，用梳子梳头发，使胆汁与头发充分接触，待 10 分钟后，用三四两食醋对兑热水一盆来冲洗头，然后再用清水冲洗至无异味，以后 3~5 天照此洗一次头，大约五次即可。

（2）生代赭石（研末）120 克，每次服 3 克，日服 2 次，早饭前 1 小时服一次，用温开水送服。

（3）蔓荆子、附子、细辛、续断、零陵香、皂荚、泽兰、防风、杏仁、藿香、白芷各 100 克，松叶、石楠各 100 克，莽草 50 克，马鬐膏、猪脂、熊脂、松膏各 200 克。

调制时除二膏二脂外，都打成粗末，用米醋泡浸过夜，次日早晨捞起沥半干，与二脂二膏合并，以小火煎煮，三上三下，等白芷颜色变黄，离火过滤，其膏即成。

平时常用涂发，可以消除头痒与白屑。

（4）蔓荆子 1000 克，生附子 150 克，羊踯躅花 200 克，葶苈子 200 克，零陵香 100 克，莲子草 3 克。上六味切，以绵裹，用油 2000 克渍七日。

每梳头常用之，若发稀及脱落，即以铁精 100 克，以此膏油于瓷器中研之。治头风白屑搔痒，使落发生发。

（5）大麻子 250 克，秦椒 250 克，皂荚末 50 克。秦椒去目，以上诸药捣碎，以水 2000 毫升，浸一宿，去滓，加热待温洗头。

（6）瓦松，曝干，烧作灰，淋取汁。（即将灰放在只能过水的容器中，然后以开水淋浇，沥下的水供药用，取汁洗头。）

(7) 侧柏叶 3 片，胡桃 7 个，梨 1 个，诃子 5 个。上药并捣烂，用早晨汲取的井水浸片刻，擦头。

(8) 韭菜、大葱各适量，将两菜洗净，切段，上锅加油爆炒，可当佐餐吃。可抑制头皮发痒和多屑。

17. 生眉毛方 10 首

(1) 黑芝麻花阴干为末，以黑芝麻油泡之，日搽数次，自生。

(2) 生旱莲草捣烂，敷数日即生。

(3) 莲子草捣烂绞取汁，以汁磨生铁涂眉毛，涂时用手指揩擦，使药力透达。

(4) 金星草全草煎汁，以汁涂患处。

(5) 生半夏茎秆出涎汁，涂秃眉处，即生。

(6) 生半夏不拘多少，为末，麻油调和，先用生姜擦眉，后搽之。

(7) 芜青子（大头菜）120 克炒研，调醋搽之。

(8) 芥子、半夏等量研末，生姜汁调搽。

(9) 旋覆花、天麻、防风各 5 克，共研末，麻油调敷。

(10) 雄黄末 100 克，好醋调搽即生。

18. 去须方 2 首

(1) 用秋天生长的地罗根 6 克，掺 3 克的酒煮沸，冷却后抹在脸上，5 分钟后自然脱落，永不复生。

(2) 硫化碱、冰片各 1.5 克，煮开水半碗，后加白酒 100 毫升，调匀后晾冷，用于洗胡须，即掉，永不复生。

19. 健美浴方 7 首

(1) 每天取 1000 毫升水，一匙醋，两匙食盐，搅拌成混合溶液，把溶液倒入瓶中，再把粗手套浸在溶液中，然后用短促有力的动作，搓擦身体。

（2）往浴盆中加半罐松柏叶汁，松柏叶浴不仅香气芬芳，令人愉快，还能消除疲劳，对神经系起镇静作用。

（3）在盛有一半水的浴盆中，倒入250毫升甘油，在阳光下曝晒后，易脱皮的人，洗此种浴疗效很好（温度30℃~35℃）。

（4）取个纱布袋装上两把麦麸，把袋子挂在浴盆的水龙头上，让水经过麦麸流出，浴后不要擦皮肤，让其自干，麦麸能使皮肤柔软（温度30℃）。

（5）煮250克蓟草，过滤后把汁倒入浴盆。这种浴能使皮肤富有弹性，在饮食后进行蓟草汁浴效果最佳（温度30℃）。

（6）取各种碎草共250克，放入灌满水的浴盆中，将甘菊、鼠尾草、薰衣草、迷迭香、千里蓍、干椴树花、薄荷、金东、莳萝、乌莉子花制成溶汁，盖30分钟，倒入浴盆，这种浴对身体大有好处（温度为35℃）。

（7）荷叶、丝瓜络各100克煎水，外洗全身，可润肤止痒，活络利湿。

20. 体香方2首

（1）甘草、马尾松根及皮、大枣、甜瓜子等份，晒干，共研细末，日服三次，每次10克。

用此药20日，夜间便有香味，50日身体可散发出浓烈香气，百日衣服、被褥皆香，其味纯正，芳香天然，使人精神愉快，身体爽适，如临仙境。

（2）豆蔻、丁香、藿香、零陵香、青木香、白芷、桂心各50克，香附子100克，甘松香、当归各25克，槟榔2枚。

上11味末之，蜜和丸，如大豆。

每含一丸，咽汁，日三夜一，亦可治口及身臭，令香，止烦散气。五日口香，十日体香，二七日衣被香，三七日下风闻香，四七日洗手水落地香，五七日把他手亦香。

21. 润肌肤方 14 首

（1）卷心菜 70 克，芹菜 30 克，苹果 1/4 个，草莓 10 粒，柠檬 1/2 个。

先将卷心菜、芹菜、苹果、草莓放入搅果汁机搅汁，再将柠檬挤汁加入，饮用。每周 3~5 次。

（2）沙参 30 克，玉竹 30 克，猪肺 250 克。先将猪肺切成片状，用手挤洗干净，与沙参、玉竹一起放入瓦锅内加水熬汤，调味服食。

（3）银耳 10 克，洗净后放碗内，加冷水浸，以没过银耳为度，泡浸 1 小时左右，待银耳发胀后拣去杂物，再加冷开水、冰糖适量，加盖放锅内水炖 2 小时，吃银耳饮汁。

（4）将 30 克枣，60 克核桃放入牛奶中煮沸，吃枣、核桃，喝牛奶，可治干裂性和角化性皮肤，保持皮肤光洁。

（5）用一块香蕉皮的内面，按在皲裂处摩擦，可使皲裂消失，皮肤会变得细腻滑润。

（6）鲜柚浸酒，涂面部，一日数次。

（7）山兰（春兰）取根捣碎，阴干研粉末，除去纤维杂质，用粉末做撒布剂，敷于患处。

（8）苦楝果肉捣烂外用。

（9）瓜蒌瓤 100 克，杏仁 50 克。杏仁汤浸去皮与瓜蒌同研如膏，以蜜调，涂擦患处。

（10）猪胰，取洗净的猪胰放入热黄酒中，用手揉烂，取汁涂擦。

（11）川椒 20 克，猪羊脑髓不拘多少。川椒以水煮之，去渣，猪羊脑髓按烂，手足渍之椒汤中，半食顷出令燥，须臾再浸，候干涂猪羊脑髓。

（12）鹅脂涂擦患部，一日 2~3 次。

（13）大枣 200 克，将枣洗净，加水煮烂，饮汤食枣，日服 2 次，可连续吃一个月。

（14）将鸡蛋清兑入温水中，擦洗皮肤。

22. 丰满方5首

（1）鲜山药洗净，捣烂如泥，待大米粥熟时加入搅匀，煮熟后调入乳酪，再加白糖食用。

（2）每天吃两个苹果，早晚各一个，吃一口苹果，吃一口巧克力糖，苹果吃完为止，连续吃10天。

（3）干山药先研成粉，每日取3克左右，加入冷水调和，放锅中置炉上，不停地加以搅动，二三沸后即离火，调入乳酪，即可食用。

（4）大豆黄，炒，舂如作酱渣，取纯黄一大升，捣，筛，炼猪脂和令熟，为丸，酒服20丸，日再，渐加至三四十丸。

（5）黑牛髓、地墨汁、白蜜等份，共煎，不拘时服。

23. 狐臭方15首

（1）雄黄、煅石膏各120克，白矾240克。共研细末，密闭保存，用时以水将药粉5克，调成糊状，涂于患处，每日2次，涂前应将患处洗净。

（2）密陀僧40克，寒水石30克，轻粉30克，滑石粉40克。共和匀研细末。用法：用一块热馒头蘸满药粉趁热夹在腋下约15分钟，或在劳动后趁有汗时把药粉撒在患处，每隔2天治疗一次，10次为一疗程。

（3）大蜘蛛（越大越好）一个，黄泥包好，火内烧红，取出，放冷后，去泥，加轻粉3克，共研细末，揉擦两腋下（每次揉擦15分钟），每天两次。

（4）将食盐250克，在锅中炒熟后，用两层纱布包好，并趁其温热时，用以摩擦双腋窝部，一日一次或隔日一次即可。

（5）樟脑、白矾各10克，蛤蜊油10克，共搅糊状，早晚洗净腋下，涂之，几次即愈。

(6) 凤仙花捣烂搓成丸，将丸夹腋下，一日 3~4 次，更换。

(7) 轻粉 5 克，升药底（即炼升丹的渣）3 克，刘寄奴 2 克。上药分别研为细末，混合均匀，备用。用时先剃净腋毛，清洗腋窝，然后将上述药粉撒在腋窝部，并用手指轻擦数分钟，紧夹腋下 10 分钟，每日一次。

(8) 用桂圆核 12 枚，胡椒 54 枚，研末干扑。

(9) 牛脂、胡粉、川椒适量，捣烂，涂腋下，治疗身体及腋下狐臭，一宿即愈，三度永瘥。

(10) 石灰 1000 克，青木香、枫香（一作沉香）、丁香、薰陆香各 100 克，矾石 200 克，橘皮、阳起石各 200 克。

上八味，下筛，以绵作筷子，粗如指，长四寸，展取药使著筷上，以绢袋盛，先以布揩令痛，然后著腋下夹之。

(11) 干枸杞根、干蔷薇根、甘草各 25 克，商陆根、胡粉、滑石各 50 克。

上药治下筛，以苦酒少少和涂，当微汗出，易衣复更涂之，或一岁复发，发复涂之。

(12) 鸡矢、白矾石（熬令汁尽）、黄矾（熬）、炮附子、木兰皮、青木香各 50 克。

上六味捣为散，粉之。

(13) 取五月五日承露百草阴干，火烧为灰，用井华水和灰为团，重火炼如燀灰色，炼讫，即以碱酢为饼，厚如掌，大小径二寸许，纳腋下。

(14) 青木香、藿香、鸡舌香、胡粉各 100 克。上四味为散，绵裹之，纳腋下，常作。

(15) 辛夷、芎䓖、细辛、杜衡、藁本各 6 克。上五味以淳苦酒渍之一宿，煎取汁，敷之。

24. 减肥方 7 首

(1) 黄豆 150 克，醋 250 毫升，将黄豆炒 20~25 分钟

(不能炒焦),冷后放入玻璃瓶中,放半瓶,然后加满醋,密封避光,5~6天后服用,每日早晨服5~6粒。

(2)每日用干荷叶10克,鲜的50克左右,煎汤代茶,或把荷叶同大米一起煮成荷叶粥吃,如能坚持天天饮服,二三个月后体重可明显降低。

(3)桃花三株,阴干,末之。空心饮服,细腰身,并令人面洁白,颜色红润。

(4)冬瓜切去贴皮青肉,取其白色酥软里肉煮烂后加虾仁、葱白、细盐、芡粉,用筷子搅匀,洒上少许胡椒,长食,使人减肥健美。

(5)绿豆、海带各100克,煮食,每日一剂,连服见效。

(6)常吃生姜,生姜可抑制人体对胆固醇的吸收,对肥胖病人有益。

(7)授粉前割下玉米须,阴干,当茶饮,一汤匙玉米须可冲250毫升,要稍泡一下,不要加糖,是一种有效而无副作用的减肥茶。

25. 多毛症方

生地、鱼腥草、天门冬、天花粉、石斛、煅牡蛎、黑玄参,辨证加减煎服。

26. 美目方14首

(1)用一根细棍儿蘸一点蜂蜜,细心地描涂在单眼皮上画眼线的部位,便可使你称心如意成为双眼皮。

(2)用一片黄瓜敷在眼皮上,休息10分钟,可以消眼肿。

(3)用粗食盐150克,干菊花、生姜各150克。捣碎,放锅内炒熟,待温时用布袋包好,敷于面部绑在后颈部,可提神美目。

(4)五倍子12克,蜂蜜15克。将五倍子捣成细面,蜂蜜调匀，取适量敷于眼皮上（外侧），每日一次，连续4~5次，眼毛可起，治倒眼睫毛。

（5）用纱布蘸茶叶水敷在眼皮上，切片生土豆放在眼皮上，均可去掉眼圈黑晕。

（6）白薯嫩叶90克，羊肝120克同煮，连服2日，可治夜盲症。

（7）百草露洗眼后，用丁香树叶贴在患处，三日即愈。治暴发火眼。

（8）黄连适量。将黄连研成细末，加水搅拌成泥状，砂锅底垫艾叶，放入黄连后，再放少许冰片，调香油敷患处。治红眼病。

（9）射干实3~4枚，加水煎成汤剂，一日2~3次饮服，一般服药4天即愈，治麦粒肿。

（10）鲜鲫鱼胆7个，人乳1大盅。取鱼胆汁与人乳混合均匀，放蒸锅中蒸1~2次，每次20~30分钟，用胆汁乳液点眼。治迎风流泪。

（11）芫菁、决明子各75克，羊肝2个。羊肝用竹刀切法，三味共放干瓦器上微火焙干，研细末，蜜丸，每早晚各服25克。忌食葱、蒜、芹菜、芫荽、椿芽等物。治青光眼。

（12）车前子全草，阴干后备用，一次1~5克，煎服，1日3次，食间服。治眼中充血。

（13）活水蛭3~5只，蜂蜜5克。将水蛭浸入蜂蜜中6小时后，将蜜水倒入消毒瓶中，一日一次点眼。治白内障。

（14）黑豆100克，白菊花21克，煮沸熏眼。治常见眼病。

27. 加减玉容散

处方：白芷65克，白牵牛15克，防风10克，白丁香50克，甘松10克，白细辛10克，山柰50克，白莲蕊50克，檀香15克，白僵蚕50克，白及10克，鹰屎白50克，白蔹10

克，鸽屎白 50 克，团粉 100 克，白附子 50 克。

共研极细面，每用少许，放手心内，以水调浓，搽搓面上，良久再用水洗净，1 日 2~3 次。

28. 祛风活络洗药方

处方：防风 3 克，白芷 6 克，白附子 6 克，僵蚕 10 克，细辛 2 克，天麻 5 克，白菊花 6 克，南星 6 克，橘络 6 克，薄荷 3 克。

水煎，热熏，温洗。

29. 正容膏

处方：蓖麻子 15 克（去皮），冰片 2 克。共捣成泥，敷于患处，左喎敷右，右喎敷右。

30. 鸡血藤祛风活络贴药方

处方：鸡血藤膏面 100 克，大角子 200 克，香肥皂十锭。将大角子、香皂用黑糖水化开，合匀为团，每团 2 两。

三、骨伤科方

1. 骨折方 80 首

(1) 焦栀 5000 克，当归 1000 克，白芷 500 克。冬季每 500 克药加胡椒 50 克，夏季减半。上药共研细，装入布袋内，待骨折整复后，敷在患处。用夹板固定，绷带包扎，向药袋上洒酒使之保持湿润，每周换药 1 次。

(2) 当归、自然铜各 12 克，赤芍、生地、地鳖虫各 10 克，红花 6 克。上肢骨折加川芎 12 克，桂枝 6 克；下肢骨折加牛膝 12 克；便秘加大黄 12 克；疼甚加乳香、没药各 4.5 克。水煎服，每日 3 次，老弱者酌减。

(3) 小绿及 100 克，凤尾草 1 克。两药全草混合捣烂，先行骨折复位，夹板固定，然后将上药敷于患处，如系开放性骨折，加满山香根粉撒于伤口，再敷药，每日或隔日换药 1 次。

(4) 反背红、紫地丁、独定子、金铁锁、黑骨头（滇口柳）各 3 克。水煎服，每日 3~4 次，或泡酒 500 毫升，每日 3 次，每次服 10 毫升。

(5) 桑白皮、柘桑皮（拓树皮）内皮、姜皮、芝麻油各 200 克。

前三味捣碎至不见姜皮，加入麻油捣如泥状，将药摊于布上，骨折复位后，用药包扎 24 小时，去药后继续用小夹板固定 14~30 天。

(6) 毛冬青 3 克，青棉花藤、桑白皮各 100 克，糯米饭 50 克。

骨折整复后，将上药用烧酒捣烂外敷，1 小时后骨折下端有热感时去药，敷后大部分病人有肿胀，无须处理，6~7 天后自退。

（7）透骨消、散血草、爆疙蚤叶各200克，骨碎补、夜合树皮、恺木树皮各100克，小血藤、刺老包根、接骨丹根各150克，枇杷树皮250克。

上药研粉，开水调成糊状，骨折复位后外敷，夹板固定，第一周换药四次，二周后递减，取板后再敷一次。

（8）绿葡萄根5000克，大接骨丹叶、小接骨丹叶、大黄药全草各1500克，叶上花根及叶、三爪金龙叶各2000克，大黄袍叶3000克，飞龙掌血根1000克，五爪金龙叶2000克，小藤仲根及叶2000克。

上药共研细，骨折处复位，小夹板固定，取药适量先用酒拌湿，再加水调成糊状，摊于纱布上，敷于患处，1~3天换药1次。

（9）叶上花根、杜仲、阉鸡尾、白龙须（八角枫根）各10克，九股牛（虎杖）、矮陀陀、四块瓦、五加皮各6克，川芎、重楼、黄连、甘草、骨碎补、红花各3克。

上药泡酒500毫升，泡3~5天后，每次服10~20毫升，每日2~3次。

（10）罗汉松树根，取内皮适量，根据病情取上药碾细末，用水调成膏状，骨折复位后，外敷患部，夹板固定。

（11）木棉树皮150克，山萝树皮、厚皮树皮各100克，木桐树皮15克，鸡压树皮50克，大米酒糟200克。

上药捣烂，骨折复位后用甘蔗条间隔固定，敷药24小时。

（12）接骨藤（鲜），取适量，上药捣烂，酒炒，骨折复位后热敷包扎，固定，每天换药1次。

（13）马钱子、枳壳适量。每500克生马钱子加甘草50克，同置缸内用冷水浸泡，每日换水1次，15天后将马钱子毛刮净，切片晒干，用细沙炒成黄色，再浸在童便中（冬季2~3周，夏季4~5天），然后用流水冲洗一天半，阴干碾细。枳壳（生熟皆可）用童便浸泡2~3天，取出用水洗净，阴干碾细。将马钱子粉与枳壳粉按1∶2的比例混合即可,也可制为蜜丸,成人每日服3次,每次2克,极量一日8克,儿童酌减。同时进行断骨复位,小夹板固定。

孕妇、高血压、高烧及精神病人慎用。肿胀一般在一周内消退,疼痛5~7天消失,瘀斑于7~10天退去,骨痂在10~15天开始形成。

(14) 苎麻根50克,小白及350克,杨桃根、绿葡萄根各100克,共研细,酒炒,骨折复位后外敷,夹板固定。

(15) 黑牵牛、大血藤、白芍、云南秋海棠、大黑根各3~10克,病情重者加四块瓦25克,见血飞20克,苏木10克,杜仲10克。水煎服,用酒作引,每日3次。

(16) 兰木树皮(越南榆)40%,满山香全株10%,亮叶香(山胡椒)叶20%,三股筋叶30%。洗净,晒干,研细,按比例混合,取适量药粉,用温水调成糊状,骨折复位后,外敷二分厚,夹板固定,3~5日换药1次。

(17) 百蕊草、红脚鸡、老虎刺根白皮各10克,紫金砂22克,八棱麻12克。

上药洗净,加红糖及酒适量,水煎服,每日一剂,首次服时另加广三七3克,土鳖虫3个,研细冲服(最好每隔2~3日,加广三七3克服之)。上药外敷时捣烂,作饼状,蒸15~20分钟,摊布上敷于复位后的骨折处,小夹板固定,隔日换药1次(若肿胀明显,外敷药中可加泡桐树根的皮22克)。

(18) 四块瓦根、大常山、小常山、触麻、泡桐根、野木香根各2500克,大血藤(根与老藤)、乌骨草、懒茶叶、臭草、三角枫、大接骨丹根各5000克,岩石南(岩豇豆)根、糯草各1000克(上药未标明入药部分均用全草),清水30000克。

上药阴干,与水同置大锅内煎熬,以药熟为度,去渣后加酒精(或60度左右好酒)100克,继续熬至成膏,骨折复位后,用纱布棉垫浸透药膏敷于患处,小夹板固定,可在15~30

天内恢复功能。

（19）野葡萄根40％，松树嫩头30％，一支香15％，生南星10％，生草乌5％。上药加黄酒捣烂，骨折复位后外敷，小夹板固定。

（20）全当归、地骨皮、三棱、丹皮、生白芍、骨碎补、石斛各10克，丹参、生地、生白及各12克，合欢皮50克，元胡15克。水煎服，每日一剂，分3次服。

（21）大茶药（鲜叶）50克，爬篱蛤蚧150克（另捣碎），五味子、香附子、五爪金龙叶（干品25克）各50克。

上药捣烂，加米酒少许调匀，在锅里蒸15~20分钟，骨折复位后，小夹板固定，在夹板外敷药，外敷药中间放爬篱蛤蚧，外敷1小时左右，除去外敷药。

本药不可接触伤口，不能内服，骨痂形成最快者2~3天，慢者7天。

（22）公鱼藤、金鱼藤各10克，岩角藤50克，糯米饭100克，旱菖蒲、酒药各5克，共捣烂，骨折复位后外敷，3天换药1次。

（23）大芦藤、接骨丹皮（脉叶耳草）各6克，芦子藤12克，三条筋、曼陀罗叶各3克。

取上药晒干，研粉备用，或用鲜品，骨折复位后，用夹板固定，药粉用酒调成糊状，涂在夹板缝隙内及其周围，外包一层玻璃纸，再用绷带包扎，每两天淋酒一次，若出现水肿，可用针刺破放出积液，7天后如功能尚未恢复，再换药一次，3天即可恢复。

（24）母猪藤根（鲜）5000克，酒精150克。上药捣烂与酒精拌匀（不可用铁器）。骨折复位后，用药包敷，小夹板固定，一般首次可敷一周，以后隔天换药一次，直至痊愈。

（25）大血藤、大树药、生杜仲各2000克，大救驾、见血飞、散血飞、钩藤、九龙盘、九龙藤各1500克，岩马桑2500克，瓜子金500克，三七50克，青藤香、八角莲、黑骨

三、骨伤科方

头各 1000 克,泡酒 8000 毫升,备用。

每次服药酒 25 克,每日 2~3 次,孕妇忌服。

(26) 五加皮、地骨皮粉各 50 克,另取小鸡一只,将肉捣烂与药粉调匀,骨折复位后,敷药,小夹板固定,一周后去药。一般用药后痛止,3~5 天消肿,2~3 周后骨痂形成,平均愈合时间是 19 天。

(27) 鲜杨梅树皮、熟糯米饭适量,二味共捣烂敷于患部,每日一换。

(28) 生螃蟹 250 克,黄酒适量,将生螃蟹洗净捣烂,用热黄酒冲服 150 克,所余 100 克蟹渣敷于患处。

(29) 田七 3 克,血竭 3 克,半夏 4.5 克,南星 4.5 克,归尾 4.5 克,川乌 3 克,红花 4.5 克,续断 15 克,麝香 1.5 克,自然铜 15 克,川仲 15 克,乳香 1.5 克,没药 1.5 克,闹羊花 2.1 克,五加皮 3 克,雄黄 3 克,陀僧 4.5 克。

上药共为末,和酒热敷患处,用布包好。

(30) 活蟹一只(捣成泥),生姜 200 克,醋一盅,老酒一碗。

共捣匀滤汁煎服,药渣炒熟敷患处,外以杉木皮夹住,对时即须除去,否则新骨横生,如骨节破裂而不折断时,只饮药汁,不敷药亦可。

(31) 月季花 6 克,阴干研细末,白酒吞服,每日一次,配合外敷药,效果更佳。

(32) 牡蛎 60 克,研细末,调拌糯米粥,外敷于患处,用木板夹固定折处,此方适于四肢骨折。

(33) 土鳖 15 克,红花 15 克,杜仲 15 克,五加皮 15 克,血竭 12 克,乳香 15 克,桃仁 12 克,三七 15 克,党参 15 克,牛膝 15 克,没药 15 克,地龙 12 克,骨碎补 25 克,麝香 4 克,倒插花 12 克,四块瓦 15 克,竹叶青 15 克,毛青杠 15 克,巴岩龙 12 克,伸筋草 15 克。

上述药物泡酒 5000 克,早晚服适量,一次 50 克,一天

100克，不超150克，一剂即可根除，无后遗症反映，泡浸7天即可内服，浸泡时间越长越好，密封。

（34）翠蛇6克，杜仲12克，五加皮12克，川牛膝6克，土鳖12克，红花12克，四块瓦12克，地五加12克，鱼鳅串12克，水冬瓜根皮12克，母猪藤12克，伸筋草6克，骨碎补15克，麝香3克，未开叫小公鸡1只。

将小公鸡用两手指抓其腹背上的左右两子空穴捏死，不能用开水烫毛，应干拔毛，去头脚和内脏，与以上药物共捣烂，包患处，再用酒糟适量炒热垫包药外，然后用纱布裹住，外用杉木皮上夹固定。

上（33）、（34）二方为一剂，口服一半以下即愈，外用药无须换，如包药干了，用口喷白酒润之即可，疗效佳。

（35）无名异20克，没药12克，紫荆皮13克，血竭10克，赤芍10克，白芍10克，沙姜15克，续断15克，乳香12克，骨碎补15克，五加皮20克。

上药碾末装瓶备用，然后取一只500克左右的白毛乌骨公鸡，用手拧断鸡头，拔去鸡毛（干拔），用竹刀割开鸡皮留备用，去掉内脏和骨，单取鸡净肉，将上药与鸡肉同放石臼内捣烂，加高度米酒进行调和，以手握紧见指缝出小珠又不滴为宜，调成后，将药放入砂煲内炒热（不能太烫），敷于患者断骨四周，鸡皮包在药外，然后用纱布或绷带包扎好，待36小时后把药换下（留着）。接着按前方再炮制一剂换上，到第三天取下，这时骨折骨碎已好八成。将两次换下的药合在一起放到砂煲内加度数高点的米酒用火煮沸，米酒不可太多，一多即成药汤而影响效力。见开后立即停火把药取出一半稍冷下，估计药的热度敷到皮肤上不起泡为宜，然后用纱布把药包起敷烫其断骨处，纱布上的药冷了又换另一半药去烫，如此反复烫15分钟，一日4次，治疗2~3天，待到第五天或第六天，骨折已基本痊愈。若属人体下肢骨折，最好卧床休息15天再下床，半年后即可恢复如故。

此方专治表皮未破的骨折，疗效甚佳。

（36）生白附子35克，白芷3克，天麻3克，生南星3克，防风3克，羌活3克。

将各味药研成细末，凡骨折表皮破损流血不止的患者，立即取此方药敷于创口止血，止血后就可采用前方治疗

（37）香糟300克，栀子（微炒）30克，银珠12克，元寸0.45克。共研细末，再用荞麦300克，合葱捣浓汁，以上各味共合一处和成块用锅蒸熟，贴伤处，用布包扎到7日可恢复原状。

（38）甜瓜子120克，红糖60克。将甜瓜子炒黄研细，红糖调匀食之。每次只服30克，每天服2次，骨碎或骨折，服后3日痊愈。

（39）山柿子15克，红花9克，豆骨消9克，木贼3克。

将上药捣烂用酒炒热敷伤处，敷药前须将骨折整复，用夹板固定，每天换药一次。

若骨折并有创伤出血者，先用刀伤止血方：血见愁6克，刘寄奴6克，马连安6克，鸭脚连3克，假沙树叶3克。共捣烂敷患处，止血后才用接骨方。若伴有红肿疼痛较甚者，先用止疼痛消肿方：太阳伞6克，小阳伞9克，红系线3克，血见愁6克，香附子6克，韭菜头3克，雷公极6克，乌心姜6克，水泽兰6克，榕树须3克。共槌烂用酒炒热敷伤处，并取药汁一小杯内服。消肿后，再用接骨方。

（40）新鲜盗偷草（藤和叶）60~120克，上药捣成糊状，用树叶或芭蕉叶包裹，入火煨热，去包叶，将药敷于骨折处上端或下端，用纱布或绷带绑定，每日换药2次，敷药前先备与骨骼等长夹板8片，中4片须用甘蔗，整复后，将夹板与甘蔗夹板间隔贴于患处，用绷带固定两端，骨折处或伤口不敷药及做任何处理（可加盖软布以避尘蝇）。

敷药2~4小时，患者觉骨折处有吸收感，肿胀、疼痛消退，如有伤口则有黄色液体渗出。两周自然愈合，若肿胀不易

消，或有筋缩发生时，即以杜仲 120 克，无娘藤、红花各 30 克切碎，用水煎沸洗患肢，渣热敷肿胀处，有消肿和舒腱作用。

（41）螃蟹 120 克，煅狗骨 90 克，煅自然铜、五加皮各 30 克，接骨仙桃草 60 克，参三七、蒲黄、血竭各 15 克，地鳖虫、黄柏、大黄各 20 克，制乳没各 35 克，肉桂 10 克，炉甘石、冰片各 9 克。螃蟹、煅狗骨焙灰，煅自然铜、血竭、冰片、黄丹研细末另包，每次取 1/4，拌入全药末中，用饴糖、蜜酒糖或各半调成糊状，摊制均匀，敷于整复的骨折部位周围，再用纱布包扎，夹板固定，每次敷药时间，冬季 3~5 天，夏季 2~4 天。若出现药疹，停用 1~2 天后继续敷用。

（42）当归 12 克，乳香 6 克，西红花 9 克，桃仁 9 克，苏木 6 克，赤芍 6 克，紫草 9 克，血竭 15 克，金石斛 9 克，猴姜 12 克，秦艽 6 克，乌药 9 克，双花 9 克，枳实 6 克，参三七 9 克，鹿茸 2 克，麝香 1 克，煅自然铜 9 克。

若无骨折伤时，鹿茸、麝香可不加，将上药物共研细末，保存在不透光的瓶中候用，口服，成人一日量 4~6 克，一次顿服，间隔三日后服一次顿，以此类推。用适量热黄酒为引，温开水冲服。服药期间，日服温黄酒 50 毫升，每日 3 次，以不醉为度。忌腥、冷辣、糖类、豆类、发物，孕妇忌用，妇女经期停服。

（43）汉桃叶 2500 克，捣烂，酒炒敷患处，每天炒敷 3 次，每 2 天换药一次，连敷三服，7 天即愈。

（44）自然铜 6 克，血竭 50 克，乳香 18 克，没药 18 克，红花 18 克，归尾 18 克，杜仲 15 克，续断 15 克，川瓜 18 克，田七 10 克，土鳖 15 克，加皮 200 克，琥珀 15 克，香附 15 克，西红花 6 克。

共研成细末，另加凤凰儿 4 只（即屈头鸡仔），螃蟹 4 只，白露蛤 5 只，捶溶和药末酒调敷患处，时时将药取下，用酒蒸热再敷，日日如此，7 天痊愈。

三、骨伤科方

（45）大茶药（又名苦晚藤）根皮（有毒忌进口），生鸡一只。

共捣烂，放酒150毫升，共炒热，经正骨处置后，将药敷在患处的全部，外用杉木皮包扎固定，大人敷6~12小时，小儿减半，嗣后，如瘀血不散，可用一柱香、山慈菇、千斤拔、小罗伞各等份，舂至糜烂，和酒炒热敷患处，敷的时间多少不限，酌情处理。

（46）生鸡仔一只（连毛屎捶烂），五倍子50克，骨碎补50克，生地100克，半夏50克。共研末，以生酒糟一盅，同药捶匀，炒熟敷患处，时时换药，敷药时，先用手法取正骨位，外以杉木皮包扎，7日有效。

（47）大肉蟹2只，油盐适量。大肉蟹油蒸熟，食蟹肉及汁，并好酒随量送下。日食2只，连服6~7日。

（48）青皮15克，陈皮15克，五加皮10克，乳香12克，没药12克，金银花10克，儿茶15克，川续断15克，木鳖子12克，骨碎补6克，活鸽子1个。

将上药共研细末，分为两付，第一付用活鸽子（将毛去净），与药一起捣成泥状，摊在青布上，将局部消毒清洁，整好，把药敷上，再用约一分厚柳木板夹住绑好，24小时换药。第二付药不用鸽子，加荞麦面，与药等量，用好醋调匀成膏状，照第一付方法敷之，20天药干取下，仍用米醋调敷上。

（49）天灵盖（男的）3克，公鸡腿骨一对（去爪尖），好广锡少许（要炼过9次的），土鳖5个（小的用7个）。

将天灵盖、公鸡腿骨用微火焙黄，与广锡、土鳖放在一起，研成细面。如再加好广锡1克，为加量接骨丹。最重者不过两付即愈。骨折后3~4日服之最佳。上肢饭后服，下肢空腹服，每次一付用黄酒送下，服后每日要不断地喝酒，间隔4~10天服第二付。

同时可外敷，先将骨折整复，用净水洗净皮肤后，将药面撒在患处，纱布盖好固定，不要乱动乱看，至愈时去布。

忌生冷、辣椒、热浆、豆腐等物。

（50）乳香50克，没药50克，儿茶50克，铜钱2个，骨碎补50克，沉香15克，西红花3克，血竭50克，土鳖虫50克，虎骨50克，朱砂15克，麝香3克，黄瓜子50克，菟丝子50克，香瓜子50克，冰片1.5克，生半夏1.5克。

先将铜钱用醋淬7次，然后与以上药合一处，共为细面，每次服10克，用黄酒75毫升（煮沸）冲服。每日服1次，或根据病情轻重决定服药次数，总之要达到伤口不疼不肿，即可停止服药。

（51）干绿豆粉面300克，乳香15克，没药15克，冰片3克，麝香0.6克。

先将绿豆面炒黄，用醋打为浆糊状，涂白布上，再将乳香、没药、冰片、麝香研为面，撒在浆糊上，然后敷在患处（骨折和瘀血处）。病重者2~3天，轻者一周左右换一次药，连续换药，至愈为止。

（52）自然铜18克，土鳖虫18克，麝香0.3克，血竭18克。

共为细面，成人每次服4.5克。以爬山虎10克，黄瓜子15克，河蟹7个，煎汤送药。早晚各服1次，小儿酌减。

（53）乳香10克，没药10克，血竭10克，冰片10克，古城灰10克，象皮10克，海螵蛸10克，麝香0.3克，珍珠1克，金毛狗脊10克，三七10克，龙骨10克，白芷10克，内金10克。

共为细末，折骨穿孔，肉破血流时，先以手法将已折之骨整复。将破伤处消毒，敷上此药（干上），再用绷带缠裹，听其固定，至7日检查。如伤处已干，无发炎及流血现象，即不必再动。如已发炎化脓，即用黄连、甘草煎水洗后，再敷此药，外贴白膏药，3~4日换1次。

白膏药配方：松香50克，大麻仁10克，共合一处，研为细面，用开水冲之，即成膏药。放入冷水中，再取出，用手拔数次后,再放入冷水中,再取出,用手拨散后,再放入凉水中泡之,用时放入热水内溶化使软,做成膏药贴患处。

(54) 小雄鸡一只(活拔毛),五加皮200克,马前子3克(去毛油炸),透骨草200克,麝香1.2克。

上方除小公鸡外共为细面,小公鸡活拔毛后,连骨不出血、不沾水入石臼内捣极烂,再以白萝卜切开捣之,则骨渣尽入萝卜内,然后再加药面捣和之,先以手法将已折之骨整复,后将药摊在布上敷伤口即可。

(55) 龙须藤根皮150克,桃树皮70克,竹叶、花椒树叶、鹅不食草各20克。

将上药洗净,共捣烂,用白酒调匀外敷伤处,每日或隔日换药一次。此方适于骨折后红肿疼痛者。

(56) 大活血藤、四片瓦、朱砂根、八棱麻各20~30克。

将上药水煎,每日一剂,分2次煎服。

(57) 大活血藤12克,过山龙12克,骨碎补12克,牛膝12克。

将上药共捣烂,外敷骨折处,每日换药一次。

(58) 泽兰、骨碎补各9克,小活血藤10克,千斤拔45克,穿破石30克,滇三七粉5克。下肢骨折加牛膝10克,五加皮15克。

将上药水煎服,每日2次,每日1剂。

(59) 七叶一枝花30克,小活血藤30克,八角莲30克,黄花倒水莲30克。

将上药研末,用酒调匀外敷骨折处。每隔3日换药1次。

(60) 木贼草12克,四大天王10克,三七10克,朱砂根5克,七叶一枝花3克。

将上药研末,加酒炒热外敷骨折处,隔日换药一次。

(61) 腐婢、松树嫩皮、杉树嫩皮各50~100克。

将上药共捣烂,外敷骨折处,每日或隔日换药一次。

(62) 骨碎补、透骨消、崩大碗、黄荆叶各60克。

将上药烘干研末，用温开水调敷骨折处，每隔3日换药一次。

（63）鞭叶铁线莲、苎麻根各100克。将上药捣烂，炒热，复位后外敷骨折处，2~13日换药一次。

（64）鲜桂花树皮700克，鲜橘树叶50克，鲜三叶莲50克。

将上药共捣烂，加米酒糟炒热，外敷骨折处，每隔2~3日换药一次。

（65）毛芥菜、散血草各100~200克。将上药加酒捣烂，复位后外敷骨折处。以后每日用上药捣取药汁，淋湿厚敷药渣，每5~6天换药一次。

（66）当归尾15克，厚朴、青木香、香附、枳实、川柏、百部、生地、黄芩、蒲黄（布包）、大黄、尖贝各10各，仙鹤草20克，丁香6克，麝香（另包兑服）1克。

将上药水煎，分二次兑麝香服，每日一剂。

（67）五加皮120克，雄鸡一只（重180克，黑者更妙）。

鸡去毛，连骨、皮、血与加皮捣烂，敷患处，用布包好，贴一周时揭去，切不可太过时，内自完好，神效无比。再用五加皮150克，酒煎服，尽量饮，醉睡为妙。

（68）土鳖虫10个（酒炙），蚯蚓10条（焙干），自然铜6克（醋煅），骨碎补9克，乳香1.5克。共为末，苏木9克，酒煎服。

（69）鲜柳木锯末10克，公牛角60克，荞麦30克，川椒7粒，榆白皮30克，陈米醋500毫升。

将以上诸药物研成末，和陈米醋一起放砂锅中，煎成糊状，摊在布上，趁热外敷伤处。

（70）活蟹一只，食油适量。

将活蟹捣烂，把食油烧开，用滚开的油冲蟹泥服用。

（71）大麻根叶（接骨仙藤）、活血草、接骨木、接骨草、九节茶各6克，水煎服。

三、骨伤科方

（72）黄狗头骨一个，牡蛎适量，官桂末10克。

将黄狗头骨剃去毛皮，置炭火中煅之，去泥捣细末。另以牡蛎置炭火上煅之。用时每狗骨粉25克，入牡蛎末15克，官桂末10克，并以糯米粥铺绢帛上，掺药在粥上，裹损伤上，以竹板夹之，少时觉痒，不可抓挠，宜轻拭以手帕垫之，3日见效。

（73）干地黄、当归、独活、苦参各100克。

共捣末，以酒冲服，每日3次。

（74）生附子（去皮）4枚，以酒浸3日，用脂膏500克煎之，将骨折处整复，药膏敷之。

（75）虻虫（去足翅）、牡丹皮各等份。

取20克，用酒冲服，可化瘀。

（76）大黄300克，桂心100克，桃仁（去皮）50克。

此三味用酒1000毫升，煮取500毫升，分3次服。

（77）生南星7克，生半夏7克，川乌7克，草乌7克，荜茇7克，蟾酥6克，胡椒15克。（接骨麻药）

以上各药研细末，装瓶封口，此方有大毒不可内服。遇各种骨折，即刻用5克麻药冲以50毫升高度酒，拌匀擦伤处，3分钟后即任人抽动而不知疼痛。注意切不可擦到破皮处，此方适于所有骨折整复时用。

（78）乳香10克，没药10克，苏木10克，川乌10克，松节10克，地鳖虫15克，骨碎补15克，地龙15克，水蛭15克，血竭15克，龙骨15克，大螃蟹2只，土狗10个。

上药共为末，每日服两次，每次服9克，酒或童便送下，以童便送下效果最好。

水蛭必须炒黑，万不可半生，否则反有害于人。

（79）桑白皮、五加皮、血竭花、儿茶、海螵蛸、乳香、没药、煅牡蛎各50克，乌鸡1只。

乌鸡去毛及内脏后，连肉带骨与上药捣烂如泥，摊在药布上待用，将骨折处整复好，用摊在药布上的药包好。再用夹板固定，记好时间，至 4 小时后把药去掉，不可超时，否则骨痂增大，影响疗效。如患处出血，可加少许麝香在药内。

（80）田七、血竭、川乌、五加皮、雄黄各 3 克，续断、麝香、自然铜、川仲各 6 克，没药 1.5 克，闹羊花 2.1 克，半夏、南星、归尾、红花、陀僧各 4.5 克。

以上各药共研成末，和酒热敷患处，用布包好，时时去药即愈。

2. 脱臼方 10 首

（1）大葱的头 250 克，生大王 120 克，生半夏少许，接骨麻药少许，竹片四块。

先用麻药酒擦患处，然后把关节整复，用先预备的四块竹片，均匀地固定在关节四周，然后将葱炒热擦患处，擦后用生大王 120 克研成末，再加少许生半夏粉调成糊状，敷患处，包扎好，一日一换。每日患者饮好酒半斤，分 3 次饮，三日后，其脱位的关节接好，可把竹片拆掉，令患者轻轻伸屈，慢慢锻炼即愈。

（2）月季花 6 克，阴干，研细末，白酒吞服，一日一次。

（3）牡蛎 60 克，研成细末，调拌糯米粥，外敷于患处，用木板夹固定伤处。

（4）麻黄 20 克，白芥 20 克，威灵仙 30 克，归尾 20 克，续断 20 克，姜皮 20 克，细辛 20 克，牙皂 30 克，艾叶 30 克，伸筋 20 克，姜黄 30 克，羌活 20 克。

将上药水煎，趁热熏洗伤痛处（整复后），每日 1 次，每剂洗 3~4 次。

（5）五灵脂 15 克，制川乌 3 克，威灵仙 20 克。

脱臼整复后，将上药共研末，每次服 3 克，每日服 2 次。

（6）鲜八棱麻 50 克，鲜鱼腥草 50 克，鲜接骨木 30 克。

脱臼整复后，将上药切碎捣烂，加少许白酒外敷伤处，每 2~3 日换药 1 次。

（7）蟾酥3克，紫草6克，冰片10克，胡椒9克，威灵仙6克，菖蒲6克，川乌9克，五加皮9克，肉桂9克，当归9克，草乌9克，木瓜9克，花椒30克，良姜9克，鲜姜50克，西红花6克，乳香、透骨草各15克，大椒50克。酒精1000毫升，水1500毫升，文武火煎药，去渣留汁500毫升，每日3次抹患处，用时把药水温热。

破伤者忌用，用时不要沾着眼睛、嘴、下阴部。

（8）当归9克，川芎9克，赤芍9克，红花6克，白芷6克，川断6克，木瓜9克，牛膝9克，杜仲9克，血竭9克，乳香9克，没药9克，故纸8克，山甲6克，龟板6克，川姜6克，桂枝6克，土元9克，钩藤9克，川乌6克，花粉9克，草乌6克，刘寄奴6克，马钱子45克，丹参9克，鸡血藤9克，广丹250克，大活6克，儿茶60克，麻油500克。

上药熬成膏药，贴患处，再固定，对皮开肉烂、血流不止、骨骼粉碎者，也可以固定而不作清洗即可贴膏药，10天换1次，连续换3~5次，即可痊愈。对风寒腰腿痛，局部红肿高大，用之亦有疗效。

（9）当归12克，乳香12克，没药10克，骨碎补10克，丹皮10克，荆芥10克，防风10克，自然铜10克，土鳖虫10克，血竭10克，红花10克，赤芍10克，苏木6克，地龙6克，甘草6克，麝香0.3克。

上药共为细末，白开水送服。成人每服5克，小儿酌减，重者1日2次，可以连服，至伤愈为止。

（10）接骨草根（鲜）捣烂，加甜酒酿适量，复位后外敷，3天换药1次，1~3次后可愈。

四、男科医方

1. 阳痿方 40 首

（1）阳起石、枸杞子10克。水煎，加红糖适量，分早晚两次服，三剂可愈。

（2）阳起石20克，仙茅6克，巴戟天、仙灵脾、肉苁蓉、菟丝子、狗脊、女贞子、覆盆子、枸杞子、柴胡、枳壳各10克，小茴香15克。水煎服，每日1付，连服7日。

（3）韭菜子研末，每日早晚各服10克，开水送服，数日即愈。

（4）大红皮蚯蚓5条，泡白酒250毫升，临睡及同房前喝50毫升特效。（此药可使阴茎勃起持久。）

（5）党参30克，附子、炮姜各6克，炙甘草5克。水煎服，三剂即愈。亦可在同房前喝半至一剂。

（6）鹿茸20克，淮山药50克。白酒500克，浸泡7天后服，每次一小杯，每日2次。

（7）鹿鞭一条，切小段，白酒500克，浸泡7天后服，每次一小杯，每日2次。

（8）肉苁蓉、熟地、山萸肉、菟丝子、韭菜子、五味子、杜仲、怀山药各30克。共为细粉，加炼熟蜂蜜适量，制成蜜丸，每丸重9克，日服2次，每次1丸，饭前服下。

（9）硫黄50克，赭石100克。共研细末，混合后用面粉调成糊状，制成绿豆大小丸，阴干后，临睡前开水送服9粒。

（10）鲜鲤鱼胆4个，雄鸡肝1对。阴干研粉，用麻雀蛋拌和后，做成黄豆大丸药，烘干，不用盐味食用，数日即愈。

（11）乌龟头及颈一个，洗净晒干，放瓦上焙枯，研细末，拌于面条中，同时放葱蒜适量，同食之。连吃5天。

（12）牛鞭1条，虾仁10克，大葱7根。炖服，不用盐味，数日即愈。

（13）覆盆子、韭菜子各150克，炒熟研细混匀，黄酒1500毫升。以上两药浸黄酒中7天，每日吃药酒2次，每次100毫升。适于阳痿，精冷，精少。

（14）泥鳅250克，洗净去内脏，放油、盐、姜、葱、蒜、花椒适量，共煮成菜，食之。

（15）麻雀3~5只，去毛及内脏，切碎炒熟，大米煮熟，加盐和葱调和，空腹食之，或用麻雀肉油炸熟蘸盐食。

（16）羊肾1只，羊肉100克，枸杞叶半斤，葱白2根，粳米150克。煮成稀粥，连吃10天。

（17）苦瓜子250克，炒熟研细末，浸在1500毫升黄酒中，5天后喝此酒，每日2次，每次100克，连服半月。

（18）新鲜大对虾1对，洗净置大口瓶中加60度白酒约250毫升，密封一周，每日随量饮酒。

（19）雄蚕蛾（以秋蚕最好）250~500克，去头、足、翅，以尾腹部瓦上焙干为末，面糊调为粒，豌豆大，每晚1~3丸，盐汤送下，可令阳强不倒。

（20）淫羊藿、夜交藤、阳起石三味药等量，研末调成黄豆大的药丸，装瓶密封备用。每次服2丸，同房前2小时服用。

（21）选鸡冠红大、叫声洪亮的雄鸡一只，宰后马上取出睾丸浸入白酒中，3个小时左右取出焙烤或蒸熟，吃时蘸酒、酱和大蒜食用，隔晚1次，连服两周。

（22）仙茅、金樱子根及果实各15克，炖肉吃。本方适用于阳痿而耳鸣的患者。

（23）枸杞15克，覆盆子10克，菟丝子10克，五味子12克，车前子10克，巴戟天12克，锁阳12克，葫芦巴10克。水煎服。

如阳痿日久，肾阳衰微，可用鹿茸粉 3 克，紫河车粉 6 克，肉苁蓉粉 10 克，白酒或开水分次吞服，每日 1 次。

（24）党参 30 克，黄芪 30 克，白术 10 克，当归 10 克，龙眼肉 12 克，远志 10 克，炙甘草 10 克，巴戟天 10 克，淫羊藿 30 克，仙茅 15 克。水煎服。

（25）鹿含草 30 克，补骨脂 12 克，枸杞 20 克，黄芪 30 克，制附子（先熬）30 克，菟丝子 10 克，葫芦巴 30 克，川芎 10 克，赤芍 10 克，鹿角霜 6 克，韭菜子 6 克。水煎服。

（26）红参 20 克，淫羊藿 30 克，蛇床子 30 克，仙茅 30 克，巴戟天 30 克，葫芦巴 30 克，川牛膝 20 克。

以上药共研细末，羊腰子一对，水内烫硬，不煮熟，剥去外皮，晒干研成细粉，与上列药粉和匀，炼蜜为丸，每丸重 10 克，早晚各服 2 丸，热开水送服。

（27）大蚂蚁蛋或蚂蚁，焙干，研粉内服。每次服 6 克。或将蚂蚁、蚂蚁蛋 150 克，泡酒 500 毫升，泡 7 天，每次服 10 毫升，1 天 2 次。

（28）苁蓉 10 克，巴戟天 10 克，肉桂 5 克，五味子 5 克，香附 10 克，菟丝子 5 克，生地 5 克，甘杞 5 克，党参 10 克，车前子 5 克，杜仲 5 克，茯苓 5 克，石斛 5 克，鹿茸 5 克，生芪 10 克，山萸肉 10 克。煎饮三付。

（29）肉苁蓉、五味子、菟丝子、远志各 2 克，蛇床子 3 克。以上诸药捣碎过筛为散，每日空腹酒下半小匙，日 3 次。又可用白蜜和丸为梧子大小，约服 45 天，至好转时停药。

（30）熟地黄 25 克，山萸肉 12 克，薯蓣 12 克，泽泻 10 克，茯苓 10 克，丹参 10 克，覆盆子 15 克，车前子 15 克，枸杞子 15 克，菟丝子 15 克，五味子 15 克，龟鹿胶 10 克。以上药水煎，重者 1 次煎服，轻者分 3 次煎服。

（31）蜈蚣 20 条，甘草 5 克，共研细末，每服 1~2 克，每日 2 次。

（32）核桃仁 30 枚，补骨脂 200 克（炒），杜仲炭 200

克，青盐50克。上四味共为细末，蜜丸重6克，每日早晚各服一粒，空腹温开水送下。

（33）麻雀5只，菟丝子15克，肉苁蓉15克。麻雀去毛及内脏，上药用布包好与麻雀同煮，待熟后去药食肉饮汤。

（34）制首乌、山药各120克，淫羊藿（羊脂炙）、蛇床子、阳起石（煅透）各90克，菟丝子、远志肉、益智仁、补骨脂、当归、茯苓、续断、石莲子（带壳炒）、芡实、金樱子、红参须、韭子、小茴香、枸杞子各60克。

共炒研末，炼蜜为丸，梧桐子大。空腹时每服50丸，盐开水送下，每日2次。如加入高丽参60克，酥炙海狗肾2克，共研极细，和上药为丸，其功效更为显著。

（35）淮生地、炒川断各60克，山萸肉24克，淮山药、甘枸杞各30克，紫梢花、柴狗肾（犬生殖器）2具。

共研细末，炼蜜为丸，每重6克，早晚分服2丸，淡盐水送下。

（36）硫黄200克，石燕100克，柏子仁10克，枸杞15克，人参10克。

先将硫黄研末，水调为糊。以石燕烧红，频投糊内，以酥为度。再将柏子仁、枸杞、人参共为细末，面糊为丸，绿豆大，每服40丸，淡盐汤送下。

（37）当归30克，牛尾1条，盐少许。将牛尾巴去毛，切成小段，与当归同锅加水煮后下调料，饮汤吃牛尾。

（38）熟地30克，山萸、白术（炒）各12克，远志、巴戟天、杜仲各3克，肉苁蓉、蛇床子各15克，肉桂、茯神各6克，人参、枸杞各9克，黄芪10克，仙灵脾、胎盘粉（吞服）各20克。

每日1剂，水煎服，10日为一疗程，疗程间隔一周。病久酌加鹿茸粉1.5克（冲服）。

（39）白羊肾2具，肉苁蓉30克，羊脂120克，胡椒6克，陈皮3克，荜茇6克，草果6克。

将羊肾、肉苁蓉、羊脂（切片）与余药盛袋扎口同煮作汤，汤成加面，姜葱适量食之。

（40）蜈蚣18克，当归、白芍、甘草各60克。先将当归、白芍、甘草晒干研细，过细筛。再将蜈蚣研细，共同混合，分40包（蜈蚣不得去头足）。每次半包或一包，早晚各1次。空腹用白酒或黄酒送服，15天为1疗程。

忌生冷、烦恼。本方适用于气血不足的阳痿患者，其它如补肾壮阳之鹿茸、巴戟天、淫羊藿、人参等亦可配合研细服用。

2. 遗精方22首

（1）熟地30克，麦冬30克，淮山15克，芡实15克，川连2克，肉1克。用水煎服，午饭前、晚睡觉前各服1次。

（2）白果15克（打碎），金樱子15克。煎汤分3次服。

（3）核桃仁15克，五味子9克，蜂蜜适量。每晚睡前加水炖服。

（4）荔枝根60克，猪膀胱1只（洗净），加水500毫升，煮至250毫升，去渣，食猪膀胱喝汤。

（5）刺猬皮一具，用两块瓦合交，外用泥封固，火灼存性，研成细面，分成3等份，于每晚睡前服1份，用热黄酒送下。连服3天。

（6）生大黄1克（研末），生鸡蛋1个。在鸡蛋顶尖上凿一孔，将大黄末放入，纸糊口蒸熟。空腹吃，每日1次，连服5日。

（7）乌鸡1只，生地250克，桂圆肉30克。鸡去毛及肠杂，洗净。将生地洗净切细丝，再将桂圆和150克饴糖，放入鸡腹中用线缝合。置盆中隔水蒸熟，不加调料，单食鸡肉。

（8）附子、生姜、乌药、益智仁、百合各10克，白术、白芍、山药各12克，茯苓、川楝子各15克。煎服，服12剂。

（9）桂枝、白芍、附子、炙甘草各6克，生姜3片，大枣

4枚，龙骨15克，牡蛎30克。水煎服，服21剂。

（10）枸杞、锁阳、韭菜子、金钱草各15克，女贞子、菟丝子各12克，仙灵脾、地骨皮、熟地各10克。水煎服，每日1剂，分2次服。

（11）猪心1个，朱砂末0.5克，莲须15克，覆盆子10克。

将三药放入猪心内，隔水炖熟服食，隔2~3日1次，连服3次。

（12）莲子肉、沙苑蒺藜、芡实、莲须各9克，煅龙骨、煅牡蛎各15克。

水煎服，或制成丸剂，每次6~9克，温开水送服，每日2次。

（13）白龙骨6克，韭菜子4克。

共研成细末，空腹用酒调服。

（14）五倍子600克，白茯苓150克，龙骨75克。

共研成细末，用水糊成丸，如梧桐子大，每次70丸，饭前用盐汤送服，每日3次。

（15）麦冬9克，桂枝3克，煅牡蛎15克，煅龙骨15克，金樱肉9克，莲须30克，杞子9克，归身4.5克，大枣5枚，炙草6克。

加灯心，水八杯，煎取三杯，1日3服。

（16）生牡蛎30克，生龙骨15克，刺猬皮6克，金樱肉10克，锁阳6克，故纸6克。

水煎服，连服3~4剂后，以上方加量3倍，蜜丸6克重，早晚各服1粒，白水送下。

（17）黄柏（去皮、蜜炙）250克，砂仁120克（最后炒入药末中），甘草60克，远志肉（甘草汁煮，去骨）60克，猪苓30克，白茯苓45克，莲须60克，山茱萸90克，北五味（去枯者）45克。

共为末，蜜丸，如桐子大，每服20丸。

（18）东洋参、生口芪、茯苓、川杜仲、芡实、远志肉各50克，茯神50克，怀山药400克，甘桔梗12克，广木青6克，辰砂6克，当门子0.1克。

共为细末，炼蜜为丸，梧子大，每服6克，白汤送下。

（19）黑枣4只，朱砂3克，用茶叶包好，煨熟一次服完，最多两剂便愈。

（20）煅龙骨30克，寄生15克，五味子10克，黄柏6克，煅牡蛎30克，分心木10克，山萸肉10克，川断15克，枸杞子10克，知母6克。

水煎内服，每日1剂，分2次服。

（21）熟地、山药、白术各400克，山茱萸、炒枣仁各200克，北五味子、麦冬、车前子、茯苓各150克，远志50克。共研末，蜂蜜调匀成丸，如手指大，每日2次，每丸10克，早晚各服1丸，温开水送服。

（22）生地15克，丹皮20克，茯苓30克，泽泻15克，山药15克，山萸肉15克，金樱子15克，知母20克，麦冬15克，菟丝子15克，枸杞子15克。每日1剂，水煎服。

3. 男子不育症方45首

（1）沙苑蒺藜（水淘净，晒干，炒香）、当归（酒浸）各240克，鱼鳔、蛤粉（炒焦）各500克。

共为末，炼蜜丸，如桐子大，每服6克，空心淡盐汤下。

（2）仙茅15克，仙灵脾15克，菟丝子15克，何首乌24克，熟地黄15克，巴戟天15克，五味子10克，鹿角霜15克，冬葵子10克，炮附子6克，覆盆子15克，肉苁蓉15克。

有热象者，去附子，加知母、黄柏。寒象明显者，加肉桂、小茴香、姜黄。头目眩晕者加枸杞子、桑椹子。腰膝酸软者，加川续断、杜仲、狗脊。食少神疲者，加黄芪、党参、白术。睾丸坠痛者，加橘核、荔枝核、川楝子。心悸不寐者，加柏子仁、远志。

水煎服。

（3）菟丝子（酒煮）45克，白茯神（去皮木）、山药（酒蒸）、牛膝（去芦，酒洗）、杜仲（酒洗、去皮，酥炙）、当归身（酒洗）、肉苁蓉（酒浸）、五味子（去梗）、益智仁（盐水炒）、嫩鹿茸（酥炙）各30克，熟地（酒蒸）、山茱萸（酒蒸去核）各90克，川巴戟（酒浸，去心）60克，续断（酒浸）、远志（制）、蛇床子（炒，去壳）各45克，人参60克，枸杞子90克。

上为细末，炼蜜为丸，如梧桐子大，每服50~70丸，空心盐汤送下。酒亦可，临卧再进一服。若妇人月候已尽，此是种子期也，一日可服3次无妨。如精不固，加龙骨、牡蛎（火煅），盐酒淬三五次，各36克，更加鹿茸15克。

（4）凤仙花子90克（井水浸一宿，新瓦焙干），金樱子（竹刀切开，去毛子，水淘净舂碎，熬膏）90克，五味子90克（酒浸，蒸，晒干），石莲子（研碎，同茯苓、麦冬各30克煎汁拌蒸，晒干，净）90克，菟丝子90克（酒浸三宿，煮一昼夜，吐丝为度），女贞子90克（酒浸，九蒸九晒），枸杞子120克（一半乳拌蒸，一半酒浸微炒），小茴香30克（微炒，为末，白菊花60克煎汁拌，晒干），桑椹120克（极黑肥大者，取汁以瓷盆盛之，每日晒，成膏），大附子一个（重30克，蜜煮一日，换水煮半日，人参60克，煎汁拌附子，晒干，附子须切片）。

上药金樱子、菟丝子、桑椹子3味为膏，入诸药末，用淮山药120克，煮糊为丸，梧子大，每空腹服5克，临卧服6克。

（5）白术15克，茯神9克，远志6克，柴胡1.5克，郁金3克，白芍30克，当归9克，巴戟天6克，陈皮1.5克，白芥子6克，神曲1.5克，麦冬9克，丹皮9克。

水煎服，连服10剂。

（6）鹿角胶、鱼胶（各炒成珠）、熟地各90克，山药、茯苓、山萸、五味、杜仲、远志、益智仁、川楝子、巴戟天、故纸、葫芦巴各60克，沉香（另为末）15克。

共为细末，和匀，肉苁蓉（水洗净肉）60克，好酒煮烂，捣如糊，炼蜜为丸，桐子大，每服50~60丸，空心温酒下。

（7）人参60克（晒干，酒浸透），古墨48克（愈久愈佳），破故纸（盐水泡，炒香）、肉苁蓉（酒浸一宿，去甲，蒸）、山药（盐水炒）、米仁（炒）、白归身（酒洗浸）、茯苓（乳拌，蒸晒）、远志肉（甘草水浸一宿，晒干）各30克，沉香9克（不见火），荜澄茄3克（勿误用山胡椒），何首乌30克（黑豆拌蒸9次，去豆），巴戟天24克（酒浸一宿，晒干），北细辛15克（洗去土），淫羊藿24克（油少许拌炒，油干为度），土木鳖3个（忌油者）。

上药须拣选上品，如法制就，为末蜜丸，桐子大，每日空心酒或淡盐汤送下15克，忌房事一月，服药忌食猪肉。

（8）枸杞30克，熟地15克，红参1.5克，淫羊藿15克，沙苑蒺藜25克，母丁香10克，沉香5克，荔枝核12克，炒远志3克。

用白酒1000克，加冰糖250克，浸泡上药一个月即可，每晚服20毫升，分数十口缓缓饮下。服本药1~2料泡酒后皆生育，少年、幼年禁服。

（9）胡桃肉30克，猪腰1对。

猪腰切片与胡桃肉同入锅中炒熟，分成三份，每日睡前温热食用，三日食完。

（10）海参、鹿肾各30克。

炖熟后食用，每日1次。

（11）菟丝子、覆盆子、淮山、生地各12克，车前子、全当归、枸杞子、泽泻、丹皮、茯苓、党参各9克，五味子、甘草各5克，金樱子、芡实各12克，黄柏9克。

每日1剂，水煎，分2次服，服100剂为1疗程。

（12）仔猪睾丸1付，小公鸡1只。

四、男科医方

小公鸡宰杀（留睾丸），与猪睾一同红烧，食鸡及猪睾，每周食猪睾丸1付。此治精子数量少，活力差，婚后数年不育者。

(13) 熟地30克，炒山药15克，山萸肉12克，枸杞子15克，菟丝子15克，鹿角胶15克，炒杜仲15克，肉桂10克，当归6克，制附子10克。

水煎服，每日1剂，每次加服龟灵集（中成药）1克，服100天。

(14) 狗肾（狗生殖器，黄者为佳）3~4条，猪蹄1只。

狗肾洗净，加入猪蹄1只同煨，煨至极烂，一日内分次吃完。此方治精液量少，每次同房后有疲劳感者。

(15) 菟丝子12克，熟地31克，白术31克，茯苓31克，巴戟天9克，补骨脂9克，淫羊藿9克，上南桂2.4克，制附子3克，山药31克，牛膝9克，炙甘草6克。

水煎服，3~5剂。

(16) 菟丝子12克，破故纸12克，蛇床子12克，杞子12克，覆盆子12克，巴戟12克，淫羊藿12克，玉茸12克，山萸肉9克，熟附片9克，锁阳12克。偏肾阳虚者加鹿角霜9克，偏肾阴虚者加黄精12克，兼气滞血瘀者加王不留行15克。

每日1剂，早晚空腹服用，3个月为1疗程，需1~2个疗程。

(17) 菟丝子（拣净水淘，春去粗皮，用无灰酒煮烂，以熟为度，捣如泥，为薄饼晒干，磨为末）200克，白茯苓150克，山茱萸（酒拌蒸，取净肉）200克，怀熟地（取大生地250克，酒洗净，用砂仁末10克，好酒半斤拌浸一宿，置瓷器坐砂锅内，隔汤炖黑烂为度，另捣），怀山药150克，枸杞子（甘州者佳）200克，远志（甘草汤泡，捶去骨取肉，再用甘草汤煮，晒干）100克，车前子（净，用泔浸蒸，晒干）100克，覆盆子（去蒂酒蒸，晒干）200克，麦门冬150克

（去心）、五味子 100 克（辽东与北来者佳），鱼鳔胶 200 克（用牡蛎粉炒成珠，去蛎粉），嫩鹿茸 200 克（微焙为末，入药，100 克煮膏，同炼蜜为丸），川杜仲（盐酒炒）150 克。

上药味，除另捣外，磨为极细末，隔汤炼真川蜜为丸，空心淡盐汤下 10 克，临卧灯心汤下 6 克，百日之后，效佳，多至半载，皆能成育。

（18）当归（酒洗）100 克，山茱萸（去核）200 克，补骨脂（盐酒浸炒）150 克，天门冬（去心）100 克，麦门冬（去心）150 克，生地（酒洗）150 克，人参 100 克，枸杞子 150 克，菟丝子（酒煮炒）200 克，熟地（如法制，捣烂）150 克，山药 150 克，覆盆子（酒蒸）150 克，五味子 50 克，巴戟（去心，酒浸）100 克，川牛膝（盐酒炒）100 克，川黄柏（盐酒蜜炒，三制）65 克，白茯苓 100 克，锁阳（酒洗酥炙）100 克，白术（土炒）100 克，陈皮 50 克，杜仲（去皮，盐酒炒，去丝）100 克，肉桂（童便制）15 克。

上共为末，紫河车一具（头生男子者），水洗净挑去筋膜，挤去紫血，用米泔漂数次，仍以酒洗过，盛瓷瓶内入酒一小杯，封口，重汤煮烂捣如泥，入前药末共捣，炼蜜丸桐子大，每服百丸，空心温酒或汤下。

（19）槐角子和何首乌蒸 7 次，覆盆子、枸杞子（去枯者及蒂）、桑椹子、冬青子（四味共蒸）各 200 克，菟丝子（制去壳，酒蒸）、柏子仁（酒浸蒸）、没石子、蛇床子（蒸）、北五味子（去枯者，打碎蜜蒸）各 100 克。

上为末，炼蜜丸如梧桐子大，每服 50 丸，空心淡盐汤下，干点心压下。

（20）破故纸（盐酒浸炒）、川草薢（童便浸一宿炒）、杜仲（盐酒炒断丝）、牛膝（盐酒炒）各 200 克，共为末，胡桃肉（去皮）400 克，另捣。

上共捣，入炼蜜为丸，空心酒或木香汤或淡盐汤下 12 克。

（21）甘州枸杞子、菟丝子（酒蒸捣成饼）各 400 克，辽五味子 100 克，覆盆子 200 克（酒洗去目），车前子（酒蒸）100 克。

上五品俱择道地精新者，焙晒干，共为细末，炼蜜丸如桐子大，每服空心 90 丸，上床时 50 丸，白沸汤或盐汤送下，冬月用温酒下。

(22) 柏子仁（去油者，好酒浸一宿，砂锅上蒸，捣烂如泥）、鲜鹿茸（火燎去毛，净酥炙透，如常血者，须慢火防其皮破血走也，切片为末）等份，和柏子仁泥捣极匀。

炼蜜丸如梧桐子大，每空腹服 10 克，淡盐汤下，服至一月后神验。

(23) 菟丝子（酒蒸）150 克，白茯神（去皮木）、山药（酒蒸）、牛膝（去芦，酒洗）、杜仲（酒洗去皮，酥炙）、当归身（酒洗）、肉苁蓉（酒浸）、五味子（去梗）、益智仁（盐水炒）、嫩鹿茸（酥炙）各 100 克，熟地（酒蒸）、山茱萸（酒蒸，去核）各 300 克，川巴戟（酒浸去心）200 克，续断（酒浸）、远志（制）、蛇床子（炒去壳）各 150 克，人参 150 克，枸杞子 300 克。

上为末，炼蜜为丸如梧桐子大，每服百丸，空心盐汤送下，临卧再进一服。

(24) 白壳鱼胶 400 克（切作短块，用牡蛎 400 克，炭火煅过，研末同炒，须要炒得熟，不可焦黑，黄色为度，去末不用，将胶研磨），熟地黄 200 克，山药 150 克，人参 100 克（虚甚加 50 克），沙苑蒺藜 400 克（酒洗去衣，竹刀切开去膜），白茯苓 200 克（去皮切片，人乳拌晒 5 次），牛膝 150 克（去芦择粗壮者切碎，酒拌微炒），甘州枸杞 200 克（去蒂与枯者，乳汁拌晒干，如此者 5 次），鹿胶 100 克，菟丝子 150 克（水淘净，酒蒸熟，捣烂晒干），山茱萸肉 200 克（酒拌烘干），当归 100 克（去芦尾，取明亮者，酒洗切片晒干，微炒）。

以上药味共为末，炼蜜为丸如梧桐子大，每服 15 克，早晚淡盐汤送下。

（25）知母 100 克（去毛皮为末，50 毫升乳汁浸透，50 毫升黄酒、盐浸透，晒干），天门冬（去心）100 克，麦门冬（去心）100 克，黄柏 100 克（去粗皮为末，50 毫升乳汁浸透，50 毫升黄酒、盐浸透，晒干炒赤色），熟地黄（黄酒煮过，捣如泥，即和众药）100 克，桑椹子 100 克，菟丝子（酒煮、晒干）100 克，生地黄（黄酒洗过，与熟地黄共捣一处）100 克，何首乌（黑白二色均用，同黑豆煮 2 次，去皮晒干）100 克，枸杞子 65 克，干山药 50 克，牛膝（去芦）100 克，黄精 100 克（对节生者真，酒蒸熟，与熟地捣为一处），辽五味 15 克，白茯苓（去皮去红丝）50 克，柏子仁（水浸一日，连壳水磨成浆，绢袋滤汁去壳，掠取水面浮油，去水，存结底者晒干）50 克。

以上 16 味为细末，炼蜜丸桐子大，每早 80 丸，淡盐汤下。

（26）沙苑蒺藜（出同州，形如羊肾，如蚕种而细，焙时香如天池茶者真，取末 200 克，再以重罗罗极细末）200 克，莲须 200 克（极细末，金色者固精，红色者败精），山茱萸（极细末）200 克（须得 500 克，用鲜红有肉者佳，去核取肉制末），覆盆子（南者佳，去蒂取细末）200 克，金樱子（去刺核 500 克熬膏）200 克，鸡头实 500 个（去壳，要大小不一者，取细末）240 克。

上用蜂蜜 500 克，炼，以纸粘去浮沫，数次无沫，滴水中成珠，先以金樱膏和匀前药末，入炼蜜，石臼内捣千余下，丸如豌豆大，每服 30 丸，空心盐汤下，忌房事 20 日。

（27）熟地（用淮生地酒蒸 9 次，晒 9 次）200 克，石菖蒲 15 克，远志（甘草水浸去心）50 克，淮山药 100 克，五味子 21 克，肉苁蓉（酒浸洗去鳞甲白膜）100 克，菟丝子（酒浸炒）100 克，牛膝（酒浸）50 克，巴戟（去心，酒浸）、续断（酒浸洗）、茯苓（去皮）、益智仁（去皮）、黄柏（盐酒炒)、知母（酒炒）各65克，破故纸（盐酒炒）、枸杞子、山茱萸（净肉）、杜仲（去皮，盐酒炒断丝）、沙苑蒺藜（炒）各100克，人参、虎胫骨（酥炙）各50克。

上为末，炼蜜丸桐子大，每服100丸，空心盐汤下。

(28) 鹿角胶、鱼胶（各炒成珠）、熟地各150克，山药、茯苓、山萸、五味、杜仲、远志、益智仁、川楝子、巴戟、故纸、葫芦巴各100克，沉香（另为末）25克。

共为细末，和匀，肉苁蓉（水洗净肉）100克，好酒煮烂，捣如糊，炼蜜为丸，桐子大。

每服60丸，空心温酒下。

(29) 黄柏250克（盐酒蜜炒黑色），知母（盐酒炒）、熟地黄各150克，白芍药（酒炒）、牛膝（酒洗）、陈皮、锁阳（酥制）、当归（酒洗）各100克，虎胫骨（酥制）1对，龟板（酥制）200克。冬月加干姜15克（炒黑）。

为末，酒煮羊肉糊丸，空心盐汤任下。

(30) 鱼鳔（炒成珠）100克，真桑螵蛸200克（炒黄），韭子（炒）100克，莲须100克，熟地100克（焙），杜仲100克（姜炒），牛膝100克（酒浸），枸杞子100克，沙蒺藜（炒）100克，人参100克，菟丝子100克（酒煮），天冬100克，龟板100克（炙），鹿茸100克（炙），破故纸100克（酒浸炒），肉苁蓉100克（酒洗，去鳞甲），白茯苓100克，远志肉（去骨，甘草水泡）100克，当归100克（酒洗），青盐（泡）15克。

蜜丸，梧子大，空腹服6克，白汤下。

(31) 桑椹、枸杞子、山萸肉各150克，故纸（炒）200克，牛膝、菟丝子、韭子、楮实子各150克，肉苁蓉、覆盆子各200克，蛇床子50克，莲须100克，巴戟150克，山药50克（炒），木香50克。

以上共为粗末，麻布袋盛之，用酒40斤，煮三炷香，去火气。

（32）黑附子、蛇床子、紫梢花、远志、菖蒲、海螵蛸、木鳖子、丁香各6克，潮脑5克。

上为末，用15克，水3碗煎至1碗半，温洗阴囊阴茎，日洗2~3次，留水温洗更好。

（33）甘枸杞500克，桂圆肉500克，核桃肉500克，白米糖500克。

共入绢袋内扎口，入坛内，用好烧酒7500克，糯米酒5000克封口，窖21日取出，每日服3次。

（34）白茯苓10克，甘枸杞子50克，生地6克，酒洗麦门冬6克（去心），人参6克，陈皮10克，白术10克（土焙）。

河水2碗煎3克，空心或饥时任服，渣再煎服，10日之后，其效立见。

（35）鹿角胶250克（锉作豆大，就用鹿角霜拌炒成珠，研细），杜仲（去粗皮切碎，用生姜汁50克，同蜜少许，拌炒断丝）150克，干山药、白茯苓（去粗皮，人乳拌，晒干）、熟地黄各100克，菟丝子（酒蒸捣焙）、山茱萸肉各5克，北五味子、川牛膝（去芦酒蒸）、益智仁（去壳）、远志（甘草煮去骨）、小茴香（青盐10克同炒）、川楝子（去皮核，取净肉酥炙）、川巴戟（酒浸去心）各50克，破故纸（盐酒浸一宿，晒干）、葫芦巴（同故纸入羊肠内煮，焙干）各50克，柏子仁（去壳，另研如泥）25克，穿山甲（切碎，土焙成珠）、沉香各10克，全蝎（去毒）3克。以上诸药研为极细末，以好嫩肉苁蓉200克，酒洗净，去鳞甲皮垢，开心有黄白膜亦去之，取净100克，好酒成膏。

同炼蜜和前药末捣千余下，丸如桐子大，每服50丸，淡秋石汤、温酒任下，以干物压之，渐加至百丸。

（36）仙茅200克（米泔浸去赤水，晒干），淫羊藿200克（洗净），五加皮200克，龙眼肉百枚（去核）。

上用无灰好酒9000克，浸21日后服。

(37) 枸杞子、甘菊花、菟丝子（酒煮，捣成饼）各 100 克，山萸（去核）、天门冬、白茯苓各 150 克，淮生地（用生者，酒蒸 9 次）200 克，肉苁蓉（酒洗去鳞膜，浸一宿）75 克，肉桂、汉椒（去目）各 50 克。

上为细末，红铅丸桐子大，每服 30 丸，空心盐酒下。

(38) 熟地、枸杞子各 75 克，牛膝（俱酒洗）、远志肉（甘草汤煮）、怀山药（炒）、山茱萸肉、巴戟（去骨，酒蒸）、白茯苓、五味子、石菖蒲、楮实子、肉苁蓉（酒洗去鳞甲，去心中白膜）、杜仲（盐酒炒）、茴香（盐水炒）各 50 克。冬加肉桂 15 克，童便拌晒 3 次。

上为末，炼蜜和枣肉，空心温酒、淡盐汤任下。

(39) 五味子 100 克，山茱萸 200 克，菟丝子 200 克，砂仁 100 克，车前子 100 克，巴戟天 200 克，甘菊花 100 克，枸杞子 200 克，生地黄 250 克，熟地黄 250 克，海狗肉、外肾各 1 副（如无，即本地黑狗或黄狗的也可，酥制），怀山药 150 克，天门冬 100 克，麦门冬 150 克，柏子仁 100 克，鹿角霜 100 克，鹿角胶 200 克，人参 100 克，黄柏 75 克（制），杜仲 150 克，肉苁蓉 200 克，覆盆子 160 克，没石子 100 克，紫河车 2 具，何首乌 150 克，牛膝 150 克，补骨脂 100 克，胡桃肉 100 克，鹿茸 100 克，沙苑蒺藜 200 克（100 克炒磨入药，100 克磨粉打糊）。

为末，同柏子仁、胡桃肉泥、蒺藜糊、酒化鹿角胶炼蜜和丸如梧桐子大，每服 12 克，龙眼汤、淡盐汤、寒天好酒任下 12 克。

(40) 当归 15 克，制首乌 30 克，益母草 30 克，川牛膝 15 克，鸡血藤 20 克，沉香 6 克，桑螵蛸 10 克，沙苑子 15 克，荔枝 15 克，仙灵脾 15 克，党参 10 克，熟地 25 克，血竭 4 克，黄酒 30 毫升。

水煎服，每剂煎药 3 次，前两次内服，第三次温热坐洗，用 35 剂后房事正常。

（41）炙蜂房10克，急性子15克，大熟地15克，韭菜子10克，补骨脂10克，仙灵脾10克，鹿角霜10克，仙茅10克，肉苁蓉10克，制首乌15克。

每日一剂，两次空腹服。

如有阴虚证可以加入龟板10克，鳖甲10克。

（42）枸杞子15克，菟丝子20克，杜仲12克，熟地30克，山药30克，鹿角胶10克，山萸肉10克，茯苓12克，丹皮10克，五味子15克，红花10克，肉桂3克。

水煎服，每日或隔日一剂，需连服数10剂，始能见效。

（43）菟丝子15克，桑椹子30克，五味子15克，枸杞子15克，女贞子30克，金樱子15克，补骨脂12克，蛇床子12克，覆盆子12克，党参30克，白术12克，茯苓12克，陈皮10克，首乌12克。

水煎服，每日或隔日一剂，至少连服30剂，并禁房事。

（44）仙灵脾15克，肉苁蓉10克，全当归10克，大熟地15克，潼蒺藜15克，制黄精15克，川续断10克，制狗脊10克，金锁阳10克。

每日一剂，水煎分两次空腹时服，感冒发烧、腹泻时暂停服，三个月为一疗程，一般需1~2个疗程。忌烟酒。

（45）鹿肾一付，狗肾一付，枸杞子100克，芦巴子100克。

上药烘干共研细末，每日3次，每次9~15克。

4. 早泄方12首

（1）蚂蚁菜适量，捣烂取汁。

每日服3次，每次服2酒盅，数日可愈。

（2）蜻蜓6只，枸杞10克，肉苁蓉10克，五味子10克。

先将蜻蜓除去翅足、微炒，然后加枸杞子、肉苁蓉、五味子，水煎，每日一剂，临睡前1次服，7天为一疗程。

（3）韭菜全草适量，洗净切段，地龙2条，破开洗净切段,二味与油盐适量拌匀,隔水蒸熟食用。

(4) 龙骨、牡蛎各 50 克,山楂、酸枣仁各 30 克。

以上四味置于锅内,用米醋拌匀,然后加水煎,临睡前服,7 天为一疗程。

(5) 细辛、丁香各 20 克。

将二药浸泡在 95% 酒精 100 毫升中,半个月后备用,使用时把此液涂擦阴茎龟头,约 1~3 分钟后即可行房事,此液有表面麻醉作用,可抑制兴奋的传导,推迟排精时间,并有局部消炎作用。

(6) 生大黄 1 克(研末),生鸡蛋 1 个。

在鸡蛋顶尖上凿一小孔,将大黄放入,纸糊蒸熟,空腹吃,每日 1 次,连服 5 天。

(7) 锁阳、金樱子、党参、淮山药各 20 克,五味子 15 克,小公鸡 1 只。

将鸡开膛去内脏杂物,洗净,连同上开药物一并放入大炖盅内,注入开水八成满,盖上盅盖,放入开水锅内,隔水炖 4 小时即成。

(8) 山茱萸 12 克,莲须 9 克,覆盆子 6 克,蒺藜 12 克,牡蛎 18 克,芡实 12 克,山药 9 克,龙骨 6 克。

水煎服,7 天为 1 疗程。

(9) 五味子 30 克,金樱子 30 克,女贞子 30 克,黄精 20 克,补骨脂 12 克,益智仁 12 克,桑螵蛸 30 克,牡蛎 30 克。

水煎服,7 天为 1 疗程。

(10) 露蜂房若干,洗净,切碎,蒸透,焙干呈微黄色,研细末一,每次服 5 克,1 日 2 次,黄酒 1 盅送服。

(11) 羊肾 2 个,羊鞭 2 条,肉苁蓉 12 克,枸杞 10 克,巴戟天 12 克,山药 15 克,熟地 10 克。

羊肾剖开,取去网膜及导管,切条。羊鞭里外洗净,肉苁蓉等 5 味药用纱布包好,锅内放水同炖,开锅后改文火,吃肉喝汤,日服 1 次。

（12）大米500克，莲子50克，芡实50克。

将大米淘洗净，莲子温水泡发，去心去皮，芡实也用温水泡发，大米、莲子、芡实同入铝锅内，搅匀，加适量水，如焖米饭样焖熟，食时将饭搅开。

5. 男子结扎术后综合征方2首

（1）牛膝、赤芍、川芎各6克，白芷、木通、泽泻、当归、小茴香各12克，郁金、元胡、柴胡、猪苓、麦芽各15克，萆薢5克。

每日1剂，水煎分3次饮服，服时先饮5~10毫升黄酒，一般2~5剂可愈。

（2）炒橘核、桃仁、生牡蛎、当归、木香、制没药、青皮、海藻、赤芍、昆布各10克，小茴香6克。

水煎服，每2日1剂，结扎术后7~10天自觉睾丸坠胀疼痛，输精管结扎处出现痛性结节者服6~10剂，可使疼痛消失。

6. 阴囊橡皮肿方9首

（1）小茴香10克，大米60克。先用小茴香水煎取汁，加大米煮为稀粥，或用小茴香5克，研末调入粥中，分2次服食。连续4天为1疗程，时隔3~5天后，再服第2疗程，多数4个疗程见效，可温肾散疼，暖肝除湿。

（2）琥珀2克，研末，分2次吞服，每天1剂，连续8~10天，可活血化瘀，消肿止痛。

（3）葱白汁、飞面各适量，用葱汁调飞面成糊状，涂患处。

（4）万年青根适量，捣汁，热酒送服。

（5）牡蛎粉适量，水调牡蛎粉成糊状，涂患处。

（6）艾叶、黄柏、苦参、蛇床子各15克，加水煎汤洗患处，1日3次（外用）。

柴胡、山栀、土茯苓、木通、丹皮、滑石粉、苦参、地肤草、黄柏、胆草、苍白术、甘草各15克，每日1剂，分3次服，3剂见效。

（7）山楂、小茴香各30克，研为细末，每次3克，加少许食盐，酒调和温开水送服，服至睾丸肿痛消除。

（8）生地30克，熟地15克，山萸肉12克，丹皮10克，女贞子30克，旱莲草30克，知母10克，黄柏10克，淡竹叶12克，莲米10克，灵磁石30克。

水煎服，3天为1疗程。

（9）女贞子、旱莲草各10克，生地12克，丹皮6克，茯苓10克，山药10克，白芍6克，苎麻根20克。

水煎服，每日1剂。

7. 附睾囊肿方5首

（1）丹参12克，三棱9克，莪术9克，川芎9克，桃仁9克，橘核9克，乌药9克，川楝子9克，海藻15克，夏枯草9克。

每天1剂，煎服2次，以半月为1疗程。

（2）扦扦活、白花蛇舌草各30克，煎汤，适当温度熏洗。

（3）橄榄核（即青果核）、荔枝核、山楂核各等分，小茴香20克，将上三种核烧灰存性，研成细末，小茴香加水煮汤，用汤送服核末，每日早晨空腹服10克，连服5天。

（4）胡椒7~10粒，研末加适量面粉调成糊状，平摊于纱布或软纸上，敷于患侧阴囊，每日或隔日换药1次。5次为1疗程，连续2~3疗程。

（5）活蜘蛛1个，用白酒呛死，取出用瓦焙干，研成细末，每1个蜘蛛为1剂，白开水送下，服后少出汗为好。

8. 睾丸坠痛方 7 首

（1）吴茱萸 9 克，乌药 12 克，青皮 15 克，川楝子 12 克，橘核 9 克，小茴香 18 克，肉桂 18 克，荔枝核 18 克，甘草 9 克。

水煎服，每日 1 剂，日服 2 次。

（2）黑胡椒 7 粒，白面 1 捏。将胡椒捣烂，用白面调成糊状，摊抹在布上，贴在会阴下，以胶布固定，一帖即愈。

（3）王不留行、橘核各 20 克，川楝子、川牛膝各 15 克，党参、茯苓、三棱、莪术、海藻、昆布各 9 克，桃仁、当归各 6 克，小茴香 3 克。

水煎服，1 日 1 剂，体弱者按原方共为细末，酒糊为丸，如桐子大，每次服 9 克，开水送服。

（4）贯众 60 克（去毛洗净），加水约 700 毫升，煎至 500 毫升，每日早晚各服 250 毫升，连续 3~5 剂。

（5）夏枯草 9 克，紫草 9 克，丹皮、草红花各 9 克，桃仁 9 克，白芍 12 克，泽兰叶 9 克，木通 6 克，三棱 9 克，莪术 9 克，小茴香 6 克。

水煎服，每日 1 剂。

（6）龙胆草 9 克，山栀 6 克，黄芩 9 克，柴胡 5 克，生地 12 克，车前子 9 克，川楝子 9 克，蒲公英 30 克，凌霄花 6 克。

水煎服，每日 1 剂。

（7）桃仁 9 克，三棱 9 克，莪术 9 克，柴胡 9 克，当归 9 克，赤芍 6 克，川芎 6 克，红花 6 克，香附 6 克，小茴香 3 克。

水煎，每日 1 剂，分三日服。

9. 缩阳方 7 首

（1）人参 30 克，熟附子 9 克，水煎分两次服。

（2）红尖辣椒 2~3 个，鲜虾 100 克。先将辣椒、鲜虾用油炒熟，冲入白酒（60度以上）煮沸，趁热顿服。

（3）老姜1块，去皮烤热，塞入肛门内，阳物即伸出。

（4）葱白适量，将葱白切碎，炒热敷脐上，阴茎即出。

（5）老白干适量（60度以上），胡椒50粒。

白干酒用水温热，冲入轧碎的胡椒上，趁热服用。

（6）鲜韭菜适量，白酒100克（60度）。将韭菜洗净，切碎，捣烂，取韭菜汁一杯，加入白酒蒸熟，顿服。

（7）明矾粉3克，鸡蛋1个。将明矾粉放入凿开口的鸡蛋内，用面饼糊口，文火烧成煤黑色，去壳研粉，并与肉桂粉1克，麝香粉0.15克混和，用黄酒炖开，一次服下。

另用麝香粉0.06克置脐内，盖以姜片，加热水袋热敷，至小腹不痛，外生殖器不再挛缩。

10. 阴茎肿方9首

（1）威灵仙15克，加水500毫升，浓煎半小时，去渣候冷，用脱脂棉沾药液擦患处，连续3~4次即可。

（2）羊粪、黄柏各适量，煎汁洗局部。

（3）儿茶1克，冰片1克，研细末，先用甘草汤洗局部，后搽上述药末。

（4）蝉蜕15克，每日1剂，煎水洗患处，连用3剂。

（5）蚯蚓3条，白糖15克，冰片1克。将蚯蚓洗干净，与余药共捣烂，外敷患处。

（6）生螃蟹1只，去足留青背壳（不下水），慢慢在患处轻轻巡回抓痒式动作，每次抓10分钟，一日数次。

（7）栗树球3个，荔枝壳9个，每日1剂，与瘦猪肉同炖，分次吃肉喝汤，连服3~5剂。

（8）马鞭草1把，将草叶和茎捣如泥，敷患处。

（9）甘草梢适量，水煎服，即愈。

11. 睾丸炎方5首

（1）金银花50克，赤芍15克，公英50克，牛膝10克，尾连6克，黄柏10克，酒果10克，炒皂刺10克。水煎服，6剂可愈。

（2）胡椒7~10粒，面粉适量。胡椒研末，与面粉调成糊状，平摊于纱布或软纸上，敷于患侧阴囊，每日或隔日换药一次。5次为1疗程，连续2~3个疗程。

（3）夏枯草9克，紫草9克，丹皮9克，草红花9克，桃仁9克，赤芍12克，白芍12克，泽兰叶9克，木通6克，三棱9克，莪术9克，小茴香6克。水煎服，每日1剂。

（4）龙胆草9克，山栀6克，黄芩9克，柴胡5克，生地12克，车前子9克，川楝子9克，蒲公英30克，凌霄花6克。水煎服，每日1剂。

（5）贯众60克，去毛洗净，加水约700毫升，煎至500毫升，每日早晚各服250毫升或分次作茶饮服。连续3~5剂。

12. 精液不液化症方3首

（1）α-淀粉酶适量，同房前用上药调水冲洗阴道。用此方法不仅可以液化精液，还可以为精子活动提供能源，增加精子的活力。

（2）莲子心6克，黄芩10克，黄柏15克，丹参15克，白茅根30克，石菖蒲10克，萆薢25克。水煎服。

（3）小茴香6克，川芎10克，元胡6克，五灵脂10克，干姜6克，肉桂3克（后下），赤芍10克，蒲黄10克，当归12克，黄精30克。水煎服。本方适宜元阳不足之精液不液化症患者。

13. 男性更年期综合征方2首

（1）仙茅12克，淫羊藿30克，菌灵芝30克，补骨脂12

克，山药30克，茯苓12克，五味子15克，枸杞子12克，杜仲12克。水煎服。

（2）酸枣仁12克，茯苓30克，首乌30克，夜交藤30克，天冬12克，麦冬15克，珍珠母30克，炙远志10克，菖蒲10克，柏子仁12克，五味子12克。水煎服。

14. 射精不能症方8首

（1）女贞子30克，桑椹子30克，知母10克，炙鳖甲15克，补骨脂10克，车前子10克，五味子15克，菟丝子10克，枸杞子15克，覆盆子10克。水煎服，每日1剂，分3次服。

（2）知柏地黄丸（成药）1丸，合五子衍宗丸（成药）1丸，加甲珠15克，通草10克，水煎服，每日1剂，分3次服。本方适用于肾阴阳俱虚患者。

（3）胡桃仁30克，猪腰子1对（切片），猪油少许。上药同入锅中炒熟，分作3份，每晚睡前温热服食，3日食完，可滋肾通阳填精。

（4）当归15克，川牛膝15克，制首乌30克，益母草30克，鸡血藤20克。黄酒30毫升，两次兑入药中，加凉水煎服，每剂药煎3次，内服，服35剂。

（5）龙胆草、栀子、木通各9克，茵陈、旱莲草、女贞子各12克，牛膝15克，滑石30克，甘草梢3克。每日1剂，并节制房事，清淡饮食，治愈后继续服药1周，以巩固疗效。

（6）菟丝子、路路通、穿山甲（或威灵仙）各20克，女贞子、旱莲草各18克，枸杞子、丹参各15克，淫羊藿、丹皮、郁金各10克。水煎服，每日1剂，早晚2次分服。

（7）党参20克，白术9克，茯苓25克，青皮9克，薏苡仁15克，菟丝子20克，锁阳15克，淫羊藿10克，路路通20克，穿山甲20克。水煎服，每日1剂，分3次服。

（8）茯神24克，泽泻21克，生地24克，丹皮18克，山药9克,仙茅15克,二冬各12克,枸杞9克,黄精9克,党参12克,淫羊藿24克,五味子9克。水煎服,每日1剂,分3次服。

15. 男性乳房增大症方2首

(1) 五味子15克,覆盆子12克,菟丝子12克,韭菜籽12克,葫芦巴子12克,枸杞子15克,金樱子15克,补骨脂12克。水煎服,每晚2次分服。

(2) 金银花、蒲公英各30克,天花粉、白芥子各15克,柴胡6克,白芍、通草、茯苓各9克,木通、炒栀子、制附子各3克。水煎服,每日1剂,分3次服。

16. 阴囊湿疹方8首

(1) 马尾松叶1把,煎水熏洗,洗2~3次即见效。

(2) 雄黄、密陀僧各30克,青黛20克,黄丹、轻粉、氧化锌、炉甘石粉各10克,梅片3克。

将上药分别研极细末,混匀过细筛,储瓶高压消毒后备用。局部用高锰酸钾溶剂清洗,拭干后取蓖麻油适量,调药少许呈稠糊状,每日3~5次涂抹于患处,必要时包扎,直至治愈。避免搔抓、摩擦、热水烫及肥皂刺激,少食辛辣荤腥食物。

(3) 青鱼胆、黄柏各等量。将青鱼胆剪破,取其胆汁,与黄柏粉末调匀,晒干研细。用纱布包裹敷于患处。

(4) 鲜嫩番薯叶、食盐适量,滑石粉少许。嫩叶洗净切碎,加入食盐共捣烂,水煎后乘热洗涤患处,洗后用滑石粉撒布。

(5) 生橄榄(即青果)1000克。将生橄榄捣烂,加清水1000毫升,慢火煮,待水煮剩一半,去渣即成。用此水浸洗患部半小时,每日数次,数日可愈。

(6) 葱30根,胡椒、花椒各50克,蛇床子末50克。上药均作三付，煎汤洗。

（7）五倍子、腊茶各25克，腻粉少许，研末。先以葱椒汤洗拭过，香油调擦，以瘥为度。

（8）炉甘石0.3克，真蚌粉25克。细研粉扑之。

17. 饭色痨方

广三七10克，女儿茶、小茴香根各12克，大救架、木通各15克。泡烧酒，早晚服，一般1~2剂可愈。此病是由于饭后行房所致，患者面青、消瘦、手足潮热、肚痛，按之有块状。

18. 男女色疯方

内金8克，铁马边10克，口薄荷8克，马蹄金10克，防风8克，菜豆壳8克，鸡蛋壳10克，紫苏5克，香附10克，生姜3片。煎服3剂药有效。此病是男女性交后下腹痛，名色疯。

19. 阳强不倒方8首

（1）生地6克，黄柏9克，龙骨9克，知母9克，大黄9克，枳壳9克。水煎服，每日1剂，分3次服。

（2）龙骨浆树（晒干）30克，好酸醋120克，共煎取60毫升，空腹时1次服。

（3）韭菜籽、破故纸各50克，为末，每服10克，水一盏，煎至六分服，日3次，即愈。

（4）玄参、麦冬各90克，肉桂1克，加水1000毫升，煎成300毫升，日分2次温服。

（5）黄柏、甘草、砂仁各3克，水煎服，每日1剂，分3次服。

（6）炒知母、炒黄柏各10克，赤芍15克，甘草梢4克，加水450毫升，煎15分钟，头两煎混合，分两次服，每日1~

2剂。

（7）龙胆15克，生龙骨20克，淡黄芩9克，泽泻12克，加水500毫升，煎30分钟，头两煎温和，分两次服，每日1~2剂。

（8）地龙粉60克，每服9~12克。以焦山栀15克，煎汤调服，每日3~4次。

20. 滋阴益肾暖精方4首

（1）滋阴益肾暖精丸

处方：原生地50克（干），山萸肉12克，淮山药18克（炒），盐杜仲18克，沙苑蒺藜18克，白茯苓18克，骨碎补12克，韭菜子12克（炒），当归身18克，炒杭芍12克，金毛狗脊12克（去毛炙），益智子10克，怀牛膝12克，石莲蕊15克，穞豆皮18克，广缩砂4.5克。共研极细末，枣泥糊为丸，小绿豆粒大，每早晚各服6克，淡盐汤送服。

治疗阴囊湿冷，精少而清等症。

（2）益肾固精丸

处方：炙龟板18克，生牡蛎12克，鹿角胶10克（蛤粉炒），蛤蚧尾1对，大熟地10克，炒杭芍6克，益智子6克（盐水炒），菟丝饼12克，云茯苓10克，炒山药6克，山萸肉6克，牡丹皮10克，五味子3克，金樱肉6克，石莲肉10克，建泽泻6克。

共研极细面，饴糖为丸，如绿豆大，每晚服6克，白开水送服。

本方内寓肾阴阳双补，养肝理脾之意，有补虚冷，益气力的作用。

（3）一味秘精汤

处方：分心木15克（洗净）。

用水一茶盅半，煎至多半茶盅，临睡前服之。

该药具固肾涩精之作用，为民间治疗遗精滑泄之要药。

(4) 沉香磁石丸

处方：沉香、蔓荆子、青盐、甘菊、巴戟天、葫芦巴、山药、川椒、磁石（醋煅水飞）、茱萸、附子、阳起石（醋煅水飞）。

以上各 50 克，共研细末，酒煮麦糊为丸，如梧桐子大，每服 50 丸，加至 70 丸，空心盐汤送下。

本方具温肾壮阳之功效，主治阳虚肾弱，精冷囊湿，阳痿滑泄诸症。

五、女科奇方

1. 产后腹疼方 13 首

（1）丹参 15 克，当归 10 克，延胡 10 克，益母草 15 克，艾叶 10 克。每日 1 剂，水煎（或稍加黄酒同煎），分 2 次服，连服 3~4 剂。

（2）生五灵脂 30 克，生蒲黄 30 克。上药共研末，甜酒送服，每日 2 次，每次 10 克。

（3）益母草 15 克，香附（制）15 克，山楂 20 克，当归尾 20 克。每日 1 剂，水煎，分 2 次服，连服 3~5 剂。

（4）荞麦、三七各 50 克，红糖 50 克。每日 1 剂，水煎加红糖服，连服 3~5 剂。

（5）香附 32 克，当归 22 克，赤芍、青皮、木香、桂心、元胡各 15 克。上药共研细末，另以黑面 30 克煮汤，加入米酒一勺，每日两次，每次取上药 6 克，用黑面汤送服。

（6）桂皮 3~5 克，红糖 12 克。水煎去渣，分 2 次温服。

（7）香附（炒）、五灵脂各 4 克，当归、川芎、赤芍、熟地各 6 克。上药加水 500 毫升，煎成 150 毫升，1 次温服。

（8）蚕豆茎 250 克，水煎加甜酒，分多次服。

（9）油当归 30 克，桃仁 10 克，熟地 30 克，肉苁蓉 30 克，火麻仁 12 克，郁李仁 12 克，胖大海 10 克。水煎 2 次服。

（10）大黄 125 克，川芎 63 克，当归 63 克，血竭 13 克，党参 13 克，百草霜 31 克。上药共为细末，加醋熬成膏，制作药丸如弹子大，略晒干后置阴凉处阴干备用，每次服 1 丸，不愈者可再服 1 丸。

（11）生蒲黄、五灵脂各 9 克，当归 12 克，川芎、桃仁、红花各9克,炮姜炭1.5克,炙甘草3克。水煎服,每日1剂。

(12) 当归、川芎、赤芍、熟地各6克,香附(炒)、五灵脂各4克。加水500毫升,煎成150毫升,1次温服。

(13) 当归22克,香附32克,赤芍、青皮、木香、桂心、元胡各15克。共研成细末,另以黑豆30克煮汤,加入米酒一汤匙,每日2次,每次取上药6克,用黑豆汤送服。

2. 不孕症方26首

(1) 续断、沙参、当归、益母草、香附各10克,川芎3克,橘红6克,砂仁3克,红花2克。每日1剂,水煎,行经期服5剂。

(2) 乌泡倒生根30克,龙船泡倒根30克,算盘树根30克,月月红枝30克,鸡蛋2个。上药水煎去渣,用药液煮鸡蛋加红糖服,月经干净后连服4天,每日1剂,日服3次。

(3) 算盘子根30克,地骨皮20克,益母草20克,母仔鸡1只。将鸡去毛除内脏,与上药和母鸡共炖,食肉喝汤,分3~4次服完。

(4) 过岗龙、棕树根各15克,韭菜蔸15克,路边黄15克,野麻蔸15克,车前草15克,水灯心10克。每日1剂,水煎,分2次服,连服10剂。

(5) 杏花、桃花适量。阴干为末,和井水服。每日3次,有效。

(6) 卷柏60克,铁刺铃60克。煎服。主治输卵管阻塞所造成的不孕,服3个月。

(7) 当归18克,白芍21克,川芎10克,红花6克,桃仁12克,泽兰12克,杞子50克,穿山甲12克,生地24克,青皮12克。水煎服,月经干净后每天1剂,连服3剂。

(8) 南瓜柄适量,炒燥研末,冲米酒服,每次2克,每日早晚各服1次,连服10天。

（9）月季花 20 朵，驴肉 500 克。煎膏，每日服 15 克，白开水冲服。

（10）女贞子 20 克，当归 30 克，白芍 25 克，熟地 50 克，萸肉 25 克，糯米甜酒 50 克。

水煎 1 日 1 服，连服 20 日，2 月内不得同房。

（11）广木香、当归、羌活、益母草、芍药、柴胡各 15 克，经后 10 日连服 6 剂。

（12）当归 8 克，知母 10 克，川芎 6 克，甘草 3 克，红枣 2 枚。加水三碗，煎成一碗，待经净前服用，一般连服 3 剂即可。

（13）瘦羊肉 100 克，姜 3 克，酒 90 毫升，当归 4 克，干龙眼 3 克，同置于锅内煎服汤汁，食肉。

（14）熟地 60 克，杜仲 45 克，枸杞 60 克，菟丝子 45 克，山萸肉 45 克，当归 45 克，山药 30 克，茯苓 30 克，仙灵脾 60 克，鹿角霜 30 克，紫河车 60 克。共研细末，炼蜜为丸，每丸重 10 克，早晚各服 1 丸，开水送服。适于肾气不足型。

（15）当归 12 克，柴胡 10 克，白芍 12 克，茯苓 10 克，白术 10 克，香附 12 克，益母草 20 克，合欢皮 12 克，玫瑰花 1 支，花粉 10 克。水煎服。适于肝郁气滞型。

（16）赤芍 10 克，当归 15 克，川芎 12 克，桃仁 10 克，红花 12 克，枳壳 10 克，香附 12 克，三棱 10 克，甲珠 15 克，黄芪 30 克，鸡血藤 30 克。

水煎服。本方对输卵管不通的不孕症有一定疗效。

（17）鲜姜 500 克，红糖 500 克。在夏季三伏天制作最佳，先将鲜姜洗净切片，捣烂如泥，调入红糖，放入锅内蒸 1 小时，取出放阳光下晒 3 天，然后再蒸再晒，按此法共蒸九次，日晒九次。服用时应在见月经来潮的头一天开始，每次 1 汤匙，1 日 3 次，连服 1 个月，不得间断，服药期间禁房事。治宫冷不孕。

（18）鸡蛋 1 个，藏红花 1.5 克。将鸡蛋开一小孔，放入藏红花1.5克，搅匀蒸熟，月经来潮后一天开始服，每日1只，连吃9只，持续3~4个月经周期。

（19）当归6克，川芎6克，白芍6克，白术6克，炙草3克，阿胶6克，香附6克，益母草4.5克，定经草15克，熟地6克，西红花4.5克。水煎服。

（20）沉香3克，松香3克，豆蔻3克，制川乌3克，细辛3克，甘草3克。以蜜为丸，每丸3克，每日2次，早晚各1丸，开水送下。

（21）大黄、茄南沉、广木香、细辛、桃仁、枳壳、紫蔻、甘草各6克，共为细末，炼蜜为丸，共做8丸，分2次服，在月经后服完。

（22）鹿鞭100克，当归25克，枸杞15克，北芪15克，生姜3片，嫩母鸡1只（不超过800克），阿胶25克。将鸡开膛，去内脏洗净，连同上五味放在砂锅中加水适量煮沸后，改用小火炖至鸡烂，再将阿胶下入，待阿胶溶化后，便可调味食用，连吃多次。

（23）熟地18克，菟丝子15克，巴戟肉12克，山药12克，枸杞子15克，鹿衔草15克，女贞子12克，仙灵脾9克，当归9克，紫石英12克，石楠叶9克。在月经干净后第8天开始服用，每日1剂，连服10天。

（24）党参60克，白术60克，砂仁60克，乌梅60克，熟地60克，当归60克，海金沙30克，天冬60克，益母草60克，香附60克，紫石英30克，僵蚕60克，黄芩60克，川芎15克，厚朴30克。共为细末，用乌鸡1只去骨取肉，剁碎和药为丸，每丸重15克，每服1丸，用盐汤送下。

（25）沙苑蒺藜（水淘净、晒干、炒香）、当归（酒浸）各240克，鱼鳔、蛤粉（炒焦）各500克。共为末，炼蜜为丸，如桐子大，每服6克，空心淡盐汤下。

（26）当归50克（酒洗），茯苓100克，川芎40克，白芍药、白术（用半夏汤洗）、香附米、陈皮各50克，甘草25

克。作 10 帖,每帖姜 3 片,水煎服。

3. 安胎方 16 首

(1) 野苎麻(去粗皮)15 克,铁砣 1 个,鸡蛋 1 个。水煎服,每日 1 剂,食汤及蛋,分 2 次服,连服 2 剂。

(2) 白术 10 克,淮山 20 克,桑寄生 12 克。每日 1 剂,分 2 次服,连服 3 剂。

(3) 艾叶 5 克,南瓜蒂 3 个,苎麻根 5 克,阿胶 15 克(蒸兑)。每日 1 剂,水煎,分 2 次服,连服 2~3 次。

(4) 骨碎补 30 克,每日 1 剂,水煎,分 2 次服,连服 3~5 剂。

(5) 白术 9 克,煎水取汁,先入南瓜粥内,加饴糖一匙。

(6) 鸡肝 2 具,切片浸糖、酱汁中 30 分钟,然后炒熟,与粥同服。

(7) 杜仲 9 克,粳米 30 克,红枣 10 只。杜仲煎取汁,与红枣 10 只,粳米同煮粥,加饴糖一匙。

(8) 鲤鱼 1 条(约 500 克),川断、杜仲各 15 克,葱、姜、盐少许。将鲤鱼留鳞去肠杂与川断、杜仲(用纱布包)同放锅内,加水和葱、姜、盐煮至鱼熟,吃鱼喝汤,每日 1 剂,连用 3~5 天。

(9) 阿胶 50 克。先用糯米煮粥,粥煮熟时趁热加入阿胶和匀,每日 1~2 次分食。

(10) 续断 60 克(酒浸一宿烘干),川杜仲 10 克(姜汁炒断丝),菟丝子 20 克。三味研成细面,大枣半斤煮烂去核,共捣为丸,如梧桐子大,每服 30 丸。

(11) 条黄芩 150 克(炒),白术、白茯苓各 45 克。饭黏为丸,空心 50 丸,水送下,连服 5 天。

(12) 杜仲 250 克,续断、白茯苓各 100 克,白术 50 克。枣肉为丸,空心 50 丸,连服 5 天。

(13) 杜仲 200 克(将糯米粥去水,拌蒸晒干),淮山 150

克（微炒，留出粉5克，打糊成丸），续断50克（盐水炒），归身50克。

共研成细末，另加枣肉150克同捣，用淮山粉打糊成丸，每日早晚饭前服1次，每次10克。

（14）杜仲30克，补骨脂30克。共为细末，以水调敷脐部，每日1换，连敷5~7天。

（15）砂仁（去皮）、黄酒各适量。将砂仁炒干研细末，以热黄酒送下，每服5~10克，觉腹中温暖即安。

（16）黄芪18克，归身9克，炒白芍9克，党参12克，白术9克，炙甘草9克。水煎服，每日1剂，连服2月。

4. 习惯性流产方21首

（1）核桃肉60克，糯米150克。将核桃肉捣烂与糯米共煮粥，分2次服。连服3~5剂。

（2）白术10克，黄芩6克，杜仲6克，黄芪15克，党参10克，桑寄生10克，南瓜蒂3个。每日1剂，水煎，分2次服，连服3~5剂。

（3）紫苏15克，鸡蛋1个。每日1剂，水煎，分2次服，连服3~5天。

（4）艾叶10克，阿胶10克，鸡蛋1个。艾叶水煎液煮鸡蛋，将阿胶蒸溶时服。每日1剂，连服15剂。

（5）当归15克，党参60克，黄芪60克，淮山150克，红枣180克，杜仲（盐炙）250克，饴糖500克。上药共研细末，饴糖为丸。每日早晚盐水送服。每次30克，怀孕后1~2月开始服。

（6）茶叶树根20克，艾叶20克，鸡蛋2个。共煮鸡蛋，每日2次，每次吃1个蛋，连服3~5剂。

（7）阿胶15克，生山药、石莲各10克，艾叶6克，椿皮9克，川断10克，菟丝子10克，桑寄生10克，白术12克，黄芪20克，升麻4克。水煎服。如内热大的妇女，可加黄芩9

克，黄连9克，减去艾叶。

（8）大枣5枚，鸡蛋2个。将大枣放入水中煮至将熟时，将鸡蛋打入汤内，待蛋熟后吃蛋喝汤，每日1次。

（9）党参30克，杜仲30克，糯米100克。将前2味用纱布包好，同糯米一齐下锅，加水适量，煮成粥后服用。

（10）桃奴（秋后干在树上的小桃）、鸡蛋各7个，共同水煮，7个鸡蛋一次吃下，每月1次，在习惯流产的月份之前，加服1次。

（11）老母鸡（4~5年以上者）1只，红壳小米250克。将鸡宰杀去毛及内脏，煮汤，用鸡汤煮粥食之，可连续服用。

（12）老母鸡1只，鲜乌贼200克，葱、姜少许，料酒50毫升。将鸡宰杀，去毛及内脏，洗净后，在开水中氽一下，用葱二根，姜五片，料酒50毫升，加水适量以武火烧开，微火焖烂。鲜乌贼放入鸡汤同煨5~6分钟，加盐适量，食肉喝汤。在怀孕三个月前服食，1只鸡可在3~5日内服完，最好连服两只。

（13）鹿胎1具，艾叶20克，紫河车50克，黄芪、菟丝子、黄芩各25克，当归、杭白芍、生地黄、正川芎各20克，甘草10克。先将鹿胎与500克大米同用文火徐徐焙干，然后加入上各味药，研成粉，再加入炖至溶化的100克阿胶，用优质蜂蜜调匀做成重为10克的药丸，装置于玻璃瓶内备用，每次取2~3丸，将其嚼碎用温水送服，每日早晚各服1次。

（14）香油100克，蜂蜜200克。分别将上述两味用小火煎煮至沸，晾温，共混合调匀，每次饮1汤匙，每日2次。

（15）党参60克（置米上蒸），白术90克（置米上蒸1小时），酒续断36克，炒杜仲60克，阿胶珠36克，白茯苓45克，桑寄生45克，大红枣300克。将前7味共研面后，把红枣劈开煮烂去核，纳入药面制成如小豆大的丸，每日服3次，每次服9克，用米汤送下，或将上药分10剂煎服，连服10天亦可。

（16）莲肉 30 克，糯米 30 克，苎麻根 30 克。水三碗煎成一碗，1 次服。

（17）祈艾、白芍、菟丝子各 6 克，川朴、香附、川芎各 3 克，荆芥、羌活、川贝各 5 克，北芪、防风、当归、阿胶（烊服）各 9 克。用水两碗半煎成大半碗，2 次分服。

（18）莲子适量。莲子去皮、心，洗净，与葡萄干同入瓷罐中，用旺火隔水炖熟，即可服食。用于脾肾虚型。

（19）龟肉 90 克，杜仲 30 克，党参 30 克。龟肉洗净，切块，合杜仲、党参加水煮熟服用。用于气血虚弱型。

（20）莲子 60 克，苏梗 9 克，砂仁 5 克。莲子去皮、心，放在瓷罐中加水 500 毫升，用文火隔水炖至九成熟后，倒入砂锅，加苏梗、砂仁，再加水 250 毫升，用文火煮至莲子熟烂，即可服食。

（21）淮山药 200 克（微炒），杜仲 100 克（盐水炒），川断 100 克（酒炒）。研粉成绿豆大丸，每服 15 克早晚各 1 次。

5．难产胞衣不下方 10 首

（1）海马粉 3 克，用小米粥送下，粥内加红糖一匙。

（2）燕麦全草 90 克，煎水取汁，兑入小米粥内，加红糖一匙。

（3）生慈菇 30 毫升，兑入小米粥内，加红糖一匙。

（4）伏天抱小鸡蛋皮 5 个，共为细末，黄酒送下，其效无比。

（5）蓖麻仁 100 克，捣烂，敷双脚心（涌泉穴）。

（6）蛇蜕 10 克，见风消 10 克。上药烧炭，开水送服。

（7）没药、血竭各等份，研末，每服 6 克，日服 2 次，白开水送下。

（8）五灵脂、生蒲黄各等份，研末，每服 6 克，热酒冲服。

（9）大葱一把，用二碗水煎之，捞出捣糊，敷于膝盖上用布包缠，同时服葱水半碗，2小时见功效。

(10) 鸡蛋2个，醋100毫升，搅匀调服，然后饮开水一杯。

6. 妊娠恶阻方20首

(1) 青果3枚（打成泥），黄锅巴30克，煮成粥，冰糖渣一匙，拌入粥内。

(2) 鲫鱼4寸长一条，姜2片，同入沸水中烧熟，盛起浇上酱油。锅巴入鱼汤中烧熟，加味精、葱油适量，食之。

(3) 海蜇皮适量，洗净，用白糖腌数日，每日1次，食海蜇皮50克，并饮汁。

(4) 益母草10克，生地6克，浸入200毫升蒸酒中，隔水蒸15分钟，温服每次50毫升，日服2次。

(5) 当归7克，川芎3克，益母草9克，桃仁7个，炮姜4克，红糖35克。上药加水800毫升，用武火煮30分钟，过滤去渣留药汁400毫升，加入红糖搅匀，每日2~3次，饭后温服。

(6) 丁香15克，半夏20克，共研细末。生姜30克，煎浓汁调上药为糊状，取适量敷于胶部，用胶布固定，连敷1~2日。

(7) 香附6克，春砂3克，党参10克，白术5克，云苓10克，炙甘草5克，陈皮3克，生姜3片，大枣3枚。水煎服，每日1剂，连服3剂。

(8) 糯米、生姜汁各适量。将糯米泡温后稍风干与生姜汁同炒，以黄色为度，瓶贮，每日嚼3~4次，每次适量，慢嚼后吞服。

(9) 灶心土90克，制半夏3克，生姜3片。水煎灶心土，澄清去渣，再煎后两味，煎数沸后，徐徐吞下，以愈为止。

(10) 山萸肉、乌梅肉、山药、麦冬、天冬、炒杜仲、阿胶各10克，菟丝子、炒砂仁各6克。水煎服，1日1剂，一般

3~5剂可愈。

（11）黄连、紫苏各等份，共研细面，每次服1克，每日服3次。

（12）韭菜200克，鲜姜200克，白糖适量。将韭菜、生姜切碎，捣烂取汁，用白糖调匀饮汁。

（13）藿香、苏梗、厚朴、砂仁、半夏、橘皮各6克，茯苓12克，姜片榨汁20滴。加清水4碗，煎服，存一碗，饭后2小时待服。

（14）鲤鱼1条（250克左右），清除内脏，取砂仁6克（捣碎），生姜15克（切片），放入鱼腹内炖熟，1天食完。

（15）白术9克，黄芩、竹茹各6克，青皮3克。水煎服。

（16）红枣5个（去核），橘皮1块，煎水饮。

（17）野葡萄30克，煎水服。

（18）甘蔗汁30毫升，生姜汁5~6滴，混均匀。每隔2小时服少许，喜食酸味孕妇者最宜。

（19）橘皮45克，姜竹茹4.5克，枇杷叶3克。煎服，每日1剂。适宜妊娠2~3个月者。

（20）柿蒂30克，丁香15克，生姜10克。煎汤送服，每日2次。

7. 绝育方4首

（1）血管鹅毛（鹅毛拔下者，毛曾带血者）适量，百草霜适量（柴草灶的锅底灰）。鹅毛烧灰存性，同百草霜共研细末。每服3克，于月经过后黄酒调服。

（2）猪大肠200克，棕树根75克，共炖服，可永远绝育。炖药时禁用铜铁。

（3）明白矾2克，研成细面。在生小孩后，用白水送下，绝育。

（4）鸡肉、棕芯、魔芋花。取鸡肉500克切块，加棕芯100克，魔芋花50~100克共煮，在月子中吃，1次即可。

8. 产后风方 13 首

(1) 苍术 15 克,大葱胡 50 克,蛇蜕 10 克,大枣(去核) 15 克,马蜂窝 10 克。将上药捣碎握手中,蒙头发汗,30 分钟后全身发汗,慢慢揭被,避风 3 天。可以红糖茶为引促其发汗。

(2) 梳头篦子(脑油越多越好) 2 个,煎水 1 碗,加适量红糖,趁热服下,可迅速缓解。

(3) 阴骡蹄(即才出生的骡驹软蹄)阴干,砂锅焙黄 1.5 克,小儿胎发烧存性 0.6 克,藏香炭 0.6 克,如无藏香可用麝香少许代之。以上三味,共为细末,再刮取大车油脂,入勺内焙化倒出,和三味药调匀为丸。如小枣大,再用麝香 0.15 克滚为衣。

用黄酒 200 毫升煎沸,将药丸投入酒中,用新竹筷子一根,搅此药丸,俟将药丸完全涮于酒中后,将酒灌服,盖被取汗。

(4) 葱白 12 克,盐适量。先将盐填平肚脐,然后将鲜葱白捣烂放于盐上,以艾炷放葱上,灸至觉暖气入腹内难忍气为止。

(5) 枯矾 6 克,雄黄 12 克,胡椒 50 克,火硝 3 克。将上药共为细末,用醋调成两丸,一手一丸,攒 1 小时即愈。

(6) 地黄蜂 100 枚(干品,地黄蜂属仙鹤草的地下根茎),大枣 7 枚。每日 1 剂,水煎服,服 8 剂。

(7) 大熟地 30 克,胡桃肉 12 克,补骨脂 12 克,当归 12 克,肉桂 9 克,桑寄生 12 克,独活 12 克,杭白芍 15 克,杜仲 10 克,牛膝 10 克,巴戟天 10 克,制附子 6 克,红花 10 克,甘草 9 克。水煎 6 剂,切勿着凉。

(8) 荆芥 15 克,防风 15 克,钩藤 15 克,紫苏 60 克,薄荷 9 克,僵蚕 30 克。上药共为细末,待冬至时,将药装入 500 克重的鲫鱼腹内,挂阴处风干,置瓦上焙焦研细末,每次服 9

克,黄酒送下,发汗即愈。

(9) 人指甲6克,洗净阴干,用瓦焙烤以不焦枯存性为度,研极细末。用黄酒100毫升送服,一般用1次后不再复发,重症不超过3次即愈。

(10) 牛膝(酒浸)、炙甘草各3克,薤草、当归、白术、黄芪、独活各3克,生姜3片。水煎2次服,每次调肉桂末1克,空腹服。

(11) 黑豆250克,童便1碗,黄酒1碗。将黑豆炒熟,用黄酒童便煮10来沸,澄清,分3次温服。

(12) 麝香0.2克,梅片2克,雄黄6克,儿茶3克,归尾15克,朱砂45克,乳香2克(去油),没药2克(去油),血竭2克,红花5克,防风6克,刘寄奴6克,汗三七15克。共为极细末,每服10克,黄酒为引送下。

(13) 黑豆60克,棉花子120克,槐子(炒)15克。水煎,炖服。

9. 产后自汗方4首

(1) 凤凰儿(即孵化18~20天将成鸡仔的蛋)去壳,用其鸡仔炙干10~12个,麦芽250克。共研成细粉,以白糖开水冲服,每次用药粉1汤匙,日2次。

(2) 糯米适量,在清水中浸泡一夜,然后用新枇杷叶去毛洗净,水浸软,以叶包糯米为粽,蒸食,每日1次适量,连食3日。

(3) 红枣15枚,枸杞子10克,生姜3片,老母鸡1只。将鸡开膛去肠及杂物,红枣、枸杞、生姜纳入鸡腹,加水煮烂,可食可饮。

(4) 玉米棒心2~3个,煎汤服,日服2次。

10. 剖宫产刀疤发痒方

新鲜黄瓜250克,芒硝200克。加水200毫升,同时煎10

分钟,取出过滤用汁外搽,每日3次。每次配方可用半个月,平时应保存在低温处,坚持治疗半年,疤痕会慢慢消失,痒症会自愈。

11. 女性更年期综合征方12首

(1) 大枣10枚,山药丁30克,同煮烂,加蜂蜜一匙食之,连服10剂。

(2) 鲜菊花瓣15克,蜂蜜1匙,拌匀,渍30分钟,拌入山药粥内。

(3) 首乌6克,煎水取汁,兑入山药粥内,加蜂蜜1匙。

(4) 沙参9克,煎水取汁,兑入山药粥内,加蜂蜜1匙。

(5) 芹菜30克(切末),入沸粳米粥中,烫熟加盐、味精、麻油适量。

(6) 鲜藕肉30克,山药丁30克,切末,同煮加蜂蜜1匙。

(7) 熟地、山药、仙灵脾各30克,山茱萸、白术各12克,仙茅20克,肉桂6克。水煎服,每日1剂,分3次服。

(8) 生地30克,熟地30克,泽泻10克,茯苓10克,山药15克,首乌15克,枸杞15克,女贞子30克,元参10克,麦冬10克。水煎服。汗多加浮小麦,失眠加夜交藤,腰痛加续断、桑寄生、补骨脂,心悸加服补心丹。

(9) 淮小麦30克,红枣30克,炙草6克,杞子12克,石决明12克,当归9克,珍珠母9克,仙灵脾9克,紫草15克。上药加清水4碗,煎至1碗,待温饮服,隔1天1剂,服30剂断此症。

(10) 桂枝15克,白芍9克,生姜9克,炙甘草6克,大枣7枚。另服黑锡丹6克。上药用水3碗煎服,3~4剂见效。

(11) 丹参30克,红花12克,川芎12克,赤芍12克,降香15克,生蒲黄9克,灵脂9克。上药加水4碗,煎至1碗,待温服用。数剂后如见肝郁明显,加柴胡9克,香附9

克,百合15克。

(12) 仙灵脾15克,当归9克,紫草15克,栀子9克,珍珠母30克。上药加水4碗,煎至1碗温服。

12. 子宫发育不全方2首

(1) 香附10克,当归15克,川芎10克。水煎服,每日1剂,分3次服。

(2) 桃仁、枳壳、赤芍、乌药、元胡、红花、香附各15克,丹皮、甘草各20克,当归25克,灵脂、川芎各8克。水煎服,每日1剂,分3次服。

13. 妇人试胎法4首

(1) 川芎6克,蕲艾3克。水一碗煎15分钟,饭前服下。若有胎,则服此方半小时内立即见吐。如无胎则服药不吐。连服2次,经血未来,即是受胎。

(2) 炙草(去皮)、皂角各3克,川连少许。为末,调酒服,有孕则吐,无孕不吐。如试验结果腹不痛也不吐,必是气血有亢,此乃经中有病。

(3) 在孕妇清晨的尿中滴一点酒精,变红者男,不变色是女。(产前知男女)

(4) 用蓬草浸醋4小时,取出用火烘干,过几小时待火气去尽后,用酒煎服少许,腹有隐痛者,即证明已怀孕。

14. 难产方13首

(1) 伏龙肝50克,研末,擦产妇脐部。

(2) 酒药5粒,童便20毫升,麻油10毫升,鸡蛋清2个,蜂蜜20克。上药略煎,1次温服。

(3) 云母粉25克,温酒调服,入口即产,不顺者即顺,万无一失。

(4) 当归150克,芎䓖50克,为细末。先以大黑豆炒焦,入流水1碗，童便1碗，煎至1碗，分2次服，未效，再服。

（5）杂草灰、镬锈、白芷等份。每服5克，童尿、米醋各半，和服之效。

（6）当归120克，川芎120克，杭芍120克，熟地120克，香附120克，百草霜120克，大黄120克，血竭花75克，元胡75克，京墨30克。将前药共为细面，再用粮食醋2500克，合在药面一起，熬定厚皮为丸，阴干后9克重，服时用布包砸碎，用引子水送下或用引子水化服均可。

注意事项：①要用高粱制米醋方能有效。②配制时用砂锅或铜锅，忌铁器。③按上调引子服用。④服药后出透汗即病退。

（7）当归3克，川芎12克，龟板（手掌大一块，醋炙，研），妇人头发1团（如鸡子大，洗净，瓦上焙干存性）。清水2碗，黄酒1碗煎服。

（8）乌龟甲壳1个，黄酒5毫升。将龟甲烧成末，以温酒送服。

（9）兔脑1副，乳香适量，黄酒少许。兔脑捣烂，同乳香研和做成丸，每丸约重5克，放于阴凉干燥处保存。临产时胎儿不下，即研1丸，热黄酒送下。如胎儿仍不下，可再服1～2丸。

（10）螃蟹爪50～100克，黄酒适量。上述二味加水煎煮，1次服下。

（11）糯米100克，禾秆（稻草）300克。将糯米淘洗，禾秆洗净，切段，用水5碗，煮成1碗后服，如放鸡煮，效果更好。

（12）芒硝末6克，与童便温用。

（13）蜂蜜与真麻油各半，煎去50%，服下即见效。

15. 闭经方36首

（1）鸡血藤12克，研末，用温酒送服，1日1次。

(2) 绿矾 15 克，炒后乘热外贴脐中，用纱布固定。

(3) 草棉花根 60 克，和猪小肚煲食，隔 3 天服 1 次，轻者 3 剂可通。

(4) 木耳 50 克，苏木 50 克，黄酒 250 克。将木耳、苏木用酒加水半碗煮，煮成剩半碗即成。

(5) 桃仁 10 克，墨斗鱼 200 克，油盐适量。墨斗鱼洗净切片，加水与桃仁共煮，以油盐调味，食鱼饮汤。

(6) 益母草 30 克，乌豆 60 克，红糖适量。益母草与乌豆加水 3 碗，煎至 1 碗，加糖调服，并加黄酒 2 汤匙冲饮，每日 1 次，连服 7 天。

(7) 芥菜子 60 克，黄酒适量。将芥菜子研为细末，每服 6 克，用热黄酒为引，每饭前服。

(8) 红花 15~20 克，石榴皮 30 克。水煎两次混合，分次服，每日 1 剂（于下次月经来潮前 3 天服）。

注：此方适用于未婚者，未产妇女原发性闭经或继发性闭经，效果皆好。

(9) 虻虫 3 克，水蛭 3 克，大黄 15 克，桃仁 50 粒。水煎服，日服 1 剂。

(10) 猪骨髓 100 克，桂圆肉 100 克，大枣 100 枚，三七粉 6 克，山药粉 60 克。先将桂圆肉、大枣在锅内煮烂，再放入猪骨髓约 10 分钟，使成糊状，后加入三七粉及山药粉，搅匀，脱离火源，冷却即成。每日服 2 次，每次 1 汤匙，空腹用。

(11) 月季花、益母草、丹参各 25 克，水煎加黄酒温服。

(12) 生黑豆 50 克，红花 25 克，红糖 100 克。水煎服。

(13) 猪蹄脚一只，川牛膝 15 克。二味洗净，猪蹄脚切成 8 块，置陶器中加水炖熟，趁热服。

(14) 鳖 1 只，黄酒半杯。鳖宰杀取血，冲黄酒、开水半杯，趁热饮服，鳖肉煮食。

(15) 白胡椒 5 克，台参 15 克。共蒸鸡食之，服 2~3 次，月经即通。

（16）川芎、当归、香附、牛膝各30克，雄鼠屎（烧焦，研）60克。共为细面，每服6克，早晚各1次，白开水送下。或炼蜜为丸，每丸重9克，早晚各服1次。

（17）红花10克，当归尾10克，苏木6克，桂枝5克，紫葳10克，白芷10克，赤芍10克，刘寄奴12克，炙甘草6克。黄酒或红糖为引，水煎服。每日1剂。

（18）人乳1杯，韭菜汁1杯，蒸熟，早晨空腹服。

（19）黄酒500克，蚕砂30克。酒煎蚕砂去渣，装瓶内。每次服1杯，每日3次，常服。

（20）益母草50克，煎服1碗，加黄酒服下即愈。

（21）益母草150克，桔梗10克，加水2000毫升，煎汤熏洗小腹部。

（22）食盐300克，炒热后洒入适量白酒，再炒片刻，用布包好，热烫小腹，每日2次。

（23）蜣螂1条（焙干），威灵仙10克。烤干共研末，用酒调湿，外敷腹部，再用纱布和胶布固定。每晚睡前贴上，次日早晨取掉。

（24）精羊肉90克，当归、生姜各10克。同煮，吃肉喝汤，每日1次。

（25）熟地黄、枸杞子、何首乌各30克，当归、菟丝子、淮山药各15克。每日1剂，水煎，分2次服。

（26）龙眼肉15克，红枣5枚，粳米80克。煮粥，可加白砂糖少许，每日服食1次。

（27）红花6克，黑豆50克。水煎冲红糖30克，温服。

（28）鸡血藤30克，白砂糖20克，鸡蛋2枚。把鸡血藤、鸡蛋同煮至蛋熟，去渣及蛋壳，放入白糖溶化即成，每日1次。

（29）丁香、硫黄各1克，共研为末，放入1枚鸡蛋中，湿纸封口蒸熟，空腹时米酒10毫升送服，可连服2~3次。

（30）金针菜 100 克，黑木耳 50 克，冰糖适量。共煮食，连服 10~20 天。

（31）丹参 20 克，水煎，加红糖 15 克。每日 2 次，饭前服。

（32）红糖、红枣各 100 克，老姜 15 克，马兰根 1 把。水煎，当茶饮，饮至经来为止。

（33）茜草 50~100 克，当归 50 克。水酒各半，煎服，忌食生冷。

（34）猪肝 150 克，绿豆 120 克。先将绿豆煮熟后加入鲜猪肝（洗净切片），煮数分钟后食用。每剂分 2 天服完。

（35）蚯蚓 3 条，黄酒 10 毫升。蚯蚓瓦火焙黄，研成细末，黄酒冲服，每日 1 剂。

（36）大黄、五灵脂、红花，三味药以 7∶2∶1 的比例配方，共研细末，加入百草霜适量，拌匀，水为丸，如绿豆大，干后包装备用。

16. 外阴白斑方 9 首

（1）生地、当归、白芍各 9 克，川芎 6 克，桑白皮 9 克，地骨皮、防风、浮萍、钩藤各 9 克，磁石 30 克，牛膝 4.5 克。上药加清水四碗半，煎至一碗，温服，其渣外搽。

（2）苦参 15 克，蛇床子、龙胆草、山栀子、当归、白鲜皮、赤芍各 9 克，刺蒺藜 15 克，生姜 3 片，生甘草 3 克。加水四碗半煎，浓存一碗半服，用渣外敷搽擦外阴。

（3）蝉蜕 250 克，蛇蜕 20 克，蜈蚣 25 克。将上药共研细末，每日将药末分两次服，早晚用白开水送服，连服 5 日，病情减半，全部疗程 3 个月左右痊愈。

（4）苦参 15 克，蛇床子 10 克，龙胆草 10 克，山栀仁 10 克，赤芍 12 克，当归 10 克，白鲜皮 10 克，刺蒺藜 15 克，生姜皮 3 克，生甘草 3 克。水煎服，每日 1 剂。

（5）生地 10 克，麦冬 10 克，泽泻 10 克，茯苓 12 克，苍术 10 克，荆芥 10 克，防风 10 克，黄柏、桑寄生各 30 克，补骨脂 20 克。水煎服，每日 1 剂。

（6）首乌 15 克，菟丝子 12 克，续断 20 克，枸杞 20 克，麦冬 10 克，丹皮 10 克，覆盆子 10 克，桑寄生 30 克，地骨皮 12 克，益母草 30 克，红花 10 克，女贞子 30 克，旱莲草 30 克。水煎服，每日 1 剂。

（7）土槿皮 30 克，蛇床子 30 克，白鲜皮 15 克，苦参 30 克，青黛 10 克，仙灵脾 30 克，川椒 10 克，防风 10 克，荆芥 10 克。水煎，先熏后洗，每日熏洗 2 次。

（8）乳香 6 克，没药 6 克，儿茶 6 克，血竭 6 克，蛇床子 10 克，枯矾 10 克，冰片 3 克，雄黄 6 克，仙灵脾 10 克，补骨脂 10 克。共研细末，用甘油调成软膏，先用中药煎水熏洗（可任选以上七方之一），后将软膏涂敷患处。

（9）鹿含草 30 克，蝉蜕 15 克，仙灵脾 30 克，老鹳草 60 克。煎水外洗，每日冲洗 2 次。

17. 鬼胎验方

人参、归身、大黄、牛膝、雷丸、红花、丹皮、枳壳、厚朴、桃仁各等份。如呕吐加藿香。煎水服之，当泻人，候腹部消后，须进补养之剂，以养其后。

注：妇人鬼胎，舌色蓝黑，有斑点，子宫出血，或闻食则吐，腹胀如娠。

18. 妇女月痨方

黑狗剌 15 克，布杉枝 15 克，芭蕉根 10 克，前胡 10 克。每日 1 剂，水煎，分 2 次服，连服 3 剂。黑狗剌即圆叶鼠李。

19. 附件炎方

山萸肉 15 克，桑螵蛸 9 克，龙骨 30 克，锁阳 9 克。上药加水 3 碗煎服。

20. 阴癣方

地肤子、白鲜皮、地骨皮各 9 克，防风 6 克，赤芍 9 克，云苓 15 克，鲜生地 15 克，南红花 6 克。上药加水 4 碗，煎存 1 碗温服。

21. 妊娠手足浮肿方

臭牡丹根 60 克，用瘦猪肉少许，水 3 碗，煎成 1 碗，内服。禁食寒凉食物。

22. 月经不调方 17 首

（1）月季花 10 朵，煎水，加红糖、酒引，连服半月愈。

（2）莲蓬壳烧灰，日服 2 次，每日 6 克，热酒服。主治经血不止。

（3）取鲜佛手 15～30 克，当归 9 克，米酒 30 克。加水适量煎服，早晚各服 1 次。

（4）木贼草 20 克，牡蛎壳 5 克。水煎服。主治月经过量。

（5）当归 4 克，艾叶 4 克，益母草 5 克。水煎服。主治月经过量。

（6）马鞭草 9 克，牛蒡子 6 克，牛膝 6 克。水煎服。主治月经延迟。

（7）丹皮 5 克，红花 4 克。水煎服。主治月经延迟。

（8）益母草 200 克，水煎，煮乌鸡，食肉饮汤，数日即愈。

（9）鸡冠 2 枚，放入泥罐中，黏土封口，放炭火上约 30 分钟，取出研细，每日 3 次，食间分服。

（10）将乌鸦烧黑，研成细末，1 次 5 克，每日 3 次，白开水送下。主治月经过多。

（11）将黑木耳焙干研粉，每日早晚用红糖水送服 3～6 克。主治月经过多。

（12）鹿衔草30克，金樱子30克。每日1剂，水煎2次服，连服3~4剂。

（13）当归6克，川芎3克，乌药末9克，香附6克，元胡5克，茺蔚子（布包）9克，赤白芍（各半）9克，生熟地（各半）10克。每日1剂，水煎2次服，连服7~10剂。主治月经提前。

（14）当归12克，川芎9克，生地15克，白芍26克，黄芩9克，麦冬12克，黑栀子9克，杜仲炭12克，川断12克，知母9克，黄柏7克，牡蛎粉25克，甘草3克。水煎服。

（15）斑蝥15克，藿香15克，广木香15克，制乳香15克，制没药15克，当归30克。共为细末，用醋制丸（如豌豆大）。每次服10~15丸，每日2次，早晚服。

（16）益母草500克，当归120克，白芍120克，炒川芎60克，生地120克，陈皮60克，砂仁15克，醋香附90克，红糖500克。先将益母草加水约7500毫升，煎约3小时，以稀烂无味为度。把当归、白芍、川芎、生地、香附、陈皮、砂仁放入益母草水中，煮沸2小时左右，压榨，过滤，去渣后，放入锅内熬至1000毫升左右，再将红糖放入溶化即成软膏。每日服2次，每次服2汤匙，开水调服。

（17）豆腐2块，羊肉50克，生姜25克，盐少许。煮熟加盐，饮汤食肉及豆腐。主治体虚妇女月经不调。

23. 倒经方7首

（1）红高粱花、红糖各适量。将红高粱花洗净，加水，加红糖煎煮1小时，每日饮汤2次。

（2）西红花3克，大白、香附、牛膝各9克。共研末，炼蜜为丸，每丸重6克，早晚各服1丸，白开水送下。

（3）鲤鱼鳞6克（炒成灰），藕节7个。水煎，每日3次。

（4）鲜藕200~1000克，榨汁饮服。

(5) 小蓟60克，灶心土（伏龙肝）15克。用水煎成汤剂，饮服。每日2次，忌食辛辣食物。

(6) 潞参、条参、口芪、薏米、熟地各10克，炖黄老母鸡，吃肉喝汤。

(7) 生地黄、阿胶珠、白芍、黄芩、山栀子、当归、丹皮各6克，川芎15克。加清水3碗，煎至1碗，饭后服用。

24. 白带方18首

(1) 鲜马齿苋洗净捣烂，滤汁60克，生鸡蛋2枚，去黄，用蛋白和入马齿苋汁，搅匀，开水冲服，每日1次。

(2) 白果仁10粒，冬瓜子30克，加水2碗，煎成1碗，温服。

(3) 白扁豆250克，炒后研末。每日2次，每次16克，米汤送服。

(4) 桂鱼1尾，洗净破肚，加胡椒21粒，盐0.3克，煮食。

(5) 黑木耳焙干，研末，以红糖水冲服，每次3~6克，每日2次。

(6) 白果仁、莲肉各9克，乌鸡肉60克，米酒30克。炖熟吃，每天1次。

(7) 艾叶100克，盐10克。共炒熟后，用布包好，热熨肚脐和小腹部，每日2次。

(8) 土茯苓50克，苦瓜子30克，苦陈皮20克，白鲜皮30克，地肤子30克。煎水熏洗外阴。每日2次。

(9) 将黄鱼鳔用素油炸酥研粉，用此粉5~10克，与鸡蛋同做饼吃。

(10) 玉米须水煎后，红糖冲10克，服后特效。

(11) 黑豆100克，黄沙土50克。先将沙土在锅内炒热，再放上黑豆一起炒，炒熟为止。每次服50~100克，每日2~3次。

（12）白鸡冠花适量，煎水，服之有效。

（13）炒白术、淮山药各 30 克，党参、炒白芍各 15 克，车前子、苍术各 9 克，柴胡、陈皮、荆芥穗各 2 克，甘草 3 克，白果 10 个。水煎服。

（14）鹿角霜、菟丝子、沙蒺藜、肉苁蓉、黄芪、白蒺藜各 9 克，肉桂、淡附子各 6 克，桑螵蛸 15 克。水煎服。

（15）猪苓、茯苓、泽泻、赤芍、丹皮、黄柏、山栀各 9 克，车前子、茵陈、牛膝各 12 克。水煎服。同时用黄芩、黄柏、甘草各 15 克，煎汤出浴，配合治疗。

（16）红藤 30 克，败酱 10 克，白鸡冠花 10 克，黄柏 12 克，土茯苓 24 克，生谷芽 30 克，苡仁 30 克，甘草 6 克。每日 1 剂，可服 2~10 剂。

（17）墨鱼 100 克，瘦猪肉 150 克，淮山药 9 克，莲肉 3 克。同炖汤食。

（18）艾叶 10 克，鸡蛋 1 个。同煎，吃蛋饮汁。每日服 1 次，7~10 天为 1 疗程。

25. 阴痒方 10 首

（1）苦参、生百部、蛇床子、土茯苓、鹤虱、白鲜皮各 30 克，龙胆草、川花椒、川黄柏、地肤子各 15 克。加水 200 毫升，煮沸 20 分钟后，去渣取汁熏洗阴部，每日 1 剂，早晚各洗 1 次，每次洗 20 分钟。也可用带线棉球蘸药塞入阴道，第 2 天早晨取出，10 天为 1 疗程。最多 2 个疗程可治愈。

（2）桃叶阴干，取 500 克，加水 6000 毫升，煮沸 5 小时，连夜去渣留液，再煮 2.5 小时，制成 150 毫升药膏，加水稀释为 10% 药液，然后用带线棉球浸药膏塞入阴道，每日 1 次，连用 5 天。

（3）黄柏 45 克，蛇床子 60 克，苍术 45 克，白矾 30 克。上述药共分 3 付，每付水煎后，用干净毛巾在阴部擦洗 3 次。

（4）蛤粉 3 克，冰片 0.3 克。共研细末，然后用香油调和，涂敷患处。适于破溃者。

（5）苍术、黄柏、川牛膝各12克，白芷、赤芍各10克，苦参20克，土茯苓、银花30克。水煎服。

（6）鸦胆子15克，水煎浓汁，熏洗患处，每日早晚各1次。

（7）蛇床子、白矾各30克，用布包裹煎水，待药水温后，坐盆浸洗，每日1次。如再加入苦参、十大功劳叶各30克，疗效更好。

（8）蛇床子、川椒、明矾、苦参、百部、地肤子各20克，煎汤，趁热先熏后坐浴，每日3次，10次为1疗程。

（9）龙胆草15克，苦参15克，蛇床子15克，百部10克，枯矾10克，黄柏10克，川椒10克。将上药水煎后，放猪胆2个，趁热先熏后洗患处。

（10）蛇床子15克，枯矾10克，苦参15克，生百部15克，黄柏15克，雄黄10克。滴虫阴道炎者，加仙鹤草30克，白头翁30克。霉菌性阴道炎者，加山豆根15克，川楝皮30克。上药煮汤，并用纱布将药渣滤净，趁热先熏后坐浴5~10分钟，每日熏洗1~2次，1剂药用2次，每次均要烧开，5天后多可见效，10天后痊愈。

26．盆腔炎方8首

（1）当归、香附各9克，益母草12克。水煎服，每日1剂。

（2）当归、赤芍各9克，乳香、没药各6克。水煎服，每日1剂。

（3）丹参30克，莪术、三棱各10克，赤芍12克，公英30克，延胡索10克，丹皮10克，苡仁30克，败酱草30克，没药10克，红藤30克。水煎服。

（4）白花蛇舌草、银花藤、橘核、马鞭草、鸡血藤、紫花地丁各30克，益母草、连翘各15克，赤芍12克。水煎服，每剂分2日服完。

（5）油菜子60克，肉桂60克，面粉、醋适量。油菜子炒香，与肉桂共研成末，取此药末与醋、面粉共煮糊为丸，大小如龙眼核。每次1丸，黄酒加热送服，每日2次。

（6）鸡蛋5个，生大黄15克。鸡蛋敲洞去蛋清，入大黄末（每个3克）煮熟服，于月经净后每晚临睡前服1个，连服5个为1疗程。患者体虚便泄者，大黄用量酌减。

（7）生黄芪15克，党参15克，白术15克，知母20克，生山药15克，天花粉20克，三棱15克，莪术20~40克，生鸡内金15克。水煎。每日1剂，分早晚服。

（8）柴胡10克，黄芩炭10克，当归15克，赤芍10克，玄胡10克，丹皮10克，泽兰10克，大黄6克，五灵脂10克。月经前两天煎服，每日1剂，月经干净3天后止。

27. 子宫脱垂方15首

（1）棉花60克，升麻2克，黄芪（蜜炙）6克，五倍子2克，乌梅肉1个。水煎空腹服。

（2）1500克重母鸡1只，杀后放血拔毛去内脏。把制首乌30克研末，用纱布包好后放鸡腹内，置瓦锅或瓷器内炖汤，鸡熟后，取出首乌袋加日常爱吃佐料，饮汤吃肉。

（3）猪大肠500克，洗净后，用巴戟天30克灌入肠内，加适量的水炖熟。去巴戟天分数次食大肠饮汤。或用猪大肠500克洗净，灌入黑芝麻31克，升麻9克（用纱布包好），炖熟后去升麻，吃大肠、芝麻并喝汤。

（4）甲鱼头洗净切碎，于火锅内炒黄焙焦，研成细粉。每晚睡前用黄酒或米汤送服3克。

（5）乌龟肉250克，炒枳壳15克。共煮熟，去药食肉。

（6）黄鳝1条，去内脏，加盐及调料，煮熟后食肉饮汤。

（7）瘦肉500克切片，用炙黄芪15克、炙升麻9克煎的水煮肉片汤，可加盐及调料后食用。

(8) 猪骨 100 克，棉花根 100 克，枳壳 15 克，同炖饮汤。

(9) 鲫鱼头焙成焦黄，研粉，每次 3~6 克，每日服 3 次，用黄酒调服，同时用素油调和外敷。

(10) 当归 60 克，黄芩 60 克，牡蛎 60 克，芍药 30 克。水煎服。每日 2 次。

(11) 茄蒂 7 个，水煎服。每日 1 剂。

(12) 棉花根 60 克，枳壳 9 克。水煎服。每日 1 剂。

(13) 丹参、枳壳各 15 克，五倍子、诃子各 9 克。水煎，熏洗外阴部。

(14) 山螺壳（烧成炭）3~6 克，野葛、倒扣草（土牛膝）、鱼腥草各 10~15 克。水煎。早晚 2 次服。

(15) 黄芪 30 克，炙甘草 4.5 克，人参 4.5 克（或党参 9 克），白术 15 克，当归 15 克，熟地 15 克，金樱子 18 克，菟丝子 18 克，葛根 9 克，五味子 9 克，升麻 6 克，柴胡 6 克。水煎服。日服 1 剂。

28. 妊娠水肿方 5 首

(1) 取 250 克重活鲤鱼 1 条，去内脏，与赤小豆 60 克，同放砂锅中慢火炖烂，趁热吃。每日 1 次，连服 3~5 日。

(2) 冬瓜皮 30 克，赤子豆 30 克，扁豆 10 克，炒苡仁 12 克，砂仁 6 克。水煎服。每日 1 剂。

(3) 冬瓜 150 克，洗净切块，放清水中炖，每日 2 次，当菜吃。

(4) 玉米须 30 克。水灯草 30 克，冬瓜皮 60 克。水煎代茶饮。

(5) 取 250 克重鲤鱼 1 条，去内脏，加黑木耳 30 克及适量水，油盐煮熟吃，每隔 5 天吃 1 次。

29. 催奶方 17 首

(1) 在豆浆内放适量黄花菜，煮两开，当汤喝。

（2）焦麦芽、当归、白芍、王不留、党参各9克，水煎服。

（3）花生仁与黄豆、猪蹄同炖服食。

（4）豆腐150克，红糖50克，水适量。入锅煮待红糖溶解后，再加米酒50毫升，稍煮一会儿即可，1次吃完。每日服1次，连服5天。

（5）猪蹄4只，通草2克，加水适量共煮，蹄烂后吃肉喝汤（忌盐）。

（6）黄芪、党参各15克，当归、麦冬、木通各9克，桔梗6克，山甲片、王不留行各12克，白芷、漏芦、广地龙各9克，柴胡、青皮各4.5克。煎服。

（7）豆浆加入海带，放火上炖烂，淡吃，连吃5~6天。

（8）黄花菜根1把，鸡蛋5个，红糖少许。水煎黄花菜根，煮沸30分钟，打入鸡蛋加红糖，蛋熟后服用。早晚各1次，连服1周。

（9）兔耳1对，放瓦上焙黄，研细末，黄酒送服，乳汁即下。

（10）穿山甲2克，王不留行3克，葛根3克，麻黄1克，豆腐500克，白糖100克。将前四味药共研细末，豆腐取一长方块，靠上方先切下薄片后，再在豆腐上方挖一方坑，把药放入坑内，再盖上先切下的薄片，加上白糖，放锅内蒸半小时，取出。将豆腐和药尽可能一次吃完，盖被发汗。

（11）河蟹2只，虾60克。共捣烂，加黄酒适量，煮熟吃。

（12）母鸡1只，炒王不留行60克。将鸡剖腹去内脏，洗净，再把王不留行装入缝住，文火煮至鸡肉熟，食肉喝汤，1只鸡分2天吃完，一般吃2只鸡即可。

（13）刺猬皮1块，用香油炸焦，研细黄酒冲服。每服9克，早晚服用。

（14）漏芦6克，王不留行6克，黄芪12克，通草6克，穿山甲6克,路路通6克,当归6克。水煎服。每日1剂。

(15) 鲤鱼1条,猪蹄2只,王不留行15克(纱布包)。共放锅内煮熟,吃鱼和猪蹄,喝汤。隔日1次,连用3~4次。

(16) 猪蹄2个,羊乳50毫升,路路通9克。共煎,服数日即愈。

(17) 王不留行10克,路路通、木通10克,通草10克,花粉10克,黄芪10克,漏芦10克。每日1付,水煎服。

30. 回乳方6首

(1) 带壳高粱500克,洗净后放入适量水,煮成粥状,喝汤,1次约50~100毫升。1天喝3~4次,2~3天后乳汁即回。

(2) 陈皮24克,甘草6克。加水煎成汤剂,多次饮服。

(3) 芒硝250克,布包,外敷双乳,再用胸布束紧。

(4) 红花10克,赤芍10克,当归尾10克,川牛膝12克,泽兰10克。水煎服。每日1剂,分3次(空腹)服。连服2~3天。

(5) 朱砂末0.3克,黄连0.3克,甘草0.1克。蜜水调服。

(6) 取建曲、蒲公英各60克,每日1剂,分2次饮服。同时将药渣用纱布包好,敷于乳房,一般1~2剂可见效。

31. 乳腺增生方3首

(1) 荔枝核15克,桔梗30克,山楂核15克,青皮10克,柴胡10克,香附12克,赤芍12克,川芎10克,丝瓜络20克。于月经来潮前6天开始服药,水煎服,每日1剂。服至月经净后为1疗程。一般每疗程需服药10剂左右,下次经前继续第2疗程,大多数患者3~4个疗程即可治愈。

(2) 露蜂房20克,橘核、丹参各30克,当归、赤芍、熟地、桃仁各12克,川芎、红花各10克。水煎服。

（3）橘叶、当归、赤芍、香附、川楝子、丝瓜络各12克，枳壳30克，柴胡15克。水煎服。

32. 功能性子宫出血方6首

（1）红鸡冠花（炒）15克，艾叶炭6克。水煎服，每日1剂。

（2）莲房2个，烧炭存性，研成细末，米汤冲服，每次9克，每日2次。

（3）黄牛角1个，红糖30克。用黄泥包牛角，置火中烤至能打碎为度。研成粗粉，加水煮沸1小时，加红糖搅拌溶解。药渣、汤均服，每日数次。

（4）鸡冠花15克，海螵蛸12克，白扁豆花6克。水煎服。

（5）辣椒根15克（或鲜品50克，辛辣的药效好），鸡爪2~4只。每日1剂，2次煎服，血止后须继续服5~10，以巩固疗效。

（6）生地、当归各30克，煎汁去渣，入羊肉250克（切小块）共炖熟，食盐调味食用。

33. 崩漏方11首

（1）取鲤鱼鳞炒成灰，每次服6克。用藕节7个煎水送服。每日3次。此药亦可治妇女倒经。

（2）黑豆500克，好食醋500毫升。先用温水浸泡半小时，而后锅内配上醋煮熟。一次口嚼50~100克。每日2~3次。此法也可治男子阳痿早泄。

（3）益母草15克，桂圆肉30克。益母草水煎后加桂圆肉30克，饮汤食桂圆肉。

（4）乌贼骨30克，鸡肉100克，大茴少许，精盐，味精适量。将乌贼骨打碎，鸡肉切成小块，放入瓷罐内加清水500克，精盐适量，文火炖熟。吃时加味精少许，食肉喝汤。

(5) 炒鸡冠花 30 克，红糖 30 克，水煎当茶饮，每日 1 剂。一般服 3 剂见效，严重者加大用量 50~100 克，连服 10 剂。也可以加用血余炭、棕榈炭、鲜藕节等止血药物，以增强治疗效果。

(6) 鲜荸荠（按年龄计算 1 岁 1 枚）烧干后研末，用好酒 1 次服完。

(7) 贯众 9 克，炒后研细末，用醋调服，1 天 3 次，1 次 3 克。

(8) 蚕茧 3 克，研细末，调热酒服。

(9) 陈莲蓬壳灰 25 克，棉花子灰 15 克。两味混在一起磨细，冲酒空腹饮下。

(10) 马齿苋、坤草、贯众炭、生地榆、仙鹤草各 30 克，川断、乌贼骨各 15 克，芥穗炭 10 克，三七粉 3 克。冲服。

(11) 在两脚大拇指外侧夹缝中间确定好大敦穴穴位，然后用灯心蘸香油点燃在大敦穴位上烧 10 次，可立即止血。如血又出，在原处继续烧，被烧处如起泡，挑泡再烧，可使血崩停止。

34. 痛经方 29 首

(1) 棉子 1 把，新瓦焙干，碾粉，服 9 克，立即止疼。

(2) 食盐 500 克，葱白 300 克，生姜 100 克。共炒，垫布包好，温烫小腹部。

(3) 先将桃仁捣烂如泥，加水研汁去渣，用粳米煮为稀粥。

(4) 当归 12 克，川芎 6 克，熟地 12 克，白芍 10 克，桃仁 10 克，红花 10 克，香附子 12 克，元胡 12 克，五灵脂 10 克，肉桂 3 克。每于行经前 4 天，日服 1 剂，连服 4 天，经至药停。

(5) 当归 10 克，白芍 10 克，柴胡 10 克，白术 10 克，茯苓 12 克，桃仁 6 克，栀仁 12 克，丹皮 10 克，甘草 3 克，元胡10克。水煎服。

（6）当归10克，白芍10克，川芎5克，香附10克，艾叶6克，元胡10克，益母草10克，吴茱萸6克，五灵脂10克。水煎内服，每日2次。

（7）丹参20克，制香附10克，炒茴香3克。水酒各半煎服。经前经后每日早晚服，忌生冷。适于气滞血瘀型。

（8）艾叶15克，生姜4片，红糖适量。水煎温服。适于寒湿凝滞型。

（9）当归30克，酒炒白芍10克，木香6克，元胡索10克，制香附10克，甘草3克。水煎服。

（10）元胡9克，香附9克，吴茱萸3克，丹参10克，干姜3克，白芍10克，当归10克，川芎5克，云苓10克，甘草3克。水煎服，每日2次。

（11）佛手10克，香橼10克。水煎，去渣加白糖适量，温服。每日饮2次。

（12）白米50克，油菜适量。洗净煮米做粥，半熟时入油菜熬极烂，晨起做早餐食之。

（13）鸡蛋2个，益母草30克，黄酒30毫升。将益母草、鸡蛋加水同煮，鸡蛋熟后去壳再煮1~3分钟。去药渣在汤液里加黄酒30克，吃蛋饮汤。

（14）生姜5片，大枣5枚，艾叶15克，红糖适量。水煎服。

（15）黄芪20克，生姜15克，鸡蛋2枚。三味同煮至蛋熟，从月经前3日开始服，连服1周，每日1剂。

（16）紫丹参研细末，每日10克，分2次陈酒送服。

（17）大当归1支，切片，浓煎服。或水酒各半煎服。

（18）芙蓉花蒂7个，水煎，加冰糖少许，顿服。

（19）鲜黄花20克，鸡蛋2个。鸡蛋水煮后去壳与黄花共煮，取鸡蛋加甜酒一杯，同食，在行经时吃2~3次。

（20）三棱6克，莪术6克，肉桂3克，五灵脂10克。共研细末，分3次用开水吞服（此为1日剂量，经前4天开始服用）。

(21) 桃仁10克，红花10克，当归15克，赤芍12克，川芎10克，泽兰12克，熟地15克，三棱10克，莪术10克，淮牛膝30克。水煎服（经前4天开始服用）。

(22) 桂枝15克，全当归15克，赤芍9克，川芎9克，熟地9~15克，红花15克，桃仁泥15克，生蒲黄9克，五灵脂6克，益母草15克，牛膝9克，元胡粉（冲服）6克，制香附9克，郁金9克，丹参15克。每月行经前5天开始服，每日1剂，服至行经第2~3天，连服3个月。

(23) 红花9克，红糖30克。共研细末，痛经前黄酒冲服。每日2次，每次6克。

(24) 桂皮6克，山楂肉9~10克，红糖30克。水煎，分两次于月经来潮前温服。

(25) 肉桂10克，吴茱萸20克，茴香20克。共研成细末，用米醋调成糊状，取适量敷于脐部，用胶布固定，每日更换1次，连用5~7天。

(26) 益母草50克，白芍15克，鸡血藤60克，牛大力50克。每日1剂，水煎，分3次服，连服3剂。

(27) 调经丸

处方：香附50克（童便炙），苍术50克，赤苓50克，川芎10克，乌药50克，黄柏10克（酒炒），泽兰50克，丹皮25克，当归25克。

共为细末，水叠为丸，绿豆大，每服2钱，白开水空心送服。

本方调经养血，止痛散瘀，可治痛经及带下等证。

(28) 通经甘露丸

处方：当归400克，丹皮200克，枳壳100克，陈皮100克，五灵脂150克，砂仁100克，熟地200克，生地200克，元胡200克（炙），熟军400克，赤芍150克，青皮200克，香附750克（炙），炮姜100克，桂心100克，三棱400克，莪术400克，甘草100克，藏红花100克。

醋1500毫升，煮苏木200克取汁，泛为小丸。

本方活血化瘀理气，逐瘀生新，主治妇人月经不通，癥瘕痞块，小腹胀痛，骨蒸劳热等症。

（29）乌金丸

处方：台乌、熟大黄、人参、莪术、三棱、赤芍、黄芩、延胡索、丹皮、阿胶、蒲黄、香附、乌豆皮、生地（忌铁器）、川芎各150克，寄奴、蕲艾、白扁豆各100克。

以上用苏木水炙，共为细末，炼蜜为丸，每丸重一钱，蜡皮封固。

本方治妇人七情抑郁，气滞食减，口苦咽燥，五心烦热，面黄肌瘦，胸胁刺痛，崩漏带下。

六、性病医方

1. 下疳（梅毒）方56首

（1）鳖甲30克。将鳖甲烧成炭，研极细末备用，先将患处洗净，拭干，棉签蘸麻油涂之于溃疡面，然后于疮面撒鳖甲炭末，包裹，每日换药1~2次。适于梅毒所至阴茎溃烂或女阴溃烂，经久不愈者。

（2）绿升麻6克，土茯苓250克，皂角刺6克，麻油30克。若疮发于上部重者，加白芷10克；若下部重者，加牛膝10克；咽痛者加桔梗10克。将上药水煎浓汁1~2碗，每碗药汁内加麻油1匙服之，每日1剂，适于梅毒，全身筋骨疼痛，遍身发疼，或穿喉破鼻，阴部溃烂者。

（3）①冰片3克，钟乳石12克，珍珠6克，琥珀6克，水飞朱砂6克。②土茯苓500克，辛夷10克。先将方①药研细末，分作10包，每日服1包，每包分作3次用。②药水煎汁送服。适于梅毒所致鼻塌陷，黏膜溃烂不愈者。

（4）红粉10克，冰片10克，扫粉6克，黑砂3克。将上药共研细末，疮干者用麻油调擦之，疮湿者以药末掺撒之，每日擦药1~2次。适于梅毒所致全身生疮，溃破久不收口者。

（5）天花粉6克，防己、防风、皂角针、白鲜皮、连翘、川芎、当归、风藤、木瓜、金银花、蝉蜕、薏苡仁各3克，甘草1.5克，土茯苓60克。水2盅，煎八分，临服加入酒一杯，量病上下服之，下部加牛膝。

（6）净轻粉6克（灯至，光色减去三分之二，研细，火候宜中），净红粉3克（研细，须多带紫黑片者用之方有效验），露蜂房（如拳大者）1个（大者可用一半，小者可用2

个，炮至半黑半黄色，研面，炮时须用物按之着锅），核桃10个（去皮捣碎，炮至半黑半黄色，研细，纸包数层，压去其油）。上诸药用枣肉为丸，黄豆粒大，晒干，分3次服之，用之未有不应手奏效者。服时须清晨空心开水送下，至午后方可饮食，忌腥半月。服后，口含柳棍，有痰涎即吐出，愈多吐愈好，睡时将柳棍横含，两端各系一绳，两绳之端结于脑后，又须将柳棍勤换，即将药服完仍须如此，必须待不吐痰涎时，方可不含柳棍。其药日服1次，若恶心太甚者，可间日1服，服药后，其牙龈必肿，间有烂者，不治自愈，或用甘草、硼砂、金银花熬水漱口亦可。

（7）土茯苓15克，银花3克，花粉4.5克，蜈蚣3条（去足），地丁3克，蒲公英3克，蒌仁4.5克，穿山甲（炒）3片，全蝎3个（茶洗），天虫（炒）4.5克，芒硝15克，蝉蜕4.5克，土木鳖1.5克（去壳，切片），生大黄15克，生甘草1.5克，大斑蝥1.5克（去头翅，糯米拌炒），老姜3片。

以上各药用河水3碗，煎至碗半，滤出，露一宿，去脚取清者，空腹温服。临时将口咬芦管，使火毒从上而解，大便泻数次之后，以猪肉好酒啖之，泻止疮瘥再服后方。

槐花120克，川草薢120克，白鲜皮90克，苍耳子60克，甘草30克，连翘60克，地肤子60克，胡麻仁60克，金银花90克。共炒磨末，和蜜为丸，如桐子大，早晚以土茯苓15克煎汤吞9克，忌食茶。

（8）土茯苓30克，白鲜皮15克，金银花15克，薏苡仁5克，防风15克，木通15克，木瓜15克，皂角子12克。

用水煎，1日3服。气虚弱加人参3克；血虚加当归10克。忌食牛、羊、鸡、鹅等发物，及肉、鱼、茶、烧酒，禁房事。

（9）生地、当归、银花、甘草节各30克。另用土茯苓1000克，捶碎入无灰酒5000毫升浸一宿。再入猪胰子2个，去筋膜净，砂锅煮至4大碗，去渣，入煎药同煮至2碗服之，忌食盐，忌铁，至重者2服痊愈。

（10）猪胰脂60克，金银花6克，皂角刺3克，芭蕉根30克，雪里红15克，五加皮6克，土茯苓（白色者）60克，皂荚子7粒（打碎），独核肥皂仁7粒（切片），白僵蚕（炙）2克，木瓜3克，白鲜皮3克，蝉蜕3克。年久力衰者，加薏苡仁15克，甘草节6克，绵黄芪9克，怀生地6克，人参6克；久不愈加胡黄连9克，胡麻仁6克，全蝎7枚。

水3大碗，煎1碗，不拘时，饥则服。

（11）乳香、没药、儿茶（焙）各30克，阿魏、白花蛇、血竭各12克（俱为末），白面（炒）500克，蜂蜜（炼熟）180克，香油120克（煎熟），枣肉（水煮去皮核）500克。

上药共一处为末，捣千余下，丸如弹子大，每用一丸。土茯苓120克，水4碗煎至2碗，入丸煎化，去渣温服。

（12）铜绿、胆矾各15克，轻粉、石膏各30克。共研极细末，瓷罐收贮，湿疹干掺，干疮猪胆汁调点。1日点3次自愈。外治杨梅疮法。

（13）槐蕊9克（微炒），轻粉3.6克，当归须4.5克，白芷3克，牛黄1.5克，丁香、乳香、顶红朱砂、没药各3克，珠子1.5克，雄黄3克。制成蜜丸，绿豆大，每服7丸，日服4次，土茯苓汤下。

（14）水银30克，朱砂、硫黄、雄黄各90克。共研细，入阳城罐内，泥固铁盏梁兜固紧封口，点三香为度，用水擦盏内，火毕，次日取出盏底灵药，约有45～48克，治寻常腐烂之症。灵药15克，轻粉15克，和匀碾细，小罐倒悬，沙眼内筛药撒患处，用油膏药盖上，1日1换有效。男子、妇人咽烂者，灵药3克，加入中白0.6克，研细吹之，日用3次，内服不二散，其疼即止，随可饮食。

（15）杏仁30克，热汤泡去皮，以棉纸包之，木槌缓缓捶去油，此物极难得干，必数十换纸，方得油净，以成白粉为度，谓之杏霜。每杏霜3克，加入真轻粉2.4克，明雄0.3

克,共研匀。先以槐花煎浓汤,将疮洗净。疮湿则以药干搽之,疮干则以公猪胆汁调搽。3日疮愈,百发百中。此方还特治小儿梅疮。凡外科下疳疮,蜡烛疮,药到病除,久经效验。

(16) 细块矾红、明净松香各500克,共研极细末,麻油调稠,先将患处用结毒方熏洗洁净,搽上此药,油纸盖上,以软布条扎紧,毋令血行,3日1换。

(17) 癞蛤蟆1只,大者更佳。红眼有毒,不可用。取时不可拿重,恐走蟾酥。宜用圆口小瓶一个置于地上,缓缓赶其自进。量能饮酒250克者,下酒500克,须折250克可服。其瓶口用木针封固,加以纸条封紧,不可生气,慢火煨煎。先将瓦瓶与酒共蛤蟆称过斤两若干,煎折半,可住火,除去蛤蟆,只取清酒温服,服后即覆被,缓取汗,汗干方可取动,切勿坐立当风处。若上部疮多,略吃些粥服。下部疮多,空腹服。如一服未愈,停4日再服1个,即痊愈,且终身不发,屡验之方也。

(18) 轻粉6克,胡桃肉9克,红枣肉60克。将轻粉捣成细粉,掺入胡桃肉和红枣肉,内杵成泥为丸,如梧桐子大。每日早晚空腹服1次,每次7粒,米汤送下。

(19) 水银、绿矾、火白盐、明矾各15克,醋1茶杯,硝15克。先将水银研匀,将诸药置水泥罐内,煮至熟鸡蛋色样,再以升降法炼之,加入90克面粉为丸600粒。

每日2次,早晚空腹各服1粒,用咸菜叶包裹药丸,茶汤送下,服至病愈。服药期如有齿痛,可用防风磨泔水含口,或以适量青草心煎汤服。服药后忌食牛肉、韭菜、蒜、鳝鱼、鸡、猪头肉等120天。

(20) 土茯苓9克,川芎3克,木通4.5克,银花9克,茯苓6克,大黄4.5克,防风6克。水煎服,每日1剂,分3次服。

(21) 黄柏、黄芩、车前、独活、丁香、红娘子、山甲珠、萹蓄、角刺、川连、龙衣鹤虱各6克,生地12克,土茯苓、白花蛇、地骨皮各30克，牛蒡子、木通、白芷、大黄、花粉各9克，黑白丑各18克，大枫子肉21克，斑蝥2克（去头足），蜈蚣2条（去头足）。

先将斑蝥、红娘子以糯米少许同炒至米黄为度，去米不用，白花蛇去鳞，合上药共研为粗末，用酒1000克浸药15天备用，每日服2次，每次服30~45毫升，早晚分服。

（22）朱砂6克，梅片0.3克，云黄连1.5克，广丹3克，银朱1.5克。共研细末，用棉纸卷成条分作五段，每天熏一段（用火点燃，以鼻孔入烟气）。

注意事项：每天应注意口腔卫生，保持口腔清洁。

（23）土茯苓120克，藿香根、白鲜皮、生地黄、金银花、大枫藤、苡仁、川芎、羌活、五加皮、川木瓜、穿山甲珠、槐花根、北防风各30克。

用水六饭碗煎余一半。早、午、晚各服1次（煎1次分3次服），隔日服1次，可服至七、八付，以愈为度。

（24）土茯苓30克（先煎），忍冬藤30克（先煎），羌活9克，大黄9克（后下），前胡6克，薄荷4.5克，甘草3克。

用水600毫升先煎前二味，煎至400毫升下羌活、前胡、薄荷、甘草，煎成200毫升，再下大黄煎3分钟，分2次服，一般服10~15剂痊愈。主治妇人梅毒。

（25）钟乳石1克，大丹砂0.6克，琥珀少许，冰片0.2克，珍珠少许。

上药为细末，每服0.2克，另入飞白霜0.5克，炒过合作一服，每一料分作12帖，每日用土茯苓500克，水煎作12碗，去渣，清晨只用一碗，入药一帖，搅匀温服，其茯苓汤需一日服尽，不可用白开水送服。日日如是，服尽一料，到12日即愈。或有不终剂而愈者，如不愈，再服一料，无不愈者，百发百中。

注意事项：忌鸡、鹅、牛肉、房事；服药完不忌。

（26）全虫6克，蜈蚣2条，川军9克，炮甲9克，土茯苓30克，金银花15克，灯草为引。水煎，另包玄明粉9克，放碗内，将上药煎好冲服。

（27）乳香、没药、儿茶、丁香（焙）各30克，阿魏、白花蛇、血竭（炙为末）各12克，白面（炒）500克，蜂蜜（炼熟）18克，香油120毫升，枣（水煎去核皮）250克。

上共为末，捣千余下，丸如弹子大，每用一丸，土茯苓120克，水四碗煎至两碗，入丸药煎化，去渣温服。

（28）五倍子（烧存性）、朱砂各3克，儿茶2克，轻粉1克，水银。0.5克，冰片0.2克。共研细，敷患处，如从一边烂，加狗骨烧灰0.6克，若周围烂加鳖壳烧灰0.6克。

（29）川黄柏末，胡燕窠内土等份，研细末。

先用益母草煎水温洗，敷药末于患处。

（30）青靛花2克（缸花更妙），珍珠3克（入豆腐内煮，研极细），真轻粉50克。共研千遍，细如飞面，收贮瓷罐，搽患处即愈。如腐烂疼痛，用甘草水洗之净，将猪脊髓调搽。

（31）大诃子烧灰，入麝香少许。先以米泔水洗后，搽之。

（32）明矾、皂矾等份为末，装入五倍子内，烧灰存性，研细末，再加冰片3分，儿茶少许。先用甘草水洗净，然后搽之，自愈。

（33）炉甘石、乳香、血竭、黄连各3克，轻粉2克，冰片0.5克。共末，米泔水洗净，抹上立效。

（34）蜗牛（焙干研末）、枯矾各3克，湿则干糁，干则以香油调涂，立愈。

（35）二蚕茧（出过蛾，烧灰存性）、枯矾各2克，轻粉8克，儿茶3克，五倍子1大个，红绢（方圆三寸一块，烧灰）。共末，酸浆水、葱白、川椒煎汤洗搽，神效无比。

（36）银朱（水飞）3克，轻粉2克，儿茶3克，老茶叶1克，黄柏灰1克。黄蜡6克，溶化入前药为丸，作20丸，好酒空心下。

（37）头发适量，盐水洗去油，再用清水洗，晒干烧灰。米泔洗疮，拭干敷之即生靥。或枣核7个，烧研发灰等份，和贴。

（38）珍珠（新白者）3克，入豆腐内煮数沸，取出研极细无声，加青缸花15克（飞过），真轻粉50克。

共研极细，瓷罐收贮。下疳用甘草汤洗净，猪脊髓调搽诸疮，不生皮者，可干糁。

（39）橄榄适量，烧存性，研末，油调敷之，或加孩儿茶等份为末。

（40）大枣50克，赭石50克，轻粉10克。研细，白蜜为丸，每晨间开水吞服数粒。

（41）黄连10克，鳖甲3克，冰片2克，轻粉2克，龙骨6克，枯矾3克，牡蛎3克，红娘5个，斑蝥5个，蜈蚣1条，黄柏6克。研为细末。如有黄水者干搽，无黄水者调黄连水搽。

（42）轻粉、胡桃仁、槐花（炒研）、红枣肉各6克。捣丸，分作三服。第一日鸡汤下，第二日陈酒下，第三日茶下。五日疮干，七日痂落，神效。

（43）绍兴酒及小磨麻油二味，每日清晨，隔汤炖熟，饮时须要调和。盖酒在下，油在上，麻油十分，酒七分。如余毒未消者，再用荷叶浓煎作茶饮，连服7日即愈。

（44）黄土1000克，澄清作水。蚯蚓粪100克，生大黄100克，生甘草15克，萱草根15克。水煮，连前黄土水兑服，食后便泻，隔日再服，如是数剂，其毒自消。

（45）羊角、核桃壳俱烧存性等分，研细。每用5克，好酒调，早晚各1服，四日毒从便出，如血如脓，渐减作每日1服，半月毒尽后再服熟地、白芍、当归、人参、白术、白茯苓、炙甘草以补之，虚则多服数剂。

（46）雄黄、雨前茶、生芝麻各200克，共为细末，黄米磨细粉，糊为丸桐子大，每晨开水下10克。

(47) 土茯苓 50 克，生薏苡仁、银花、防风、木瓜、木通、白鲜皮各 2 克，皂角子 2 克。煎饮，日 3 次。忌饮茶及牛、羊、鸡、鹅、鱼肉、烧酒、房事。

(48) 龟板，酒炙三次，取末 100 克。石决明，童便淬煅末 6 克。

黄米饭捣丸桐子大，每服 3 克，土茯苓汤或好酒下。

(49) 雨前茶、麻黄各 5 克。用连史纸方匕寸许，铅粉 5 克，擦纸上，铺前二药，卷成筒子，火灼存性研末，加冰片 0.3 克，研匀用之。

(50) 白鹅 1 只，以白米养 3~4 日后，取鹅粪置新瓦上焙干为末。每粪 3 克和丹砂、冰片各 0.3 克，研极细。另用米泔水洗净患处，将上药敷上 2~3 次，即有效验。

(51) 新鲜绣针草根一大把，煎汤洗之，虽溃烂不堪者，治之亦无不效。

(52) 雄黄、矾石各 0.6 克，麝香 0.3 克。三味治，下筛为粉，敷疮上即愈。

(53) 苦参、防风、露蜂房、炙甘草各等分，剉碎，水煎浓汁洗疮。

(54) 青橄榄（烧灰）、孩儿茶各 3 克，冰片 1 克，为细末。

先用杏仁 2 克，去皮尖另研，又加轻粉 2 克，和研如泥，先敷患上一日，米泔洗之，后用前掺药。

(55) 密陀僧、黄柏各 0.5 克，腻粉 3 克，麝香少许。先洗疮拭干敷之，甚者 3~4 次即瘥。

(56) 黄柏、黄芩、宫粉、珍珠、冰片研细，等分。先以大蓟、小蓟、地骨皮煎汤洗净，敷患处，效。

2. 淋病方 43 首

(1) 核桃仁 3 个，全蝎 3 个。每个核桃仁同蝎子 1 个，在火上焙干，研成细末，黄酒冲服。

（2）丹参60克，桃仁3克，乳香9克，没药9克，芫蔚子150克，红花3克。每日1剂，水煎，分2次服。

（3）蛇床子30克，苦参、枯矾各9克。水煎熏洗。

（4）大黄3克，胡椒2克，猪脊髓1条。将大黄、胡椒研细，用猪脊髓和丸如黄豆大，分为7包。每次服1包，每早空腹服一次，开水送下。3～5年的患者连服二料即愈，一年以内者，一料全好。

禁忌：酒及酸辣生冷食物。

（5）先将蜈蚣1条研细面，用黄酒送下。后用凤眼草9克，防风9克，麻黄9克，水煎服。外用黄酒擦小腹，取汗为度。如汗不出，再服1剂，无不奏效。

（6）酢浆草、大蓟根、积雪草各30克，用清水煎成浓液约一热水瓶（约3磅），每天分3次服。服药后1～2天即从尿道排出乳白色稠黏液，随后排出小便，病情好转，继服3剂痊愈。

（7）川军30克，海金沙2.4克。共为细末，用鸡蛋清和为丸，如绿豆大。上药分4日服完，每日3次，开水送下，服完即愈。

（8）丹皮、栀子、当归、白术、茯苓、瞿麦、萹蓄、木通、滑石（包）、车前子（包）、甘草各9克，白芍、大黄各6克，琥珀（研冲）、竹叶、灯心草各3克，玉竹12克。

水煎空腹服。本方治肝火夹膀胱湿热者效佳。

（9）萹蓄、瞿麦、木通、猪苓、泽泻、海金沙、川牛膝各6克，赤茯苓、滑石（包）、当归、大青叶各9克，车前子（包）25克，川军4.5克，生草3克。水煎空腹服。如热甚加知母6克，黄柏10克。

（10）猪苓、茯苓、泽泻、阿胶（烊化）各15克，黄柏、知母、滑石、甘草各9克。水煎服。本方用于气淋和热淋。

（11）生车前草，连根拔起，洗净，捣烂，绞取生汁1杯，入冬蜜调匀，空腹服下，服数次痊愈。

（12）干柿蒂（烧灰存性）适量，研成细末，每次9克，空腹米汤送服。主治血淋。

（13）石韦、当归、蒲黄、白芍各等量。研成细末，调匀。每次3克，温开水送服。每日3次。主治血淋。

（14）秋石、赤苓、海金沙（包）各9克，鹿角霜、石韦各6克。水煎服。湿重加苍术6克；热重加栀子6克，泽泻2克；寒重加肉桂3克；茎中痛加全蝎3克，草梢6克。主治膏淋。

（15）鲜马齿苋适量，洗净，切细，口服。

（16）生地、益智仁、赤茯苓各9克，木通、猪苓、泽泻、乌药、竹叶、知母、黄柏各6克，生草3克。灯芯3克为引，水煎服。

（17）酒瓶头著叶（3～5年者妙），每用7个，烧存性，入麝香少许，陈米饮下，日3服。

（18）陈枳壳（炒）、海金沙、滑石各10克，黄连、瞿麦、冬青子各50克，生草25克，王不留行50克。共分7剂，灯心引煎，空腹服。

（19）马鞭草，不拘多少，以水洗净，入石臼内捣烂，取自然汁半盏兑生酒一盏，顿热温服，立效。三服痊愈。

（20）生大黄末10克，鸡蛋1个。将鸡蛋开一小孔，去黄白尽，入大黄末填内封固，用炭灰煨熟，取出药末，研细，温水调下。

（21）核桃1个，芝麻20克，马齿苋3克。共捣如泥，热酒冲服。

（22）木通21克，滑石10克，粉草12克，蔓荆子3克。水煎，空腹服。

（23）椿根白皮75克，干姜、白芍、黄柏各（炒黑）6克。共为末，米饮糊丸梧子大。每服80丸，空心白水下。

（24）葱白五六根，盐一撮，煎汤熏阳物。

（25）雪白的硝石50克，不可夹泥土，生研细末。每次服6克,以葵子末煎汤下。通利后,即须服补虚药品。主治劳淋。

(26) 连壳核桃,黄泥涂裹,文火将黄泥烧至黑色,取净肉,有油者不用,研为细末。早晚用盐开水空腹送下10克,3日即愈,甚效验。主治劳淋。

(27) 船底青叶苔一团,约如鸡子大,水煎服,主治劳淋。

(28) 茄叶熏干为末,每服10克,温酒或盐汤下,隔年者尤为佳妙,主治血淋。

(29) 桃胶(炒)、木通、石膏各3克,水一盏煎2克,食后服。主治血淋。

(30) 瞿麦子捣为末,酒服1小匙,日3服。3日当下石出。主治沙石淋。

(31) 人参(焙)、黄芪(盐水炙)等分为末。用红皮大萝卜1个,切成4片,以蜜将萝卜逐片蘸炙令干,再炙,勿令焦,以蜜尽为度。每用1片,蘸药食之,仍以盐汤送下,以瘥为度。

(32) 用翦金花10余叶(即王不留行)煎汤服之,奇效。主治妇人淋症。

(33) 苦杖根,洗净剉50克,水煎去渣。人乳、麝香少许,服之。男女诸淋均治之。

(34) 胡桃肉500克,细米煮浆粥500毫升,相和,顿服,即瘥。

(35) 大黄30克,猪脊髓1具(用肥大的,瘦小的可用2~3条)。将大黄研为极细末,再将猪脊髓置石板上,用铁锤捣成膏状,然后加大黄末捣匀,制成丸,如弹子大,约制10个左右即可。淡竹叶30克,煎汤,空腹送服。体壮者,1次服完,体弱者分两次或3次服。

(36) 螳螂果板、土茯苓各9克、白乌不落、银花、小合血、菟丝子、木通、水灯草、五指牛奶、苍耳子根各6克,肉苁蓉 3 克。水煎服。

注意事项：忌食鸡、鲤鱼、羊、犬、鹅肉。

（37）白胡椒 15 克，白矾 15 克，火硝 9 克，章丹 9 克。共为细面，用醋调和如糊状，放在手掌中，再将龟头放在手掌中心攒住，至小腹有热感即将药洗去，1~2 剂可愈。

（38）海金沙 15 克，白糖 30 克，川牛膝 9 克。海金沙、白糖合一处，川牛膝煎汤冲服，轻者 1 次，重者 2 次痊愈。主治血淋。

（39）琥珀、通草、乳香、没药各 6 克，茵陈、海金沙 15 克，滑石 30 克，甘草 5 克，蒲黄、五灵脂各 10 克（包煎）。水煎服。

（40）石韦（去毛）、滑石、瞿麦、萹蓄、冬葵子、木通、王不留行、地肤草各等份，上药为细末，每服 9 克，白汤调下。

（41）金陵草（又名旱莲草）、车前子（俗云虾蟆衣）。上二药各等份，杵汁，每服半茶盅，空腹服。

（42）川牛膝 30 克，滑石粉 15 克，当归尾 15 克，木通 6 克，泽兰 9 克，乳香（微炒）4.5 克，甘草梢 9 克。水煎，空腹服。渣再煎，早晚各服 1 次。

注意事项：服药 1 小时后腹部微疼。

（43）黄花鱼耳石 15 克，当归 15 克，共煎汤饮。

3. 阴球开花方

狗脊 7 只，煎汤入罐内，将阴球挂罐口，离汤一二寸，俟热气熏之，汤将温时，再加热，如此三日，疮愈。

4. 肾子因劳复肿方

蚯蚓 24 条，水煮服之，见汗即愈。或以多数蚯蚓绞汁服之，亦妙。

主治因劳致卵复肿，或缩入腹中，绞痛不可忍，小腹急热，拘急欲死。

5. 治便毒初起方 2 首

（1）斑蝥 3 个（去其翅足），炒滑石 10 克。同研，分 3 次空心白汤下，日进 1 付，毒从小便出。如觉痛，再以木通、车前、泽泻、猪苓水煎服之，甚效（便毒无论成形与否，均可以此法治之）。

（2）用大黑蜘蛛 1 个，捣烂，用热酒服下（酒要一小碗），随后右侧卧取汗。若不愈再进一服，必效。

6. 阴子偏坠方 2 首

（1）用陈石灰（炒）、五倍子、山栀子等分，为细末，以面和醋调敷之，一夜即消肿。

（2）将架上初结之丝瓜留下，待瓜结完叶落，摘下，烧存性，研细末，炼蜜调为膏，每晚以好酒服一匙。如左肿则左侧睡，右肿则右侧睡。

7. 小便如膏方

茴香（炒）、苦楝子（炒）等份为末，每食前酒服 6 克。

8. 小便如泔方

王瓜根 50 克，白石脂 100 克，菟丝子（酒浸）100 克，桂心 50 克，牡蛎粉 50 克。为末，每服 6 克，粥饮汤调服。

七、癌症医方

1. 肝癌方 8 首

（1）先将斑蝥去头足翅，然后取新鲜鸡蛋 1 个，在蛋壳上扎 1 小孔，塞入 1~2 只斑蝥。用纸封住小孔后，再用湿黄泥包好，置于文火中，烘烤烧熟。服用时应注意不吃斑蝥，只吃鸡蛋。每天吃蛋 1 个，至愈为止。

（2）龙葵草、白毛藤、金钱草各 500 克，蛇果草 250 克。分 10 天煎服。

（3）鸡蛋 1 枚打碎，蜈蚣 1 条研末，二味搅匀蒸熟，空腹服，早晚各 1 次。

（4）赤魟鱼大刺 1 根，焙黄研粉，温开水冲服，每日 1 次。或尾刺 10 根，焙黄研粉，加朱砂 10 克混匀，分为 10 包，日服 1 包，温开水冲服。7~16 日为 1 疗程，间隔 3~5 天，继续服，约 2~3 个疗程。

（5）活癞蛤蟆剥皮，以内侧外敷肝部，每日 1 次。

（6）农田中刨出的狗奶子棵根数个，洗净切碎，用白铁锅煮汤，煮荷包鸡蛋数个，吃鸡蛋（尽量吃）数次，病神奇般好转，症状消失。

（7）鸡蛋 1 个，蜈蚣 1 条研末，搅匀蒸熟，早晚各 1 次，空腹服。

（8）大蒜 1 瓣，蟾蜍 3 只。将蟾蜍剥取其皮，大蒜捣细后涂在蟾蜍皮上，外敷痛处。

2. 肺癌方 5 首

（1）核桃树枝 120 克，切碎。加鸡蛋 4 只，煎 30 分钟，早晨空腹1次吃完。

(2) 胡桃枝45克,鸡蛋3枚。先将鸡蛋煮熟去壳后,再与胡桃枝同煮4小时,分3次连服。

(3) 麻油、生姜、菠萝心各150克,杉木225克,米酒1碗,白公鸡1只。加水5碗,在文火上把鸡煮熟,鸡肉连药汤一起食用。

(4) 去皮大蒜(鲜品)10克,硫黄末6克,肉桂末3克,冰片3克。先将大蒜捣烂成泥膏状,再加上述3味药拌匀,分摊在两块纱布上,敷双足涌泉穴,隔日换药。为防止皮肤过敏起泡,可在足底抹少量石蜡或油类。

(5) 仙鹤草60克,白芍30克,泡参30克,寸冬15克,百部15克,甘草6克。水煎服。每日1剂,日服3次。

3. 胃癌方16首

(1) 凤尾草30克,水杨梅根120克,蛇霉石见穿、半枝莲各25克。每日1剂,水煎服。

(2) 藤梨根50克,浓煎取汁,火上烧沸,打入鸡蛋2枚,煮成溏心蛋当点心吃。

(3) 无毒蛇泡在香油里,将蛇泡烂,喝油。每次1勺,每天早晚各1次。

(4) 紫藤10克,菱角肉10克,薏苡仁10克,诃子10克。加水煎汤剂,1日3次分服。

(5) 川谷(又名菩提子),用全草煎成汤剂,1日用2~5克,日服3次。

(6) 芡实(又名鸡头米),结实期间采取其果实,1次2~4克,1日3次煎服。

(7) 牡蛎、石决明、海浮石、海蒿子、昆布、蛤粉、紫菜石各15克,水煎常服。

(8) 蔗浆半杯,生姜汁,调匙和匀炖温饮服。

(9) 马钱子0.5克,活蜗牛0.5克,蜈蚣1.5克,乳香

0.1克，带子露蜂房0.5克，全蝎0.5克，山豆根0.5克。马钱子在开水中浸泡10天，每天换1次水，再去皮晒干，用麻油炒黄，去毒，再用麻纸去油，将其研细末，与全蝎、蜈蚣、露蜂房均炒黄研末，蜗牛捣烂晒干研末，诸药末和乳香调和散剂，装12个胶囊，1天服2次，每次服3粒，隔3天服1剂。

（10）核桃枝0.3米长（约食指粗），鸡蛋2个。将核桃树枝截为8~9段，水煎，去渣。用此水煮鸡蛋2个，分两次吃鸡蛋。吃鸡蛋后如不吐则是胃癌，继续服用有效，如吐则无效应停服。

（11）铁树叶150~200克，红枣10个。共煮汤服，疗程1个月。

（12）狼肉适量。取狼肉放少许盐和佐料，生吃。剂量视病情而定。

（13）菱角10个，薏米12克，鲜紫藤条12克，诃子6克。上述药洗净（紫藤条切成片），加水适量煨制，取汁而服，每日1剂。

（14）乌蛇粉420克，土元90克，蜈蚣90克。共为细粉，炼蜜为丸，每丸重3克。早晚各服1丸，温开水送下。

（15）制川乌3克，姜半夏9克，炼丹石15克，枳壳9克，半枝莲30克，红丹参9克，白茅根30克，鸡内金12克，沙参9克，巴豆霜0.15克。浓煎取汁，加白糖50克，制成糖浆2000毫升，装瓶备用。每日3次，每次20毫升。

（16）猴头60克，白花蛇舌草60克，藤梨根60克。水煎服。

4. 消化道癌方5首

（1）癞蛤蟆1只，洗净去内脏，煮烂服。或烘干后研末，分几次服，每日1次。

（2）黄鱼鳔麻油炸脆，压碎成末。每次5克，每日3次，温水送服。

(3) 菱 10 只，薏苡仁 12 克，鲜紫藤条 12 克（切片），诃子 6 克。每日 1 剂，水煎服。

(4) 大活鲫鱼 1 尾，蒜适量。鲫鱼去肠留鳞，大蒜切片，填满鱼腹，纸包泥封，烧存性，研细末。每服 5 克，以米汤送下，1 日 2~3 次。

(5) 山乌龟 6 克，瓜蒌实 30 克，田边菊 30 克，樟树叶 30 克，臭辣树叶 20 克。将上药水煎，早晚各服 1 次，每日 1 剂。

5. 直肠癌方 2 首

(1) 牛蒡子根 70%，赤小豆散（赤小豆、当归、大黄、蒲公英等份）30%，共为细末，调匀冲服。每日 2 次，每次 6 克，温开水送服。

(2) 5%大蒜浸出液 100 毫升，保留灌肠，每日 1 次。

6. 食道癌方 16 首

(1) 葵树子 150 克，瘦肉 50 克炖服。每日 2 次。或急性子、半枝莲各 60 克，红枣 10 只。每日 1 剂，煎汤分 2 次服。

(2) 牛苦胆装满黄豆，10 天后取出，每天 3 次，每次 10~20 粒。

(3) 板蓝根、猫眼草各 50 克，人工牛黄 6 克，朱砂 3 克，威灵仙 100 克，制南星 10 克。上方制成浸膏干粉，每天服 4 次，每次 3 克。

(4) 鸭 1 只，宰后去内脏洗净，腹内放白胡椒 30 克，生姜片 100 克，不加水蒸 2 小时，喝鸭汤。每日 1 次，服后皮肤发红属正常现象，可自行消退。

(5) 韭菜汁、梨汁、人乳各 1 盅，混在一起，蒸熟服之。

(6) 生鹅血半杯，加少许热黄酒饮服，每日 1~2 次。

(7) 灶心土 40 克，生地、阿胶（烊化）各 30 克，白术（炒）、黄芩各 15 克，附子（先煎）、三七粉（兑服）各 10

克。煎服，3剂。

（8）白花蛇舌草12克，白茅根100克，桃仁10克，红花10克，昆布6克，海藻6克，川军10克，木香10克，陈皮10克，玉片18克，郁李仁10克，神曲10克，山楂6克。冰糖为引，水煎服。

（9）冬葵子10克，枳壳10克，半夏10克，柏子仁12克，火麻仁12克，瓜蒌12克，当归12克，旋覆花12克，代赭石25克。生蜜为引，水煎服。

（10）西月石100克，火硝50克，沉香6克，硇砂6克，礞石15克，冰片10克，牛黄12克。上药为末，每次冲服1克，3小时1次。

（11）西洋参6克，附子6克，昆布6克，海藻6克，蜈蚣1条（去头足），水蛭6克。馒头1个，用大麻油炸焦。共为末，韭菜汁水送下。1日3次，每次3克。

（12）天冬12克，麦冬12克，丹参15克，党参6克，赭石15克，苁蓉12克，水蛭1.5克，蜈蚣1条，昆布12克，威灵仙12克，三七5克（研冲）。水煎服。6人服上药，都是干食不能下咽，有持续半月者，服之皆有效。

注：将上药3倍量，党参改为人参，共为细末，炼蜜为丸，每丸3克重，口含化服。每次2丸，每日2次。有效。

（13）威灵仙1把，醋和蜜各半盏煎5分钟，服之，吐出宿痰效佳。

（14）斑蝥（去头、足、翅）7只，装入开一小口鸡蛋内，用湿纸封口，蒸熟，去斑蝥，凌晨空腹和米饭食鸡蛋。

（15）大梨1个，巴豆49粒，红糖30克。将梨挖去核心，纳入巴豆，封好，连同剩余的巴豆同放碗中，蒸约1小时，去掉巴豆不用，吃梨喝汤。

（16）白公鸡4只，让其久饿，待肛内屎拉净，捉蛇数条（无毒蛇）切成小块喂鸡，若不吃可强喂，等鸡拉屎后，将屎收起，晒干。取50克放砂锅里焙黄，加水银、硫黄各5克，研面,以不见水银为度,装瓶。每日3次,每次10克,开水冲服。

7. 脑垂体肿瘤方

小川芎5克,枸杞15克,当归9克,鸡距子9克,丹参15克,炙远志9克,红花9克,桃仁9克,淫羊藿30克,太子参24克,桔贝半夏曲9克,炙蜈蚣5克,制豨签草15克。水煎服,长期服用。

8. 足背癌方

生商陆根砸烂,加少许盐,外敷患处,同时以阳和汤冲服犀黄丸。

9. 脑肿瘤方2首

(1) 枳实、白芍各5克,桔梗2克,山豆根末2克。加鸡蛋黄1个,搅拌混合,用白开水送服。每日2次。

(2) 魔芋30克,苍耳子30克,贯众30克,蒲黄15克,七叶一枝花15克。魔芋先用水煎2小时,再加入苍耳子等煎汤饮服,每日3次。

10. 宫颈癌方14首

(1) 野菱肉30克(切丁),米仁15克。煮粥加红糖一匙,食之。

(2) 蘑菇9克(切片),入米仁粥内烫熟,加盐、味精少许。

(3) 菱角15克,日本莴苣12克,藤瘤5克,草决明20克。水煎服。

(4) 人参20克,鳖甲20克,花椒20克。煎服。

(5) 马钱子、甘草末、糯米粉等量。挑选上好的马钱子,泡入90度水中,恒温1天,以后每天换凉水,共泡10天,将泡好的马钱子刮去皮切小片,将片晒干后,放在香油内煎(用砂锅)约15分钟,煎成紫褐色,然后放在草纸上将油吸干,碾碎成粉。再加入甘草细末和60~120克糯米粉,制成梧桐子大小丸。每日服6丸,最多不超10丸,临睡前白开水送下。

(6) 当归50克(童便泡)、白芍12克(醋泡酒浸炒)、黄芪12克(白马尿泡炒)、制马钱子5个、陈皮6克(盐水泡)、桂圆肉50克、甘草6克、百草霜50克、艾胶10克(艾熬成膏)、苇根、芦根为引经药。水煎服。

(7) 生鳖甲、人参各18克,花椒9克。共研为细粉,分为6包,每晚服1包,开水送下。连服3包后腹痛可减轻,连服24包为1疗程。

(8) 鲜马勃100克(干品100~150克),加水1碗,入笼内蒸10~30分钟,喝汤吃药。

(9) 鲫鱼鳞、鲤鱼鳞、黄酒各适量。将二种鱼鳞用文火稍加水熬成鱼鳞胶。每服30克,温酒兑水化服。

(10) 醋制莪术和醋制三棱各10克,加水煎成200毫升,早饭前和晚饭后各服100毫升。

(11) 还魂草60克,瘦猪肉50克,红枣10枚。开水煎,每日1剂,食肉喝汤。

(12) 茄根、川椒、马兰花、马哈草(委陵菜)各15克,生枳壳、大戟各30克,大黄、五倍子、苦参、皮硝、瓦松各9克。水煎后,熏洗阴道,每日1次。

(13) 牛蒡根、实子各等份,共为细末,每日2次,每次6克。

(14) 木耳10克,当归、白芍、黄芪、龙眼、陈皮、甘草各3克。水煮服。

11. 阴道癌方2首

(1) 将槐耳晒干切片,水煎服。

（2）黑木耳10克，水煎饮，日用2次。当归、白芍、黄芪、甘草、陈皮、桂圆肉各3克，煎汤，早晚空腹煎饮各1次。

12. 乳腺癌方9首

（1）南瓜蒂2个，黄酒100毫升。将南瓜蒂烧成炭存性，研成细末，用黄酒1次送服，早晚各服1次。

（2）大活鲫鱼取肉，加盐少许捣烂敷患处，每3～4小时更换1次。或用鲫鱼膏涂纸上，贴患处。鲫鱼膏制法：小鲫鱼100～150克，麻油500毫升，鱼炸至干枯，去渣滤取汁，加入黄蜡适量，待熔离火，冷凝即成膏。

（3）河豚鱼子捣泥外敷，蟹壳炼焦研末。每服6克，日2次，温黄酒冲服。

（4）青橘皮、叶、核各15克，以黄酒及水合煎，1日2次，温服。

（5）青橘皮20克，用水1碗半，煎至1碗，每日1服，或以温酒送下。

（6）独头蒜、川贝各50克，牛唇草、香附、芙蓉花、菊花各适量。先将川贝煎服，再与上述余五味同捣烂贴患处。

（7）干冬菇20～25枚，红枣8个，精盐6克，味精0.1克，花生油25毫升，黄酒50毫升，姜少许。冬菇去蒂，用冷水洗净不发。红枣、姜洗净，姜切成片。把姜、枣、冬菇、盐、味精、花生油、黄酒一起入碗，用牛皮纸封严，用旺火蒸1小时左右，取出食用。

（8）青皮12克，水和酒各半盏，煎至1盏，徐徐服之立效。

（9）海马30克，穿山甲15克，全蝎10克，蜈蚣1条，白酒1500毫升。

将上药洗净凉干，放入大玻璃瓶中，加入白酒后封盖，浸泡10日后即可饮用。每日2次，早晚各25毫升。无酒量者可适当减少，连服 1 月为 1 疗程。

13. 甲状腺癌方 2 首

（1）海藻、海蛤粉、海螵蛸及昆布共为丸剂，常服有效。

（2）山慈菇 30 克，肿节风 30 克，黄药子 15 克，核桃树枝 30 克。水煎服。

14. 淋巴腺癌方 2 首

（1）川贝母、炒丹皮、浙贝母、炒丹参、山慈菇、炮甲珠、海藻、昆布、川郁金、忍冬花、忍冬藤、小蓟各 10 克，桃仁、杏仁、大力子、皂角刺各 6 克，桔梗 5 克，酒元参 12 克，夏枯草 15 克。煎服。另以三七末 3 克，分 2 次冲服。

（2）红菱和棕榈树心煎汤喝。

15. 鼻咽癌方 2 首

（1）甘遂末、甜瓜蒂各 3 克，硼砂 1.5 克，飞辰砂 1.5 克，吹入鼻内（切勿入口）。

（2）肌肉注射大蒜注射液，每日 2 次，每支 5 毫升。也可用大蒜注射液做静脉滴注，每次 2~3 支，每日 1 次。

16. 喉癌方

射干、炒天虫、胖大海各 9 克，蝉衣、凤凰衣、板蓝根各 6 克，地龙、桔梗各 4.5 克，土贝母、败酱草、凤尾草各 12 克。水煎服。每日另服消瘤丸 9 克。消瘤丸组成：全蝎、蜂房、龙衣（即蛇蜕）各等份，研末水泛为丸，每服 9 克，每日 1 次。

17. 白血病方 11 首

（1）当归 10 克，白芍 6 克，熟地 6 克，柴胡 5 克，香附 10 克，党参 10 克，白术 3 克，茯苓 10 克，陈皮 3 克，麦冬 6

克，知母6克，地骨皮6克，甘草3克。水煎，日服1剂。也可制成蜜丸。

(2) 别直参（另烧汁收膏）、大海参各30克，潞党参、清炙黄芪、仙灵脾、补骨脂、骨碎补、菟丝子、山萸肉、云茯苓、鸡血藤、制黄精、潼蒺藜、墨旱莲、肉苁蓉、炒白术、制首乌、巴戟天、桂枝尖（与白芍60克同炒）、广陈皮各60克，怀山药120克，黑芝麻45克。上药浸透，滤汁去渣，再加鱼鳔胶、鹿角胶各120克，冰糖240克，文火收膏。每日早晚空腹时用开水冲服1食匙，连服3年。

(3) 水牛角（先煎）、生地各30克，赤芍12克，丹皮、麦冬各10克，黄芩6克，阿胶（烊化）10克，山楂炭9克，贝母10克，玄参12克，夏枯草9克，生牡蛎30克（先煎）。水煎服。

(4) 青黛30克，麝香0.3克，雄黄15克，乳香15克。共研细末，每日3次口服，每次0.5克。

(5) 生黄芪24克，南归、丹皮、苏梗各6克，党参、生龟板、生鳖甲、石决明各15克，地骨皮9克，干地黄、阿胶（烊化）各12克。水煎服。

(6) 蒲公英50克，板蓝根25克，白花蛇舌草50克，半枝莲50克，连翘10克，白蒺藜12克，合欢花12克，丹参15克，茜草12克，赤白芍各15克，当归10克，生地12克。水煎服。

(7) 青黛150克，蒲公英150克，白花蛇舌草100克，半枝莲100克，丹参100克，连翘50克，板蓝根50克，白蒺藜50克，合欢花50克，仙鹤草50克，女贞子50克，菟丝子50克，何首乌50克，生地50克。炼蜜为丸，每丸9克，1日2次。

(8) 蒲葵子50克，红枣60枚。上二味加水共煎汤饮，1日分2次服，连服20剂为1疗程。

(9) 新鲜鸡蛋5个，阿胶粉10克，蜂蜡30克。先将蜡熔化,加鸡蛋及阿胶粉搅匀,每天1剂,分2次服。

(10) 大蒜适量。切开舌下静脉,用切开的大蒜摩擦切口处。

(11) 瘦猪肉250克,鲜旱莲草30克,赤芍20克,鳖甲20克,精盐适量。先将鲜旱莲草、赤芍、鳖甲同入布袋,再将瘦猪肉洗净切块,与药袋同入锅内,加水适量,炖熬3小时,去药袋,加精盐调味,饮汤吃肉。

18. 肛门癌方

马钱子研末,调醋,敷患处。

19. 膀胱癌方2首

(1) 蚤休6克,仙鹤草60克,半枝莲30克,生地、知母、黄柏、大小蓟各12克。开水煎,每日1剂,日服3次。

(2) 山楂核、荔枝核、橄榄核各100克,烧存性研末,饭前用茴香汤送服10克,亦可调在粥内吃。

八、眼病医方

1. 避瘟明目清上散

处方：南薄荷 15 克，香白芷 15 克，川大黄 18 克，贯众 65 克，大青叶 65 克，珠兰茶 65 克，降香 12 克，明雄黄 10 克（水飞），朱砂 3 克，上梅冰片 3 克。

先将前九味研极细面后，兑冰片，再研至无声。

可疗风热上壅，目赤肿痛，畏光羞明。

2. 明目延龄丸

处方：霜桑叶 6 克，菊花 6 克。

共研极细面，炼蜜为丸，如绿豆大，每服 6 克，白开水送服。

可明目延寿。治风热头痛目赤，可加白蒺藜；治肝阳上亢两目昏花，可加石决明、枸杞子。

3. 明目除湿浴足方

处方：甘菊 10 克，桑叶 15 克，木瓜 15 克，牛膝 15 克，防己 12 克，茅术 15 克，黄柏 15 克，甘草 10 克。

水煎，浴足。

4. 抑火清肝退翳汤

处方：羚羊角 5 克，木贼 10 克，蒺藜 10 克（研），青皮 10 克（片），泽泻 6 克，密蒙花 6 克，蛇蜕 5 克，石决明 10 克（生研），防风 6 克，甘草 3 克。

治眼黑睛突起白点，形似浮翳，时觉涩痛。

5. 清上止痛熏目方

处方：甘菊花6克，桑叶6克，薄荷3克，赤芍10克，茺蔚子6克，僵蚕6克（炒）。

水煎，熏洗。

治疗结膜炎等。

6. 消瘀明目洗药方

处方：木贼草3克，赤芍6克，红花3克，蕤仁6克（研），谷精草3克，玄明粉3克。

水煎，熏洗。

本方可消肿止痛，可治眼赤肿痛。

7. 清肝抑火明目方

处方：茺蔚子6克，秦皮6克，赤芍6克，青皮6克，玄明粉3克，木贼3克，蕤仁6克。

水煎，熏洗。

本方有清热解毒、祛风明目功效。

8. 白内障方6首

（1）将翳子草刨去茎的表皮，晒干，或焙干，然后烧成灰，冰片研粉与草灰以1∶2的比例混合拌匀，配成眼药。将药点到患者瞳孔的白翳子上，稍闭几分钟，一天滴4~5次，连续滴3~4天，最多5~6天，就可把眼瞳上的白翳子取掉，使患者重见光明。

（2）活水蛭3~5只，蜂蜜5克。将水蛭浸入蜂蜜6小时，将蜜水装入消毒瓶中，1日1次滴眼。

（3）蕤仁霜20%，甘菊花40%，车前子40%。细研水泛为丸，1天2次，1次5克。

（4）绣球防风50克，蛤粉15克，动物肝1具。将上药共煮服，早晚各1次，连服数日。

（5）白蒺藜15克，水煎，日洗7~8次，3日即除。

（6）大萝卜1个，剜空，入生鸡蛋1个，包好种土内，待开花结子后，取鸡蛋白研细，加白炉甘石10克，真熊胆1.5克，顶上牙色梅花冰片0.5克。共为末，调蜜点眼，1日1次，7日痊愈。

9. 青光眼方7首

（1）甲鱼肉（或蛋）适量，煮熟食之，每日1次。

（2）羌活10~15克，水煎服。

（3）羊肝1个，黄连50克，熟地100克。羊肝用竹刀切片，黄连研末，3味共捣为丸，如梧桐子大。每次服10~15克，每日3次，饭后白开水送下。

（4）芜菁、决明子各250克，羊肝2个。羊肝用竹刀切片，3味共放瓦器上，微火焙干，研细末，以蜜为丸。每早晚各服15克，忌食葱、蒜、芹菜、芫荽、椿芽等物。

（5）青皮5克，皮硝5克。煎水2碗，每日辰、午、酉时各洗1次。

（6）通草9克，米仁30克，茯苓粉15克，紫菜6克，猪腰肝片各15克。将通草加水煮烂后，用茯苓粉勾芡与猪腰肝片搅和，加紫菜及盐、味精、麻油适量，下锅烫至腰肝片熟，分2顿服完。

（7）鲜猪肝150克，柏树果（鲜果）100克。共煮熟，去渣喝汤吃肝。

10. 夜盲症方12首

（1）石决明、车前子（盐水拌，晒干）各10克，决明子（炒）12克，猪肝20克。先将药研细末，再将猪肝切缝，药末纳入缝中，用线扎住，入锅内煮熟，热气熏目，然后服下。

（2）菠菜250克，猪肝120克，当菜吃。

（3）夜明砂9克，石决明3克，蝉蜕（去头足）3克，猪肝油60克。火烧熟吃两星期，每天早晚两次。

（4）牛或羊肝1具，用竹片割开几处，将夜明砂16克，石决明末9克，纳入肝中，放碗内，上笼蒸熟后，分2次吃下，空腹食，一般连服3日可愈。

（5）白薯嫩叶90克，羊肝120克，同煮。连服3日。多吃熟胡萝卜甚效。

（6）鸡眼草10~12克，炒黄研末，拌猪肝炖服。

（7）鸡或鸭肝3~4个，或猪、牛、羊肝150~200克，用白米熬成肝粥，随意趁热吃。

（8）干燥家蝙蝠粪，研成粉末，制成丸剂装入胶囊内。每日3次，每次服1~3克，饮服。

（9）鳗鱼取肝生食，或制成丸，饭前1小时吞服，每日3次，小儿1日用3个肝，成人1日6个。

（10）松毛洗净，按1∶1的比例加水煎服，10天除根。

（11）黄蜡不拘多少，溶汁取出，入蛤粉相和得宜。每用10克，以羊肝100克，剖开，掺药在内，麻绳扎定。水1碗，同入铜器中煮熟，取出，乘热熏眼，候温，连肝食之。日服两次，以愈为度。其效如神。

（12）羊肝100克，煮熟，贴锅底烟食，3次即愈。锅底烟，以烧煤炭者不可用。

11. 火眼方7首

（1）百草露洗眼后，用丁香树叶贴在患处，3日即愈。

（2）黄丹和白蜜调敷太阳穴，立效。

（3）脂麻、威灵仙、何首乌、苦参、甘草、石菖蒲各10克，共为细末。煎好，临睡时用丝绢轻轻避风洗之，神效。

（4）明矾10克，放在半碗白开水中，搅拌使其全部溶解，待凉后1次服完。每日早晚各服1次，连服2天，病即可愈。

（5）将摘下的老黄瓜1条，上部开1小孔，掏出瓜瓢，从孔填入芒硝，填满为止，阴凉处悬挂，待芒硝从黄瓜内渗出，用刀将粉末轻轻刮下作药用。用少许粉末点眼，每日3次，晚上临睡前再点1次，如此连用数日，半月则痊愈。

（6）鲤鱼胆1个，黄连6克，加水15毫升，蒸30分钟，去渣，取汁滴眼，每日3次，每次2滴。

（7）蚕蛹炙干（不拘多少），1次吞下，3~4日可消除。

12. 沙眼方3首

（1）干桑叶10余片，洗干净脸盆，把桑叶放入沸水浸泡，待水不烫时，用药液洗眼。早晚各1次，一般4~6次痊愈。

（2）黄柏30克，加水500毫升，煮沸半小时，过滤后点眼，每日3~4次。

（3）用浸过食盐水的针刺破公鸡冠，让血滴进干净的小瓶内（1次放血够2天用即可）。用小竹棍蘸血，每日3次点眼，1次两滴，点后闭目10分钟，连点15天左右，沙眼即好。

13. 红眼病方6首

（1）黄连适量。将黄连研成细末合泥放砂锅中，底垫艾叶熏干后，再放少许冰片，调香油敷上，即愈。

（2）前胡8克，黄连、秦皮、黄芩、栀子各6克，草决明10克，竹叶10克。加水500毫升，煎成200毫升，分两次温服，每日1剂。

（3）白蒺藜60克，菠菜籽60克，鲜羊肝200克。将白蒺藜、菠菜子加水500~1000毫升，煎20分钟后，再将鲜羊肝切片放在煎药内约4分钟，煮熟羊肝即可服药，吃羊肝。每晚1次，连用3~7天，疗效甚佳。

（4）鲤鱼胆1个，黄连6克，加水15毫升，蒸30分钟，去渣，取汁滴眼。每日3次，每次2滴。注意：鱼胆有毒，不能入口。

（5）黄连适量，研成细末，调水敷足心。

（6）夏枯草10克，虫蜕10克，木贼10克，赤芍6克，桑白皮10克，生地10克，菊花10克。水煎服。

14. 眼内充血方2首

（1）车前子全草，阴干后备用，每次3克，煎服，每日3次，食间服。

（2）当归、白芍、女贞子、旱莲草、藕节、血余炭、生地榆、仙鹤草各10克，炒川芎、百草霜、栀子各6克，干地黄、白菜根各20克，连翘15克，甘草3克。三七研末3克冲服，其它药水煎服，每日1剂。

15. 迎风流泪方6首

（1）鲜鲫鱼胆7个，人乳1大盅。取鲫鱼胆汁与人乳混合均匀，放蒸锅中蒸1~2次，每次20~30分钟，用胆汁乳液点眼。

（2）炉甘石（煅飞细）3克，海螵蛸1.5克，冰片少许。共研极细末，点泪窍处3次见效，忌辛酸食物。

（3）麦冬、杭菊各15克，羊肝60克，熟地20克，枸杞子75克，夜明砂12克。先将中药煎汁，用汁煮羊肝至熟，任意服食饮汤。

（4）猪肝100克，枸杞50克。共煮煎，食肝饮汤。每日1次，连用3~5天。

（5）羊胆1个，蜂蜜适量，冰片研成细粉，点眼。

（6）防风25克，荆芥4克，决明4克，蔓荆子3克，归身5克，菊花4克，蕤仁4克，车前子4克，丹皮4克，白芍4克，甘草2克，老生姜1片为引。如有赤丝，加酒炒黄芩4克，水煎服。

16. 眼生红子方

有人白眼珠上生一红颗，顷刻头面皆肿，用熊胆 2 粒米大，开水调服，立刻平复。

17. 电光打眼方 2 首

（1）豆腐切片，冰水泡过，贴在患处，24 小时痊愈。

（2）鲜人乳或牛乳滴眼，每分钟 1 次，3~4 次可愈。

18. 花眼方 4 首

（1）用半干半湿的热毛巾敷于前额和双眼，眼睛轻闭，头稍仰，毛巾凉后重新更换，持续 1 分钟。长期坚持，不可间断，定有功效。

（2）人参 60 克，茯苓 60 克，菖蒲 20 克，远志 30 克。共为细末，炼蜜为丸，如梧桐子大，朱砂为衣。每日 50~70 粒，米汤送下。

（3）枸杞子 50 克，黑豆 500 克，白酒 500 毫升，水 1000 毫升。先把水倒锅内烧热后，加入黑豆、枸杞子、白酒混合煮 1 小时，捞出凉晒干备用。每日早晚各服 1 次，每次服 50 粒。

（4）羊肝洗净切片，上芡，素油爆炒，调以酱油、醋、料酒、姜，可常做桌上菜。

九、耳病医方

1. 平肝清热代茶饮

处方：龙胆草 1.5 克，醋柴胡 1.8 克，川芎 1.8 克，甘菊 3 克，细生地 3 克。

水煎代茶，申正二刻进。

治肝胆热盛，耳窍不畅。

2. 治耳聋方

处方：生地 12 克，白芍 6 克，怀牛膝 6 克（盐水炒），知母 6 克（盐水炒），广皮 3 克，枳壳 6 克（面炒），泽泻 3 克，防风 5 克，黑豆皮 6 克。

引用活磁石 6 克，焙研极细。

耳聋多因火盛水亏，照此方煎服数剂，奇效。

3. 利窍通耳方

处方：木通 3 克，全蝎 1.5 克（去毒），胭脂边 0.6 克，麝香 0.06 克（少许）。

共研细面，用蜡围成细卷，用绵包裹寸许，纳于耳中。

说明：方中麝香芳香通窍；木通通九窍；全蝎有毒，可疗疮疡肿毒；胭脂亦芳香通窍，合用之当具利窍通耳之功。

4. 治耳鸣耳聋方

处方：椒目、石菖蒲、磁石。

共研细末，用松脂、黄蜡裹成捻子，二寸许，绢裹，纳耳中，一日一易。

说明：方中椒目辛温通窍，石菖蒲芳香开窍，磁石入肾，可平肝潜阳，此亦肝肾兼治之意。

5. 耳闭外治方

处方：延胡3克，山甲3克（炒），全蝎1个（去毒），鲜蚯蚓3条（干4条，去皮），百草霜6克（猪脂拌），冰片1.5克。

共研细面，葱汁调和，绵裹成捻，纳耳中，日一换。

说明：本方具祛风、通窍、活血、理气之功效。其中蚯蚓（地龙）可清热活络，全蝎搜风，穿山甲活血，延胡理气，冰片开窍，百草霜止血消积，此方照顾颇为周全。

6. 利窍聪耳方

处方：穿山甲6克（生），蝉蜕6克（去足），石菖蒲6克，木笔花6克，蓖麻仁4.5克（去净油），干蝎4个（去毒），鲤鱼胆10克（后兑），麝香3克（后兑）。

共研极细面，兑鲤鱼胆、麝香合匀，用黄蜡熔化，晾温，老嫩合宜，做成药捻，约一寸有余，外用黄绢裹之，纳于耳中，以通窍道。

说明：方中山甲活血通络，全蝎、蝉蜕祛风止痛，麝香、石菖蒲芳香开窍，鲤鱼胆清火去热，蓖麻仁润燥而通便，木笔花解毒清热兼平肝，是方组合严谨，疗效较好。

7. 中耳炎方17首

（1）胡桃油滴入耳内，或加冰片少许，每日3次，每次2滴。

（2）黄柏、黄连、黄芩各10克，研细末，吹入耳内。每日3次，3天即愈。

（3）蛇皮1节，用香油泡1天，烧油滴耳即愈。

（4）生鸡蛋清、香油各等份，混匀后滴耳。滴前用干净棉花将耳内脓水吸干，早晚各滴1次（配好的蛋清香油只能保存3天）。

（5）使君子、明矾、冰片适量（比例约为4∶3∶1）。先取使君子数枚，橇1小孔，分别塞入黄豆大的明矾1块，然后置于酒精灯上烧灼，待明矾全部溶化为度，加冰片少许，共研细末，过筛后装瓶备用。先用双氧水或生理盐水洗净患耳，用棉签拭干，再将药粉少许吹入患耳内。每日1次，2～3次即愈。

（6）煅鱼脑石25克，冰片2.5克，共研末。用香油调滴入耳内，每天2次。

（7）蚯蚓3条，焙干为末，吹耳内，数次即愈。

（8）黄连8克，冰片0.06克，硼酸1.2克。将黄连捣碎，加水1茶杯，浸泡煮沸5分钟，然后将其他药品研碎倒入，待全部混匀后，过滤2次，放入消毒瓶内。将耳内脓汁拭净，滴入5～8滴，每日2次。

（9）五倍子3克，黄连3克，枯矾3克，海螵蛸3克，麝香1克，冰片1克，龙骨3克。共研细末，敷患处。每次敷药前，需将前次药用消毒脂棉擦净。

（10）人指甲3～7片，放瓦上用炭火焙炼后，研成细末。吹入耳内，每日1次。

（11）鲜猪胆1个，放入适量明矾，使胆汁凝固，晒干后研成细末。将猪胆末吹入耳内，每日1次。

（12）泥鳅滑液，滴入耳内，干后再滴。日滴数次，以愈为度。

（13）明矾、冰片少许入鲜螺肉，化成水汁后，先用双氧水冲洗耳道，并用棉球揩干，再用上述药汁滴入耳内。

（14）苦参6克，黄柏6克，枯矾13克，冰片1.5克，鸡蛋壳1枚，纯香油4匙。将苦参、黄柏放入油内，炸至黑色，滤药渣。再将鸡蛋壳烧黑，同枯矾、冰片一起研细，先入油内，放置4小时后方可应用。先用双氧水将耳道洗净，然后用羽毛将药液缓慢滴入耳中3~4滴。早晚各1次,一般3~4天治愈。

(15) 将200克公猪肉、250克菖蒲,用文火煮烂。肉药汤同吃,服五剂。主治耳膜穿孔。

(16) 白矾2份,食盐1份,樟脑2份,冰片2份。共为细末,装瓶备用。洗净耳道,将黄豆大药面吹入耳内,然后用半寸长大葱塞住耳孔。每日1次,一般2~3次痊愈。

(17) 活蝎子2只,白矾1块(花生仁大小)。将蝎子和白矾同放鏊上,用火焙干,研成细末。先用棉签把耳朵里的脓液粘净,用小竹筒把研好的药末吹入耳内,2~3天1次。

8. 耳聋方17首

(1) 蝼蛄15克,穿山甲15克(炮为末),入麝香少许,伴葱汁为丸塞于耳中。

(2) 蚯蚓3条,焙干为面,吹耳数次痊愈。

(3) 口含1小铁块,耳上放磁铁,听之。每日数次,数日即愈。

(4) 活鲤鱼1尾。将脑髓取出蒸出油,滴入耳内,自然窍开。

(5) 麝香0.5克,棉花包好塞入耳,1日即通。

(6) 核桃肉(捣烂)10克,藕节20克,猪耳朵1只。将猪耳朵洗净,切碎,加入药物炖烂,分2次服食。每日1剂,连服10~15剂。

(7) 将1小块磁石用丝棉包裹,外扎一线(便于取出),塞入患耳道,连塞3~5天。

(8) 斑蝥1只,巴豆(不炒不焙不去油)2粒,麝香0.1克,葱茑1根。将斑蝥、巴豆、葱茑捣烂如泥,再入麝香捣匀,做成绿豆大的丸粒,外扎一丝线,塞患耳内。2日内取出,视其病情复用。

(9) 制香附30克,冰糖适量,水煎,每日1剂。分2次加冰糖服，连服7~10剂。

（10）水菖蒲蔸15克，生石膏15克，梨树根皮15克，猪脑髓30克。先将前三味药水煎，去渣，取液加入猪脑髓煮熟，分2次服。每日1剂，连服7~10剂。

（11）路路通10枚，加水煎成汤剂（或每次3枚开水冲泡），随意当茶饮。

（12）猪肾1对，粳米160克，葱白2根，人参1克，防风6克，共同煮粥。治老年耳聋。

（13）核桃仁6~7枚，煮汤一起食用。主治青年耳聋。

（14）蚯蚓入盐，立即放葱管内化水，滴液入耳内。治猝然耳聋。

（15）黑豆60克，狗肉500克，煮烂服。

（16）瘦猪肉丝500克，豆腐250克，大葱250克（带根），菖蒲200克。同煮，食肉、豆腐后喝汤。每次适量，4剂可愈。

（17）活鼠1只。将鼠肉（不去骨）剁成小块，放在新瓦上焙干，碾成细末备用。将药面放入茶缸内，开水冲，捂盖10分钟左右，再加少许红白糖，1次服完。每天早晚饭后各服1次，每次4克左右，服半个月左右见效，久服即愈。

十、治鼻病医方

1. 代鼻烟方

处方：鹅不食草 6 克，细辛 1.5 克，白芷 6 克，全蝎 2 个，薄荷 18 克，川芎 4.5 克，青黛 6 克。

共研细面，代鼻烟用。

治风痒鼻塞。

2. 碧云散

处方：南薄荷 3 克，菊花 3 克，川芎 3 克，白芷 3 克，鹅不食草 1 克，青黛 1 克，冰片 0.6 克。

共研细末，过重罗，闻鼻少许。

治上焦风热久蕴，鼻内燥痛，觉有气味。

3. 红玉膏

处方：红玉膏 10 克（方由当归 50 克，红花 10 克，赤芍 10 克，白及 10 克，防风 10 克组成。用香油 50 克，同上药共煎，煎枯去渣，入黄蜡，再入银朱 50 克、乳香 50 克）。

用牙签挑少许，擦鼻孔内。

治鼻内干疼，涕中微带黑丝。

4. 透脑闻药方

处方：松萝茶 6 克，瓜蒂 3 克，冰片 1.5 克。

共研细面，闻鼻取涕。

5. 鼻血方 15 首

(1) 老墙土卡耳上,左鼻孔流血卡右耳,右鼻孔流血卡左耳。

(2) 麦冬 20 克,生地 20 克,水煎服。

(3) 将鲤鱼鳞焙成焦黄研粉,每次用温开水调服 3~6 克,日服 3 次。

(4) 大蒜捣烂敷脚心,左鼻孔出血敷右脚心,右鼻孔出血敷左脚心。

(5) 将南瓜根(约 250 克)洗净切成末,加醪糟 100 克,再加少许冰水,煮沸 20 分钟后去南瓜根,将剩余的醪糟汤加进适量的白糖,便可服用,最好分 2 次服完。

(6) 麦冬、生地各 150 克,用两碗水煎服,即可。

(7) 向患者耳内用力吹气,两耳各连续吹三口气即可。若血未完全止住,待 2 分钟后再吹 1 次。

(8) 生茅根 50 克,水煎冷服,亦可加白糖同服。

(9) 鲜生地 50 克,捣汁炖服,再以渣塞鼻。

(10) 丝瓜花 50 克,捣烂冲开水服,也可以用丝瓜络或丝瓜根代替。

(11) 西瓜藤 50 克,烧存性,开水泡服。

(12) 左鼻孔出血,用小绳子缚右足小趾,右鼻孔出血缚左足小趾,两鼻孔均出血者则缚两足小趾,同时,用冷水敷拍前额,并用药线点灸大拇指掌关节背侧顶端数壮,出血即止。

(13) 香附花 7 朵,鸡蛋 4 个,红糖适量。把香附花放入锅内,加水 1 碗半,煮沸 2 分钟,再把鸡蛋打入,煮 3~5 分钟后,加入适量红糖,熬至 1 碗汤时,温服。每天 1~2 次,连用 3~4 天,即可见效,并且除根。

(14) 将鲜韭菜捣烂,搓成小丸塞入鼻孔。

(15) 生萝卜汁与加热的酒同时服下,可治经常性鼻出血。

6. 酒渣鼻方14首

（1）大黄、䗪虫、桃仁、红花、当归、贝母、元参各9克，枳壳、陈皮各6克，丹参12克。每日1剂，水煎服。

（2）当归10克，生地10克，赤芍10克，川芎6克，赤苓10克，黄芩6克，银花10克，栀子6克，陈皮6克，红花6克，五灵脂6克。水煎服。每日1剂，服15剂后停药，然后用外擦药（大黄、硫黄各等份研末，凉茶调匀）。每日抹患处1~2次（病轻者1次，病重者2次）。

（3）生地10克，赤芍10克，玄参10克，当归10克，川芎5克，黄芩10克，白花蛇舌草30克，杭菊花10克，枇杷叶10克，白芷6克。每日1剂，水煎分两次服。忌辛辣烟酒等。

（4）黄连12克，黄芩10克，黄柏12克，栀子10克。加水煎成汤剂，每日3次分服。

（5）枇杷叶30克，桃仁15克，研成细末。每次服6~9克，温酒送下。

（6）白果30克，捣烂，荞麦面60克，烧存性，研细，药和匀，用獾油调涂患处，每晚用热水洗净患处后涂药。

（7）白蔹、白石脂、杏仁各15克，共研细末，用蛋清调匀，晚上外涂，白天洗去。

（8）水银9克，核桃3个，枫子7个（去皮），共捣碎（勿用铁器），用消毒纱布包好，每日拿药擦患处3~5次，1周可治愈。

（9）生石膏20克，枇杷叶10克，苦参12克，丹皮10克，白茅根15克，赤芍10克，桃仁10克，红花10克。水煎服。

（10）归尾10克，赤芍10克，红花10克，丹参15克，夏枯草10克，威灵仙10克，苦参10克，白茅根15克。水煎服。

（11）使君子适量，去壳取仁，放入铁锅内文火炒至微有香味，晾凉，放入香油浸泡2天。每晚睡前吃使君子仁3个（成人量），7天为1个疗程。

（12）枫子肉、蛇床子、枯矾各15克，铜绿3克，水银9克。上药用生猪油适量捣融成膏，擦涂患处，数次即愈。

（13）硫黄（细研）、蜗牛壳（自死干枯小者为上，净去泥土）、杏仁（去皮尖，研如膏）、木香、米粉各半两。上药研细，以腊月面脂调如稀膏，每夜欲卧时，以淡浆水净洗面，拭干以药涂患处。次日晨，以温水洗去。

（14）栀子仁3000克，川芎200克，大黄300克，豆豉3000克，木兰皮25克，甘草200克。上6味研细末，蜜调为丸，如梧桐子大，每日3次。

7. 鼻炎方9首

（1）取墙上新鲜青苔少许，用纱布包裹后塞入鼻孔（两鼻孔交替），次晨取出，待鼻塞解除，流涕及其他伴随症状完全消失时，再继续3~4天。

（2）活田螺10个，鲜鹅不食草（捣汁）30克，冰片（研末）3克。将田螺用清水洗净，用针拨开螺眼，纳入冰片末，置瓷碗中流出涎液后，去掉螺体，加入鹅不食草汁，搅匀，瓶装密闭，同时取适量滴入患鼻内，每日4次，连用5天。

（3）苍耳子10克，辛夷6克，白芷6克，细辛3克，川芎3克，藁本6克，桔梗6克，黄芩5克，连翘6克，藿香6克，生石膏15克，淡竹叶6克，甘草3克。每日1剂，水煎，分2次服，连服3~5剂。

（4）鲜大蓟根50克，鲜芙蓉花叶5片，路路通20克，鸡蛋2个。将药洗净，水煎，取药液煮蛋，分2次服食，每日1剂，连服5~7剂。

（5）麻黄6克，杏仁10克，生石膏10克，辛夷10克，薄荷 8 克，甘草 3 克。每日 1 剂，水煎，分 2 次服，连服 3~5 剂。

（6）鱼脑石、青黛、冰片等量配制成鱼脑石散，入鼻内，每天 3 次。

（7）川芎 50 克，白芷 100 克，葱白 50 克。焙枯共研细末，每早晚各取 10 克，用茶冲服。

（8）辛夷、苍耳子各 6 克，冰片 0.6 克。研细末，嗅入鼻中。

（9）新脱下的老鹰毛烧成灰，取微量吸入鼻中。

十一、牙病医方

1. 固齿刷牙散

处方：青盐、川椒、旱莲草各 100 克，枯白矾 50 克，白盐 200 克。

先以旱莲草、川椒水煎去渣，得汁一茶盅，拌盐、矾内，炒干，共研极细面，擦牙漱口，永无齿疾。

2. 明目固齿方

处方：海盐 1000 克（拣净）。

以百沸汤泡，将盐化开，滤取清汁，入银锅内，熬干研面，装瓷盒内。每早用 3 克擦牙，以水漱口。用左右手指互取口内盐津，洗两眼大小眦内，闭目良久，再用水洗面，能洞视千里，明目固齿，极为神妙。

3. 漱口药方

处方：紫荆皮 10 克，防风 6 克，苏薄荷 6 克，生石膏 12 克，食盐 10 克，生甘草 6 克。

水煎漱口，五分。

4. 清胃漱口方

处方：生石膏 10 克，赤芍 6 克，红花 3 克，大青盐 6 克，生蒲黄 1 克，莲心 3 克。

水煎，漱口。

5. 清胃消肿漱口方

处方：生蒲黄3克，赤芍6克，红花3克，连翘6克，生石膏12克，生盐6克。

水煎，漱口。

说明：本方重在活血清热解毒。

6. 洁牙方11首

（1）槟榔烧灰，放牙刷上刷牙，可使牙齿雪白。

（2）口含食醋半口，闭上嘴，蠕动2~3分钟，使醋分布在牙齿的各个部位，然后将醋吐出，用牙刷刷牙1~2分钟，最后用清水漱净，每日3次，连续2~3天。

（3）用乌贼鱼骨一小块，擦牙自白。

（4）黄丹25克，白矾50克，川升麻、细辛各0.3克，麝香3克。

上药先研白矾、黄丹令细，于生铁铫子内炒如火色，取出，于地上，用纸一重衬，以物盖之出火毒，一宿后，入川升麻等三味，同细研为散，每用2.5克，掺于患处。

（5）槐枝、苣胜子、生干地黄各50克，皂荚1梃。

上药细剉，入一新瓷瓶中盛，固济于瓶口上，只留一窍如钱孔大，然后以文火烧，候瓶内药烟绝为度，便取出，捣细罗为散，每日揩牙，揩齿去风令白净。

（6）朱砂、丁香皮、藿香、茴香、香附子、甘松、白芷、川升麻、黄丹各50克，白檀香、寒水石、零陵香各25克，猪牙皂荚100克，石膏200克。诸药捣罗为散，研令匀，每日揩齿。

（7）海蛤、琥珀、白石英、珍珠、玛瑙、光明砂各50克，麝香3克。

上药捣为散，于乳钵内重研令细，每日取柳枝打碎一头，点药揩齿。

（8）盐200克，杏仁50克。盐烧过，杏仁汤浸去皮尖双仁。上药研成膏，每日揩牙。

（9）升麻、藁本、甘松、兰草、香白芷、川芎各50克，细辛、青盐、生地黄、地骨皮各100克，皂角3挺，麝香少许。

上为细末，并入一处，研匀。每日早晚揩牙，如常用。

（10）石膏200克，大香附50克，白芷22克，甘松、藿香、沉香、川芎、零陵香各10克，细辛、防风各25克。

石膏另研，余药同研，共为细末，和匀，先以温水漱口，次擦之，白牙洁齿。

（11）沉香、麝香各6克，石膏、寒水石各5克。共研细末，早晚用来擦牙。半月之后各种病牙自然变好，黑牙、黄牙变得洁白无比。经常使用此药，到八九十岁牙齿还可保持完整。

7. 固齿方6首

（1）生地黄、独活各150克。上二味咬咀，以水1000毫升渍一宿，含之。

（2）升麻25克，白芷、藁本、细辛、沉香各1克，寒水石（研）0.3克，麝香0.3克，尤妙。上件前六味捣筛，每朝杨柳咬头软，点取药揩齿。

（3）柳枝一握（切），地骨皮、细辛、防风（去芦头）、杏仁（汤浸去皮尖双仁）、蔓荆子各100克，盐25克，生地黄1升（切）。上药都细剉和匀，每用50克，以50克兑酒50毫升，同煎至一盏，去渣，热含于患处良久，倦即吐之。含尽为度，日2，尽此1剂瘥。

（4）川乌头0.3克，巴豆10克（去皮），大硼砂、硇砂各5克，大蜘蛛1只（炙干），腻粉2克。上药细罗为散，研入巴豆令匀，每用少许著牙根。治牙齿动摇，终不牢固，令牙出。

（5）牙齿脱落后，将脱落的牙放在瓦上用火焙枯，研细，敷满牙中，半日后再行吞下，可保剩余的牙永不脱落。

（6）紫河车2具，党参、熟地、枸杞各50克，女贞子、龟板、山药、山萸肉各30克，杜仲、五味子、牛膝各24克，核桃肉60克。研面炼蜜为丸，每服10克，日2次，盐开水冲服。

8. 牙疼方25首

（1）松香50克，60度白酒250毫升。将松香研成粉，浸入白酒内，用棉球蘸，咬痛处。

（2）竹叶15个，绿豆50克，炖荷包鸡蛋若干，一次吃饱，痊愈。

（3）绿豆10粒，胡椒7粒。放在一起捣碎，用洁净布包好，置牙痛处，用力咬牙，牙痛可立止。

（4）云南白药少量，放勺中加1滴水，调成糊状。用牙签将药糊涂于龋洞内，一般5分钟左右即可止痛。

（5）龙胆草10克，菊花5克。开水泡成茶一杯，饮半杯，另一半漱口，每日3遍，两日可愈。

（6）水豆腐500克，切成方丁块状，加柳树根100克，剥去红皮，放进清水中煮，煮好后捞去柳树根，稀稠一齐吃下，1次即愈。

（7）将甲鱼壳焙焦黄，研细粉。把甲鱼粉放在烟头的烟丝表面，点烟吸入，牙疼立止。

（8）鹤虱、甘松、白芷、细辛等量，煎水漱口，牙疼立止。

（9）生地20克，白酒100克。将生地放入酒内浸24小时，待酒色发红后，含酒适量于口中牙疼处，不要咽下，直至含不住时吐出，连含几口，牙痛止。

（10）用棉花蘸少许十滴水放牙上，或蘸少许清凉油放痛牙上。

（11）防风15克，羌活15克，细辛15克，荜茇15克，冰片10克，雄黄5克。共捣成细末，找一只碗，碗口糊一层粗麻纸，把药末摊在碗口上，将药末点燃。等药末烧焦后，吹去药灰，剥掉碗口麻纸，碗中有细白粉末，收起来。用时捏少许粉末，敷于痛牙上，数次即愈。

（12）将食盐少许放在龙眼肉上（桂圆肉），敷贴到牙痛处，片刻即可止痛。

（13）用酒精棉球塞在耳朵里约5分钟，可以止牙痛。

（14）熟地30克，骨碎补30克，每日1剂，水煎服。一般服1～2剂，即可止痛。

（15）白酒50毫升，鸡蛋清2枚。先把白酒置碗中点燃，而后倒入蛋清，以烧尽自熄为度。痛时1次服之。

（16）苍耳子10克，鸡蛋2枚。将苍耳子炒黄去刺捣破，与鸡蛋用水同煮半小时，去渣连汤服。

（17）栀子、连翘、大黄、芒硝各10克，为1剂，早晚分服，连服3剂，永不再发。

（18）用伤湿止痛膏外贴两腮处，3～4小时即可止痛消肿，无副作用。

（19）取六神丸3～5粒压碎，涂于患处约5分钟，牙痛即可减轻，1小时后疼痛可完全缓解。

（20）冰水、红花绞成黄汁，涂于痛处。

（21）毛茛全草、乌梅（春夏之间采集），同捣烂成泥，贴患处。

（22）熟地60克。玄参60克，菊花60克，生石膏10～30克，升麻0.5～5克，蜂蜜60克。每日1剂，加水1000毫升，煎成300毫升，徐徐服之。

（23）西洋参3～5克，剪成毛豆大小1粒，放到牙疼部位，咬紧，数分钟后止疼。

（24）韭菜子25克，研成末，与香油25克放杯内混合，用火在杯内烧，发出香气，再用竹管吸香气，20分钟即愈。

（25）筷子头上放一点味精，轻轻点入牙洞中，立即止痛。

9. 口腔炎方 12 首

（1）柿霜研细，撒患处。

（2）五倍子（炒）30 克，枯矾、冰片各 3 克，硼砂 9 克，玄明粉、朱砂各 1.5 克。共研细末，同时取少许撒于患处。

（3）乳香 9 克，没药 9 克，大黄 15 克，煅石膏 30 克，冰片 3 克，儿茶 9 克，黄柏 15 克，细辛 6 克，珍珠 1 克，五倍子 15 克。共研细粉，同时涂于患处。

（4）将鸡内金焙焦研成细末，涂于口中患处即愈。

（5）黄连粉 3 克，水调。将药填在肚脐上，外盖纱布，用胶布固定即可。

（6）干地 12 克，木通 9 克，甘草 6 克，竹叶 6 克，旱莲草 12 克，女贞子 9 克，灯心草 3 扎，麦冬 12 克。服 3 剂。

（7）黄连 6 克，竹叶 6 克，生地 30 克，连翘 15 克，丹皮 10 克，升麻 10 克，大黄 10 克，当归 10 克，生石膏 30 克。水煎服。

（8）滑石粉 18 克，甘草末 3 克，朱砂末 0.9 克，雄黄末 1.5 克，冰片末 1.5 克。混合备用。用牙刷蘸药粉刷患处。

（9）生地、连翘各 15 克，鲜茅根、鲜芦根、鲜荷叶各 30 克。水煎服。治牙龈出血。

（10）用棉球蘸蜂糖，再沾上冰硼散，涂患处。涂前将口角洗净，涂几天可愈。主治烂嘴角。

（11）枸杞子适量，煎汤漱口。主治牙缝出血。

（12）青黛 30 克，硼砂 30 克，龙脑薄荷末 15 克，人中白 30 克，玄明粉 15 克，粉口儿茶 30 克，马勃 15 克，冰片 6 克。共研细末，用冷盐水含漱后，将药粉撒在患处，每日 3 次。

10. 口疮方 13 首

（1）鸡蛋壳烧灰，撒疮上。每日 3 次，2 日即愈。

（2）干姜、黄连在口里细嚼，一日数次即愈。

（3）柿子霜敷患处，每日 3 次，数日即愈。

（4）川黄连、冰糖适量。先将黄连研细末，过筛。再将冰糖放入，研和均匀。日敷患处 2~3 次，让口水流出，直至口水不能流出即可。

（5）五倍子、青黛各 30 克。先将五倍子用文火炒黄，碾碎过 100 目筛。然后将两药研成细末，混匀，装瓶备用。用时将药粉撒口疮溃疡面上，每日 3 次，一般 3 日见效。

（6）山豆根、大黄各 50 克，人中白、青黛、儿茶各 30 克，朱砂 10 克，冰片 3 克。共研细末，过筛，混匀，储瓶高压消毒备用。以 3% 硼酸溶液清洁口腔，取 2% 甲紫溶液调上药呈糊状，每天 3~5 次，涂搽患处，均于 3 天治愈。

（7）白矾适量，猪胆 1 个。将白矾研细末，过筛。于猪胆上部剪开一口，将白矾从口塞进，以塞满为度。用线将猪胆开口扎紧，悬挂于屋檐（时间至少 1 年左右）。取下研成细末，装消毒净瓶中备用。将药末少许涂于口腔患处，每日 3 次，直至痊愈。

（8）五倍子 10 克，白矾 3 克。将五倍子与白矾一起研成细末，每次少量，涂于患处。

（9）竹叶 10 克，木通 10 克，生地 15 克，甘草 5 克，黄芩 12 克，灯心 10 根。水煎服，每日服 2 次。

（10）用消毒棉花蘸野蔷薇露或金银花露轻轻搽去白点，每日 4~5 次。

（11）鲜柳叶 3~5 片（以尖嫩叶为好）。将柳叶放火上焙焦，和白糖一捏研细，涂于患处即可。涂上后很疼，次日即可痊愈。

（12）将 1 个煮熟的鸡蛋黄放入铁勺内熬成油，涂患处。

每日涂3次,涂2天可愈。主治鹅口疮。

(13) 荔枝肉、皮硝、溏鸡粪各等份,同捣烂敷患处即愈。

11. 口臭方19首

(1) 紫苏12克,生石膏24克,白芷12克,甘草9克。水煎服,每日1剂,每日服2次。

(2) 益智仁50克,甘草10克。共为末,每用10克,干吞下。

(3) 五灵脂10克,生蒲黄8克。每日1剂,水煎分2次服。

(4) 黄连6克,黄芩10克,大黄10克,生石膏15克,生地黄15克,生甘草6克,枳实6克,升麻6克,山楂10克,麦芽10克。每日1剂,水煎服。若配合橘皮、桂花、兰香,水煎漱口,效果更佳。

(5) 每日早晚各服1片甲硝唑(每片100毫克),空腹用淡盐水送下,连服5天,可除口臭。

(6) 甜瓜子作末,蜜和丸,如枣核大,每日空腹洗漱后含1丸。

(7) 白菊花加冰糖用开水冲泡,当茶饮。

(8) 枇杷叶、干熟地黄、生干地黄、天门冬、麦门冬、石斛、山茵陈、黄芩、枳壳、甘草各等份。

把枇杷叶刷去毛,生干地黄去土,天门冬、麦门冬去心焙,石斛去芦,山茵陈去梗,枳壳去瓤麸炒,甘草炙。上药为末,每服10克,水一盏,煎至一半,去滓。食后、临卧温服,小儿一服分2服,量岁数加减与之。

(9) 沉香、白檀各50克,儿茶100克,粉草15克,麝香1.5克,冰片1克。上为极细末,糯米调饮汤为丸,黍米大,噙化。

(10) 芝麻秆适量,切碎熬水漱口,每日数次。

（11）葛根 15 克，薄荷 10 克，生地 15 克，金银花 15 克，黄芩 10 克，升麻 3 克，丹皮 15 克，菊花 15 克，地骨皮 15 克，甘草 3 克。水煎服，每日 1 剂。

（12）滑石粉 18 克，甘草末 3 克，朱砂末 0.9 克，雄黄末 1.5 克，冰片末 1.5 克。

上药研匀，贮瓶备用，先用牙刷蘸药粉刷牙，再取药粉 30 克，生蜜 60 克，调匀，涂口腔内患处。每日早晚各 1 次。

（13）沉香、甲香、丁香、麝香、檀香、苏合香、薰陆香、零陵香、白胶香、甘松香、泽兰、藿香各 300 克，胡麻油 4000 毫升。上十二味，先煎油令熟，乃下白胶、藿香、甘松、泽兰，少时下火，绵滤内瓷瓶中，余八种香捣做末，以蜜和勿过湿，内著一小瓷瓶中令满，以绵幕口，竹十字络之，以小瓶覆大瓶上，两口相和，蜜泥泥之，乃掘地埋油瓶，令口与地平，乃聚干牛粪烧之，七日七夜，不须急，满 12 日烧之弥佳，待冷出即成，其瓶口须熟泥匀厚一寸暴干，乃可用。

（14）蜡 100 克，紫草 100 克。上先炼蜡，令消，后将紫草煮之。少时候看紫草，于指甲上研之，紫草心白即出之，下蜡勿令凝，即倾于一合甲中，冷凝乃取之，便成好口脂也。敷口面，日三。

（15）鲜老丝瓜 1 根，洗净切断，加水煎煮半小时后放盐，再煮半小时即成，日服 2 次。

（16）黄连 6 克，竹叶 6 克，生地 30 克，连翘 15 克，丹皮 10 克，升麻 10 克，大黄 10 克，当归 10 克，生石膏 30 克。水煎服。

（17）生地、连翘各 15 克，鲜茅根、鲜芦根、鲜荷叶各 30 克。水煎服。

（18）干地龙 10 条，吴茱萸 1.8 克。共研末，和面粉少许，用醋调成糊状，敷两足心（涌泉穴）包扎。每日 1~2 次。

（19）藿香煎汤漱口，并噙冰荷散一二厘，3~5 日即可根除口臭。

12. 唇裂方

橄榄泡汤湿润嘴唇，或用橄榄仁捣碎敷于嘴唇，或用橄榄油涂嘴唇。

13. 牙龈出血方 12 首

（1）鲜马尾松针，开水冲泡当茶饮。

（2）鲜萝卜含口内嚼之，热则再换新萝卜再嚼，有效。

（3）柿叶（鲜干皆可）开水冲泡，当茶饮。

（4）枣树叶（鲜干皆可）开水冲泡，当茶饮。

（5）麦冬 15 克，煎汤，含漱。

（6）人参、赤茯苓、麦冬各 6 克，水煎饭前温服，每日 1 剂。

（7）蜂蜜 25 克，白醋 25 克。将药放瓷碗内调匀；分 3 次服，每日 1 剂，连服 2~3 剂。

（8）桂花树皮（去粗皮）30 克，鸡、鸭蛋各 1 个。将药洗净，切碎，与蛋煮熟，分 2 次服食。每日 1 剂，连服 3~5 剂。

（9）鲜观音草 60 克，红糖 30 克。将观音草洗净，水煎去渣，取液与 2 个鸡蛋煮熟，加入红糖，分 2 次服食。每日 1 剂，连服 3 剂。

（10）丹皮 10 克，生地 10 克，生石膏 10 克，防风 10 克，荆芥 5 克，升麻 5 克，甘草 3 克。每日 1 剂，水煎，分 3 次含服，连服 3~5 剂。

（11）红苋菜 200 克，洗净，晒干，研细末，瓶装。每日 2 次，取适量塞入患处。

（12）鲜车前草 50 克，黄瓜藤 30 克，鸡蛋 4 个。将上药洗净，与鸡蛋同煮，分 2 次服食，每日 1 剂，连服 3 剂。

14. 龋齿方 4 首

（1）蛇蜕 9 克，剪成小碎块，放入烟斗中，点燃后将烟吸入口腔，让烟在口腔中稍作停留再吐出，连服 3 次，疼痛可止。

（2）花椒 15 克，浸在 50 克白酒中，约 13 天，过滤去渣，用棉球蘸药酒塞孔内可止痛。

（3）明雄末 100 克，真小磨麻油 200 毫升，调匀，含口漱，片时吐出，再漱，数次即愈。

（4）五倍子煎浓汁含漱数次，其患永除。

十二、皮肤病医方

1. 蝴蝶斑方 14 首

（1）白丑、白蔹、白及、白术、白芷、细辛、甘松、莲子、茯苓、僵蚕、羌活、独活、荆芥、鸽子粪各 30 克，共研细末。每次用时放手心少许，以水调擦，搓脸 10 分钟后用水洗去，早晚各 1 次。

（2）秋天霜打后的柿子叶 100 克，晒干研细末，加入好的猪油或凡士林 150 克，搅拌均匀，装入瓶内。每日洗脸后擦患处。

（3）白芷 10 克，白附子 10 克，密陀僧 3 克。三味研匀，调入凡士林或雪花膏内，每日晚间临睡前外搽患处，配合服六味地黄丸、乌鸡白凤丸疗效更佳。

（4）丝瓜络 10 克，僵蚕 10 克，白茯苓 10 克，白菊花 10 克，珍珠母 20 克，玫瑰花 8 克，红枣 10 个。合煎浓汁 2 次混合，分 2 次服用。中成药逍遥丸和六味地黄丸，早晚交替坚持内服。

（5）用丝瓜络 10 克，配以僵蚕、白茯苓各 10 克，白菊花 10 克，珍珠母 20 克，玫瑰花 3 朵，红枣 10 只，制成"消斑食疗汤"。每日用上述数量药物为一料，煎浓汁 2 次混合，分 2 次饭后服用。一般 10 天可见效。用药期间，避免使用化妆品及刺激性强的肥皂，避免日晒和辛辣食物，勿忧思。

（6）党参 250 克，水 1000 毫升。水煮剩一半擦面部，每日 2 次。

（7）鸡血藤 30 克，鸡蛋 2 个，加清水两碗，同煮。蛋煮熟后去壳再煮片刻，煮成一碗加白糖少许调味，喝汤吃蛋。

（8）红枣10个，乌骨鸡半只切块，加水适量，隔水炖好，调味食用。

（9）柴胡15克，白芍20克，当归15克，茯苓12克，川芎12克，丹皮12克，郁金12克，川楝子12克，龙胆草10克。水煎服。

（10）熟地15克，山药30克，女贞子30克，茯苓12克，丹皮12克，泽泻15克。水煎服。

（11）白及5克，白芷5克，白附子5克，白蔹5克，密陀僧3克。共研细末，搅入白蜜内，睡前涂局部，一个月内斑痕可退。

（12）白僵蚕、白牵牛等份为细末，用蜜调搽。

（13）炙黄芪24克，党参18克，炒白术、茯神、炒枣仁、炙远志、龙眼肉、当归各15克，木香5克，蝉蜕、炙甘草、大枣各6克。水煎服。

（14）菟丝子15克，女贞子、何首乌各12克，当归、旱莲草、白芍各10克，生地、熟地各15克，阿胶、枸杞子各9克。水煎服。

2. 扁平疣方20首

（1）将石碳酸液点在疣上，每3天1次，数天后扁平疣便可脱落。

（2）每日服首乌片3次，每次4片，连服4~6周可愈。

（3）百合3克，薏米仁50克，洗净加水两大碗，煮成粥，放糖食之。每天2次，坚持1个月。可以治扁平疣、雀斑、痤疮、湿疹等。

（4）马齿苋、蛇床子、苦参各30克，苍术、蜂房、白芷、陈皮各9克，细辛6克。加水适量煎汤，过滤去渣，趁热熏洗患处。

（5）羌活15克，茵陈15克，苦参15克，防风12克，当归12克，黄芩12克，炙甘草10克，猪苓10克，泽泻10克，知母10克,升麻6克,苍术6克,葛根6克,白术10克,党参30克。水煎服,每日1剂。严重者加白芷12克,僵蚕12克,蝉衣10克,连服6剂。

(6) 把黄豆捣烂(嚼烂亦可),糊在有疣的地方。睡前糊上,醒后洗掉,连续2~3次可见效。

(7) 选用红硇砂(即氯化铵矿石)30克,研细末。选择最大的疣体一个,洗净擦干,敷红硇砂0.5克,然后用纱布固定。1周为1疗程,忌吃辛辣燥热食物。

(8) 鼠妇(潮虫)1~2只,捻碎放在疣顶部,令其自然干燥,勿洗涤。每天如法涂抹2~3次,一般一周后自行脱落。

(9) 板蓝根、金银花、大青叶、冬桑叶、紫草各30克,丹参、陈皮、薏仁各15克,香附、红花、苏叶、生甘草各9克。每日1剂,分早晚煎服,连服10剂为1疗程。

(10) 薄荷10克,蝉蜕6克,白附子3克,当归10克,川芎6克,血竭6克,地肤子10克,桃仁10克,红花6克,板蓝根10克。水煎服。

(11) 白果仁8~12粒,苡米约60克,加水适量,煮透后,放入冰糖或白砂糖调味服。

(12) 蛇床子30克,苦参30克,干远志30克。煎水烫洗患处,每日2~3次。

(13) 新芝麻花适量,揉成团状,随即在疣上反复擦之,每次3~5分钟,擦至疣及表皮微红即可。每日2~3次,一般3~5天痊愈。

(14) 鲜蒲公英的花茎,用折断处溢出的乳汁点在疣上,稍揉搓,使乳汁渗入疣内。每日2次,1星期即可根除。

(15) 当归、红花、紫草、赤芍各9克,桑叶、银花各12克,灵磁石、代赭石各30克。每日1剂,水煎分2次服,2周为1疗程。

(16) 板蓝根、红花各15克,大青叶、薏米、紫草、凌霄花各30克。每日1剂,水煎服。一般2周即见效,服药期间忌食辛辣食物。

（17）10%水杨酸铋油剂 2 毫升，肌肉注射，每周 1 次，10 次为 1 疗程。

（18）新鲜鸡肫皮（又叫鸡内金，两面都可用）在皮疹上摩擦，不要将皮肤擦破，每日 2 次。

（19）白鲜皮、明矾各 60 克，煎洗患处。

（20）板蓝根 35 克，粉丹皮 10 克，象贝母 12 克，赤芍 12 克，桃仁 6 克，红花 6 克，制香附 6 克，生甘草 3 克，每日一剂。水煎服。

3. 雀斑方 23 首

（1）老陈醋 20 克，蜂蜜 20 克，江米面 20 克，调成净面剂。每晚睡前先涂 30% 双氧水，再涂净面剂，几天后可收到效果。

（2）西瓜子、杏仁各半，研细，晚间拌蛋清擦面，晨用淘米水洗脸，1 月即愈。

（3）用珍珠末 3 瓶，分 9 次蒸瘦肉吃。可消除脸上的乌云、雀斑。

（4）犀角 75 克，升麻 50 克，羌活 50 克，防风 50 克，白附子 15 克，白芷 15 克，生地黄 50 克，甘草（生）8 克。以上药共研末，和匀后蒸饼为丸，每服 6 克，饭后、睡前用茶送下。

（5）猪牙皂角、紫背浮萍、白梅肉、甜樱桃枝叶各 50 克，干兑鹰粪白 10 克。共研为细末，每天早晚用少许，水调浓搓面上。良久，用温水洗面，1 周后即可除去雀斑。

（6）白僵蚕、黑丑、细辛各 60 克。研细末，调蜜成丸，弹子大，洗脸后擦之。每日 2 次。

（7）冬瓜子、桃花等份，焙熟和糖调匀，每日擦面处，几次可愈。

（8）山奈、密陀僧、鹰粪 3 味等量，研成细末，涂患处。

每日1~2次。

（9）冬瓜1个，切成方块，连种子同入砂锅，加酒水各半，熬煮后滤过，再将滤汁煎浓，用药汁涂于患处。

（10）白僵蚕、白附子、白芷、山柰、硼砂、滑石粉、白丁香、冰片各1克，研成细末。每晚临睡时用药粉揉擦面部。

（11）黄芪30克。党参30克，当归15克，麦冬15克，五味子15克，桂枝12克，红花10克，鸡血藤30克。水煎服。

（12）当归、赤芍、柴胡、茯苓、香附、花粉各9克，甘草、蝉衣各3克，薄荷1克。水煎服。

（13）取白蜜和茯苓末，搅拌成膏。涂之，日3次，7日便瘥。

（14）密陀僧（金色）50克，研极细，或蜜或乳调如薄糊，略蒸。每晚敷面，次早洗去，半月后面如玉镜。

（15）桃花、杏花各10克，用水浸泡后洗脸。或用桃花、冬瓜子各等份捣烂，以蜂蜜调后敷面。

（16）白桃花煎汤当茶喝，并用鲜桃花揉搓面部。

（17）丝瓜焙干成末，调水涂面部。

（18）丹参30克，鸡血藤30克，浮萍30克，生地20克，红花10克，川芎10克，荆芥穗10克，连翘15克，甘草10克。水煎服。

（19）白附子、蛤蜊粉、茯苓、密陀僧各等份，共研细末，蜜调搽面，翌晨洗净。

（20）把鲜芹菜根弄碎，然后用水泡上，次日可用过滤后的水洗脸。

（21）白醋浸白术一块，七天后取白术擦雀斑，天天擦拭，日久可退。

（22）白及、白芷、白附子各6克，白薇、煅白鸽粪各5克，煅密陀僧3克。共研成末，用蜜调匀外搽，搽药前用温水洗脸。

（23）蓖麻子、密陀僧、硫黄各1克，羊髓和匀。临卧敷之，次早洗去，常洗自愈。

4. 汗斑方8首

（1）密陀僧30克，乌贼骨30克，硫黄15克，川椒15克。研成极细末，过筛装瓶备用。取生姜1块斜切断，以断面蘸药粉少许擦患处，擦至汗斑变成淡红色即可。每日早晚1次，擦后用水洗，沐浴后擦用更好。

（2）食盐一茶匙，白蓝粉6茶匙，菊花粉3茶匙，白醋半茶匙，混合成糊状，敷于斑迹处，隔日1次。

（3）用2%水杨酸、酒精，每日涂擦皮肤1~2次，或用20%硫化硫酸钠液，也可用3%克雷唑软膏涂擦，还可用生姜汁调川贝末擦之。

（4）鲜山姜20克，米醋100毫升。将山姜捣碎，放入米醋内浸泡12小时，密封保存备用。先以肥皂水洗净患处，用棉签蘸药水涂患处，每日1次，连用3日。治疗期间勤换洗内衣裤。

（5）狗骨适量，烧灰研末，调茶油搽患处。

（6）枯矾6克，硼砂3克。共研细末，用醋调搽数次，即效。

（7）硫黄，雄黄、蛇床子各7克，煅密陀僧4克，轻粉1.5克。共研成细末，用米醋调搽患处，连续使药10天以上，每天搽3~6次。

（8）将杞子、地黄为末，同服，每次3克，日2次。

5. 黑斑方10首

（1）当归50克，熬浓汁，用棉球沾涂患处。每日2次，半月可愈。

（2）芫荽（香菜）煎水，每天洗患处，数日可治愈。

（3）用3汤匙蜂蜜和3汤匙燕麦粉，1汤匙玫瑰汁混合敷

十二、皮肤病医方

在脸上，可以除去脸上的黑斑，并使皮肤光洁。

（4）取鸡蛋数枚，放入容器内，用烧酒浸泡（以淹住鸡蛋为度），密封存放28日后，倒出烧酒，取鸡蛋清，每晚临睡前用此蛋清涂面部患处。

（5）食盐1匙，白蓝粉6匙，菊花粉3匙，白醋半茶匙。混合成糊，敷斑迹处，隔日1次。

（6）天门冬和蜜捣烂为丸，日日洗面。

（7）白冬瓜（带白霜的冬瓜）1个，酒1.5升，水1升。用竹刀将冬瓜去皮切片，放在酒和水中煮烂，滤去其渣，熬成膏状。每夜涂面，次日早晨洗掉。

（8）瓜蒌仁90克，杏仁30克，猪胰1只，研末成膏。每夜用药膏涂面。

（9）半夏60克，米醋适量。将半夏焙末，用米醋调敷面部，不可见风。临睡敷面，次日皂角汤洗面。

（10）桃花、冬瓜仁、蜂蜜同捣烂，涂患处即效。

6. 痤疮方21首

（1）鲜臭草（云香）30克，绿豆50克。清水5碗，煎成2碗，加红糖适量，再煎片剂，即可吃（不吃臭草）。

（2）鲜苦瓜200克，去核切块。瘦猪肉100克，切片。加清水适量煲汤，食盐调味服食。

（3）枇杷叶12克，桑白皮、黄芩、生山栀、赤芍、丹皮、连翘各9克，生甘草3克。煎服，每日1剂，连服10～15剂。

（4）蒲公英30克，苦参12克，白芷3克，木鳖子12克，黄芩12克，赤芍9克，金银花9克，连翘12克，丹皮9克，甘草9克。煎汤洗患处，早晚各1次。每剂使用2天，每周1剂，两剂为1疗程（切忌用其它药水）。

（5）水牛角30克（先煎30分钟），生地30克，赤芍10克，丹皮10克，黄连10克，黄芩10克，桑叶10克，蝉衣10

克（去头足），当归尾6克。水煎服，每日1剂，连服5剂。

（6）紫背天葵草50克（干品15克），苡仁30克。用淘米水500毫升煎煮半小时，内服半小碗，同时取热药汁适量擦洗患处，隔日1剂，分3次洗服。

（7）取大黄、黄柏、黄芩、苦参等份，共研细末，以水和碳酸外搽患处。

（8）菟丝子茎的生汁擦面，可消除粉刺。

（9）白芷20克，老君须9克，人参叶9克，炙甘草3克，川椒3克。每日1帖，水煎服，两周为1疗程。

（10）抽自己的静脉血几毫升，从臂部注射进肌肉，每周1次，即愈。

（11）枇杷叶12克（去毛），桑皮15克，黄芩、银花、连翘各10克，夏枯草、海浮石各30克，生甘草6克。水煎，分3次服。如有脓疮，宜用蒲公英、紫花地丁、野菊花、银花、连翘各15克，煎水分3次服。

（12）宫粉（普通雪花膏也可）、黄漆、白矾、水苦买炭等量。把白矾和水苦买炭研成粉末后，与宫粉、黄漆拌成糊状，每日两次擦在面部。

（13）水银63克，大枫子80克，大枣50克，轻粉6克，胡桃仁56克。分别包好。先将大枫子砸碎，然后加大枣、胡桃仁、水银进去，砸烂如泥，最后加入轻粉搅匀。用时取出核桃大1块，用纱布包住擦面部。每日3~4次。如果药擦干了，另换1块继续擦，一般1料可治愈。

（14）中等苦瓜1个，挤汁饮用（可加冰糖调味）。苦瓜的渣，以一汤匙麦片研粉加入混合，涂敷脸上20分钟后洗去。

（15）枇杷叶10克，桑白皮10克，银花10克，黄柏6克，黄连、甘草各3克。每日1剂，水煎服。

（16）银花、连翘、黄芩、菊花、板蓝根各50克。每日1剂，水煎服。

（17）蔓菁子研末，加入雪花膏中，每晚涂之，数日愈。

（18）连翘、川芎、白芷、川连、黄芩、麦冬、荆芥、桑白皮、栀子、贝母、甘草各3克。水煎，饭后服用。

（19）外治法：硫黄、生大黄各30克。共研细末，用温水调敷患处，每日早晚各1次。每次涂药前先用热水肥皂洗净患处。

内治法：桑白皮15克，枇杷叶15克，黄芩10克，银花10克，连翘10克，海浮石30克，甘草6克。水煎服。

（20）硫黄16克，杏仁8克，轻粉3克。共研成细末，用开水调匀，睡觉时搽药于患处，早晨洗去。

（21）轻粉、黄芩、白芷、白附子、防风各3克，为细末，蜜调为丸。于每日洗面之时，多擦数遍。临睡之时，又重洗面擦之。

7. 顽癣方19首

（1）将核桃青皮剥下，蘸桐油搽患处，用药期间患部起泡，泡消癣愈。

（2）公丁香为末，将患趾洗净后撒于脚趾缝内，治脚癣。

（3）取新鲜艾叶，揉碎成团。用艾叶团擦涂患处，至局部感灼热为止。每天擦2次，经数次涂擦可痊愈。

（4）生川乌末，以醋调敷患处，药干再调敷3次后弃之，连用2~3日。

（5）王不留行、五倍子（煅）各等份，研为末，醋调敷。

（6）露蜂房50克，白矾15克。放罐中火熔化，取出研细，用醋调搽。

（7）蜂房1个，蜈蚣2条，明矾适量。明矾研末入蜂房孔中，连用蜈蚣置瓦片上，文火烤焦，共研细末，麻油调匀外擦。

（8）鸽子粪、黄香各50克。把黄香放到铁锅里溶化，沸后加入轧碎的鸽子粪，搅拌10分钟。将锅离火，药冷却研成细粉，香油调成糊状。涂抹患处，每天1~2次。治头癣。

（9）猪胆1个。先把患处头发剪去，用温肥皂水洗净，然后用棉鉴蘸猪胆汁擦患处，每日2次。治头癣。

（10）密陀僧、赤石脂各120克，生桐油150毫升。将前两味药研细，桐油调匀，涂于患处，每日3次。治手足癣。

（11）夹竹桃叶3片，明矾9克。共捣烂，纱布包好，轻擦患处。

（12）鸡蛋1个。陈醋1杯，放醋内浸泡7天，打破搅匀，涂患处。

（13）儿茶1.5克，龙骨5克，轻粉10克，冰片0.5克。把药研成细末，用猪油调成糊状。用时每日2次擦患处，2个星期为1疗程，即可见效。

（14）用小刀划破榰树皮，用瓶子接流淌的树汁，抹患处，1日3～6次。

（15）硫黄、白矾各半，与生猪面子油混合，在青石板上用石头（切勿用铁器）砸成糊状。每天搽4次，搽后用力搓，一般2～3天见效，1周左右可愈。

（16）荞麦面200克，大蒜4枚。把大蒜捣烂和荞麦面掺在一起，涂糊患处，用布包好。

（17）将柳条切成4寸多长，放入锅内煮至柳条呈黑色时，即可以在长癣的地方烫，经过5～6次后，皮肤病会很快消失，不再复发。

（18）大蒜擦刀锈，涂患处。每日3次，3日即愈。治白癣。

（19）牛蹄烧炭研末，茶油调搽患处。

8. 牛皮癣方11首

（1）用刀划破榆树皮，接汁涂患处。

（2）皂角去黑皮，捶碎加醋煎，剩少许涂抹患处，日用数次，4日见效。

（3）蝎子7个，香油100毫升，黄酒250毫升。用香油将

7个蝎子炸黄，用筷子一捅，蝎子发出"咔咔"的响声为止。饭前或饭后将制好的蝎子吃下，接着喝黄油，然后躺床上，盖被发汗。每隔7天服1剂，小儿酌减。服头两剂汗出越多越好，四肢无力是正常反应，服3~4剂时全身就像有虫子在蠕动，有的人皮癣面积扩大是见效表现，药力将含在皮癣内，服4~5剂药，周身患处的癣屑儿（百硬盖）会翘起来，所有癣屑全部脱掉，立即止药。新肉皮呈粉红色，怕见风，见风处干裂出血。服此方期间，不需要配制外敷药。轻者8剂能痊愈，重患者服10剂。忌食驴、马、羊肉，公猪（种猪）肉，鹅、白鸭子肉，辣椒，鱼，虾。禁饮白酒。如果吃了这些肉的一种，旧病复发。肝炎病人不能服此药。

（4）木槿皮（以四川产为佳）500克，榆面120克，烧酒500克。将木槿皮晒干磨末（不可用水）浸烧酒中，经7日可用，随时蘸酒搽患处。

（5）牛虻30个，烧酒（75%的酒精更好）100毫升。将牛虻浸入酒中7昼夜，涂患处。

（6）土茯苓25克，补骨脂25克，莪术25克，牛蒡子25克，山楂25克，丹参25克，乌蛇25克。每日1剂，水煎，分2次服。

（7）巴豆（去外壳）1枚，雄黄3克。共研碎，用3~4层纱布包好，每天擦患处4次，每次1~2分钟，直到痒减退为止。

（8）乌梅60克，生牡蛎与煅牡蛎各30克，红花12克，莪术9克，生甘草3克，珍珠母15克。煎服，每日1剂，连服2~3周。

（9）鸡蛋1个，将一头打开，除去蛋白，加入硫黄、花椒各10克，与蛋黄搅匀，放火上慢慢焙干，连壳一起研成粉末。用细筛除去渣后，加香油调成糊状，每日外涂1~2次。

（10）花椒15克，白矾15克，硫黄25克。三种药研细末，与适量猪油（搁放时间较长的猪油为佳），搅拌成糊状。

每日3次涂在患处。

（11）凡癣在右半身，割右耳后筋，反之割左耳后筋。先用酒精棉擦耳后部，再用瓷碗片割破耳背后一筋，稍挤出几滴血后，再用棉球擦净，3天1次。忌辛辣、食醋等。

9. 痱子方3首

（1）初生痱子，可取鲜马齿苋150克，洗净加水煮10~15分钟，放温后洗患处。

（2）用十滴水涂擦，可使痱子消退。

（3）用苦瓜切开擦痱子，能使痱子很快干爽。若初起时擦，效果更佳。

10. 湿疹方15首

（1）取盐酸土霉素、醋酸强的松和盐酸苯海拉明各2片，压碾成粉。将患处洗净，将药粉涂抹，1日2次。

（2）滑石30克，五倍子30克，枯矾15克，梅片10克。将上药与四环素4片（0.25克/片）研成细末，用凡士林调和诸药，装瓶备用。用前将生甘草适量，煎水温热洗患处，洗后涂上薄薄一层药，用纱布盖上。3天涂药1次，涂药期间忌吃辛辣发物等。

（3）羚羊粉1克，加水少许调匀，水煎炖服。1剂可炖服2天，轻者2剂可愈。

（4）野菊花全草250克，陈石灰粉适量。将陈石灰粉装入小布袋中备用。把野菊花切碎置锅中，加水200毫升，文火煎至800毫升，过滤，乘热洗患处约15分钟，然后用陈石灰粉扑之。1日2次，一般3~5剂可效。

（5）地肤子、蛇床子、苍耳子、五倍子、黄药子各30克，水煎1500毫升，滤液乘热洗患处。早晚各1次，每次15分钟，7天为1疗程，连续治疗3个疗程。

（6）紫草根适量为末，用香油调匀（调成糊状），上火加热,将其汁熬出用之,用上述紫草根油涂患处。

(7) 硫黄、枯矾各 150 克,煅石膏 500 克,青黛 50 克,冰片 1.5 克。共研细末,用时以菜油调擦患处,每日 2 次。

(8) 槐米 15 克,炒焦研细,香油调涂患处。

(9) 赤小豆 9 克,雄黄 3 克。共研细,陈醋调搽患处,每日 2 次。

(10) 新鲜槐树叶 2 把,放沸水中洗净,捣烂敷在患处,纱布包扎,每日换药 1 次。

(11) 黄丹 9 克,松香 6 克,枯矾 9 克,青黛 3 克,黄柏粉 9 克,陈旧麦秆烧灰 3 克,红枣 7 粒(煅成黑炭)。将药分别碾成细末混匀,加适量芝麻油调成稀糊状,先将患部用硼酸溶液或浓茶汁洗净擦干,再用鸭翎蘸药糊抹上,每日 3 次,一般 7 天可愈。

(12) 鸡蛋 2 个,红糖 60 克,苦参 60 克。先将苦参浓煎取汁去渣,再加入鸡蛋(去壳打散),放入红糖,食汤吃蛋。每日 2 次,连服 5 天。

(13) 生鸡蛋 1 个,生大黄末 3 克。将鸡蛋顶端敲出 1 个小孔,纳入大黄细末,然后用纸糊住小孔,加水煮熟,空腹食。每日 3 次,连食 4~5 天。

(14) 鲜橄榄 1000 克,加水 1000 克,慢火煎至 500 克。水煎成青色去渣即成,用棉花蘸药液敷患部,每日 2~3 次。

(15) 绿豆 50 克,鸡蛋清 1 枚。将绿豆研成细末,用鸡蛋清调成糊状,外敷患部,每日换药 1 次,直至疮愈。

11. 荨麻疹方 7 首

(1) 蚕粪适量,放入砂锅内,加水,文火上熬成糜糊状,收贮备用。用时微温热后,涂患处,每日 6~7 次。

(2) 冰糖 50 克,放锅内溶化,加入沸水 1 碗,趁热服。每日 2 次,服后约半小时即可生效。痒止后继续服 8~10 次,可预防复发。

(3) 麻黄 5 克，桔梗 6 克，赤芍 9 克，杏仁 9 克，生姜 3 片，红枣 5 枚，甘草 6 克。水煎服，一般 2~3 剂见效。

(4) 鲜桃叶 200 克，泡入 75% 酒精，浸泡 3 天后，可涂抹患处。1 日 3 次，1 周可愈。

(5) 苍术 2 克，黄柏 12 克，防风 10 克，荆芥穗 12 克，全蝎 10 克，蛇床子 12 克，地肤子 15 克，蝉蜕 10 克，白鲜皮 12 克，连翘 10 克，粉丹皮 12 克，茯苓 10 克，乌蛇 15 克，甘草 7 克。水煎服。

(6) 鲜艾叶、桃树叶各一把，加明矾、食盐少许，煎水重洗。如艾叶无鲜品，则用干品也可，一般洗 1~2 次即可见效。

(7) 熟附子 15 克，生地 60 克，赤芍 30 克，甘草 10 克，淫羊藿 20 克，巴戟天 15 克，破故纸 15 克，菟丝子 15 克，杞子 12 克，大枣 15 克。每日 1 剂，留渣再煎，共分 3 次温服。儿童用量酌减，连服 1 月以上。

12. 瘊子方 8 首

(1) 白屈菜鲜汁搽患处，疗效甚佳。

(2) 杜仲 9 克，生地 9 克，赤小豆 9 克，牛膝 12 克，穿山甲 9 克，丹皮 9 克，桃仁 9 克，红花 9 克，白术 9 克，白芍 9 克。水煎服，每服煎 2 次，一般服 5~15 剂可愈。

(3) 用针将青皮鸭蛋刺小洞 10 个左右，泡入醋内，10 天取出煮熟，去皮吃下。每天 1 个，连服 10~30 个，即可完全脱落。

(4) 取活蜘蛛 1 个，用镊子夹住，去头足，从肛门拉出细丝，沿瘊子底部缠绕 30~50 周即可，并使局部经常保持湿润。

(5) 新鲜四季豆壳。先将患处消毒，然后用豆壳擦患处，每日 3 次。

(6) 猫眼草折断取汁。将瘊子周围以针挑破见血，把猫眼草汁滴在上面，与血相触，瘊自干，1次即愈。

（7）姜汁调好醋，时时搽之。

（8）鸦胆子（中药）6粒，去壳，将仁捣烂敷在瘊上（敷前用温水洗软，用小刀刮一刮），用布包扎。1周换1次，2~3次即掉。

13. 白癜风方12首

（1）白蒺藜为末，水服10克，月余可愈。

（2）白蒺藜6克，猪肝100克，加水两碗煮汤，食盐调味，喝汤吃猪肝。

（3）白芷9克，鱼头（鳙鱼头较好）1个，加水熬汤，油盐调味服食。

（4）补骨脂30克，白蒺藜30克。浸入酒精中（95%的100毫升），1周后滤其液，每日3次涂搽。

（5）首乌30克，白蒺藜20克，黑豆15克，紫草15克，红花10克，郁金20克，石决明20克。连服15~20剂。

（6）白公鸡腰子（鲜品）1对，切开涂擦患处。

（7）硫黄、密陀僧、轻粉各3克，麝香0.15克。共研细末，用清水加姜汁数滴调匀，外搽患处，每日4~6次。

（8）黄芪30克，何首乌20克，当归15克，川芎10克，赤芍10克，熟地20克，党参15克，茯苓10克，桃仁10克，红花10克，乌梅10克，紫草10克。每日1剂，水煎2次，早晚分服。

（9）女贞子、片姜黄、旱莲草、补骨脂各30克。将上药浸泡在500毫升75%酒精内，1周左右取此汁擦涂患处，早晚各1次。涂擦前最好将患处拍打几下，以患处发红充血为好，然后再擦涂药液。1个月为1疗程，一般2个疗程即愈。

（10）硫黄10克，密陀僧10克，白芷10克，乌贼骨10克，通血香12克，梅片13克。上药共为细末，先用高粱酒500克，放锅内熬，熬剩250克与药面调匀。用黄酒涂擦患处，使皮肤发红，然后薄涂药膏，每日早晚各1次。

（11）牡丹皮10克，郁金10克，红花10克，白蒺藜10克，紫草10克，黑豆15克。每日1剂，分3次服。（内服）

生大黄50克，研末，过100目筛后加甘油20毫升，95%酒精适量，调匀成糊状。用时先将患处用温开水洗净，晾干后用药膏涂擦，每日早晚各1次。（外用）

（12）初伏时，用白芝麻花适量，每天擦患处5~6次。

14. 麦粒肿方6首

（1）生南星，生地黄各等份。上二味共研细末，敷在普通膏药中间，将膏贴在两太阳穴，每日换1次，3~4天自消。

（2）用麻线1根，将生麦粒肿一手中指第二节中部扎紧，左眼扎左手，右眼扎右手，约6~8小时后，将线解开，一般第二天可愈。

（3）青壳鸭蛋2个，枫球7~8个，艾叶10~12克，食盐约10克，生姜5~6片。加清水500毫升，置瓦器中煎煮，煮至200毫升左右时，吃1个鸭蛋，同时将药喝下。另1个鸭蛋趁热剥壳，用蛋白熨患处，直至变凉。一次见效，极少数需两次，且不复发。

（4）先用拇指甲尖捏切患侧的耳垂4~5次，同时，患者的眼皮一开一闭，接着将剪好的1小块关节止痛膏贴在耳垂中央，如未愈，第2天可再治疗一次。

（5）臭虫血，每日点数次，其效佳。

（6）麦粒肿刚起时，用食指压着患侧的眼角，并向耳朵方向牵拉几下，肿起的当天多牵拉几次，第二天便可痊愈。

15. 毛囊炎方2首

（1）香油30毫升，葱白1根。把香油熬开，葱白蘸香油烫涂患处，每次约20分钟。

（2）地肤子、蛇床子各15克。水煎，趁热熏洗患处。每天1次，连洗5天可愈。

16. 脱发方9首

（1）赤芍3克，川芎3克，桃仁10克（研泥），红花10克，老葱根3根（切碎），生姜15克，红枣7个（去核）。水煎服。

（2）麝香0.15克（绢包），用250毫升黄酒煎至一半为止，睡前喝，5至10剂必长新发。成人服3天停1天，小儿服2天停1天。

（3）当归20克，生熟地各15克，川芎10克，白芍15克，制首乌15克，侧柏叶15克，红花10克，桃仁10克，白鲜皮15克，泽泻10克，蝉衣6克。该方须用黑芝麻做药引，在服前药时捏1小撮即可。

（4）钨酸钠5克，水500毫升，乙醇500毫升，薄荷脑5克。每日擦头皮1次，每次5毫升。

（5）熟地18克，当归15克，羌活9克，天麻9克，川芎9克，菟丝子9克，首乌30克，木瓜9克，白芍9克。每日1剂，水煎服。

（6）土大黄30克，艾叶30克，甘松30克。放半面盆水煎汤，浸头发，不要再用清水过。每日1次，1剂药洗3天。

（7）生香榧子6个，核桃4个，两药都去壳打烂。侧柏叶50克，共捣如泥。淡盐水2000毫升，浸7天，然后用梳子蘸汁药液不断梳头。1日2次，连用2~3个月后，头发不再脱落，光润而黑。

（8）好醋50毫升，墨1锭，砚台1具。将醋倒砚台内，用墨研磨呈稀糊状。用毛笔蘸液体涂搽患处，1日3次。

（9）黑芝麻500克，干桑叶60克，放一起碾碎成末。用蜂蜜调和为丸，如杏核大。每日早晚各吃1个，连续服用有效。

17. 冻疮方 8 首

（1）夏天用鲜芝麻叶在生过冻疮的皮肤上反复搓揉 20 分钟，并让叶汁留在皮肤上 1 小时左右，然后用水洗净，可根治。

（2）生姜捣烂，放入适量的酒内浸泡 7 天，蘸涂。

（3）将猫头骨烧灰研末，调麻油抹患处。

（4）苦楝子 10 粒，干辣椒 6~7 个。煮沸待温浸泡冻疮处，泡时用水中苦楝子外皮扯破蘸辣椒一起揉擦。每晚洗擦 1 次，连续 5 次。

（5）蟹壳、麻油、萝卜。将蟹壳烧灰，萝卜煎汤。用萝卜汤洗患处。再用麻油调蟹壳灰涂敷。

（6）麻雀脑子涂擦冻疮特效。

（7）鲜松毛丝 1 大把，煎水洗患处。每日 2 次，已溃者适用。

（8）大白萝卜 1 个，麻油适量。在大白萝卜中间挖 1 个槽，倒入麻油，放火上烤至油沸，趁热用油涂擦患处。1 日 3 次，几天后见效。

18. 红斑狼疮方 2 首

（1）女贞子、生地、太子参、黄芪、白茅根、生牡蛎各 30 克，旱莲草、龟板、麦冬、炙黄精、益母草各 15 克，葶苈子、五味子各 10 克。水煎服，每日 3 次。

（2）野台参、北沙参、干郁金各 30 克，大生地 60 克，丹皮、赤芍各 19 克，桃仁、血竭各 3 克，当归 6 克，红花 1.5 克，生黄芪 15 克。水煎服，服药 1~2 月可愈。

19. 漆疮方 2 首

（1）活河蟹适量，洗净捣烂挤汁涂患处。

（2）剥取杉树皮 1 小捆（500 克），分做 2 次用，第一次取 250 克放 1500 毫升水,待水煮沸后再煮 10 分钟左右就行了。把水倒出一半,待水温降到适度时洗涤患处,剥下的一半再煮,隔 5 小时再温洗,共洗 4 次,可愈。

20. 发际疮方

生南星 1 枚,米醋适量。先将米醋放入瓷碗底,然后用生南星在碗底研磨成糊状,用棉签蘸药搽患处。一般 4~5 天内红肿痒痛症状消失。

21. 秃疮方 14 首

(1) 猪苦胆若干个,用豆浆把患处洗净,用胆汁涂患处。换胆汁时将旧胆汁洗净。秃疮治愈后,每日早午晚和剃头后,用生姜片擦瘢痕处,可以促进生发。

(2) 何首乌 30 克,鸡蛋 2 个。加水两碗同煮,蛋熟后去壳,再煮片刻,白糖少许调味,喝汤吃鸡蛋。

(3) 黑豆 60 克,塘虱鱼 3~4 条,挖去"颈花"(两侧都有)和内脏后,用瓦锅文火炖熟,调味服用。

(4) 谷糠炒黄为面,香油拌,抹患处。

(5) 生地 12 克,熟地 12 克,制首乌 30 克,桑椹子 12 克,菟丝子 9 克,黄精 15 克,党参 15 克,黄芪 30 克,丹参 15 克,炒白芍 9 克,当归 12 克,女贞子 9 克,生米仁 15 克。每日 1 剂。水煎 2 次,分服。

(6) 斑蝥 15 克,鲜毛姜 500 克,闹羊花 300 克,70%酒精 6000 毫升,外擦。外擦前先用七星针刺患处,使呈微紫红色后再涂药。

(7) 苦树皮研末适量,蛋黄油适量。2 味调和,同时先将患者头发剃去,用温开水洗净头部,然后抹此药。每日换药 1 次,重者 15 次,轻者 4~5 次即愈。

(8) 孵出小鸡的鸡蛋壳 7 枚,香油适量。将蛋壳炒研细末,与香油调成糊状,敷患处。

（9）截鲜枣树枝1尺，放瓶中（不要插到底），上用火烧，使汁流入瓶内。先用米泔水洗秃处，擦干后再涂枣树汁液。

（10）雄鸡头3个，焙干研末，蜂蜜调涂有效。

（11）补骨脂25克，旱莲草25克，75%酒精200毫升。把上药浸于酒精中泡一周后，每日涂擦患处数次，2个月治愈。

（12）茯苓500克，研细末。每服6克，1日2次，坚持服药，直至长出头发为止。

（13）蛇床子500克，百部250克，黄柏100克，青矾20克。用75%的酒精300毫升，浸泡药物一周去渣，每100毫升加甘油20毫升，擦患处。用于头发以及周身毫毛成片脱落。

（14）鲜柏叶50克，红辣椒10枚，75%的酒精500克，装瓶浸泡15天后可涂搽。每天搽5~7次，10天后头发就能出齐。

22. 带状疱疹方6首

（1）鲜瓜子金（根）50克，晾干切碎，放置碗内，倒入白酒50毫升，浸泡1小时可使用。先把患处洗净，然后将药酒搽在患处，每天搽5次，一般1~2天治愈。

（2）明雄黄、生龙骨各5克，炙蜈蚣1条。共研细末，真香油调抹患处，1日2次。

（3）荸荠5个，洗净捣烂。用鸡蛋清调匀，涂敷患处。1日数次。

（4）空心菜、菜籽油适量。先将空心菜去叶取茎，在新瓦上焙焦后研末，用菜籽油调成膏状。患处用浓茶洗净，然后涂抹此膏，每日3次。

（5）黄连、黄柏、片姜黄各9克，归尾15克，生地30克，香油360毫升。用香油将药物煎枯去渣，下黄蜡120克，熔化后过滤，倾入容器备用。用时取膏20克，加青黛粉1克，搅匀外敷患处。

（6）龙胆草10克，黄芩10克，当归10克，赤芍10克，板蓝根15克，车前子（布包）20克，六一散（布包）20克，川楝子15克，元胡10克，陈皮8克。水煎服。

23. 皲裂方8首

（1）鹅脂涂擦患部，1日3次。

（2）沙参30克，玉竹30克，猪肺250克。先将猪肺切成片状，用手挤洗干净，与沙参、玉竹一起放入平锅内加水熬汤，调味服食。

（3）寮刁竹25克，甘草25克。用50%酒精250毫升，浸泡4天，去渣滤净，再加入甘油50毫升，冷开水50毫升，混匀。将制好的药液搽患处，每日2~3次。

（4）白及取细末，用口水调敷。

（5）山兰根适量，捣碎，阴干研粉末。用粉末做撒布剂，敷于患处。

（6）紫草、白及、松香、黄蜡、羊毛脂、凡士林等量，研调制膏，敷患处。

（7）猪脂3克，白及1克。均匀涂敷患处，每日3~4次。一般用药后疼痛可立即减轻，10日内可愈。

（8）睡前用热水浸泡足跟部10分钟，待皮肤发红后，擦干，立即用芥末面在皲裂处干搓，搓出油即可，连续几天，直到痊愈。治脚后跟皲裂。

24. 脚鸡眼方10首

（1）将生葱管剖开，取有液汁的一面，剪成较鸡眼大的1块。将鸡眼贴没，每日1次，数日可消。

（2）鸡蛋3个，煮熟剥皮，浸在醋中泡1夜，食用。每次吃3个，连吃3~5次，鸡眼可脱落

（3）先削去鸡眼老皮，用蜈蚣1条放在瓦上焙干，研末

涂患处，3日即愈。

（4）液态蜂蜡敷鸡眼上，包扎好，几天后即自行脱落。

（5）先将鸡眼消毒，然后取一寸半银针6枚。第一针由鸡眼中央垂直进针，其余4针从鸡眼四周刺入，向第一针倾斜，使5针的交点恰在鸡眼的根部，捻针数次，出针带血，一般小的鸡眼一次即愈。

（6）蜈蚣1条，在香油中泡2日，捣烂。将脚鸡眼的破皮撕掉，涂敷，次日连根拔掉。

（7）蓖麻子1个，火灼其外壳，待油出后直接按在鸡眼上，外用胶布固定，5天后鸡眼软化脱落。

（8）用三棱针在鸡眼处挑一刺后，撒一层半夏面。9天打开，一般可愈。

（9）荞麦面3克，鲜荸荠1个。共捣烂，贴敷在鸡眼上，一昼夜可连根拔。

（10）葱白、独头蒜各适量，去皮洗净，共捣烂如泥，敷在鸡眼上。一般5天后鸡眼处变黑，再隔2天可脱落。

25. 唇炎方5首

（1）苦参、白鲜皮、土茯苓各15克，黄柏12克，明矾、甘草各6克。文火煎20分钟。用时先将口唇放在药锅口上用蒸气熏，待药液温时用纱布蘸洗，或将口唇放入药液内浸泡，每日3次，每次30分钟，1剂药可用5天，两个疗程间隔3天，忌食辛辣食物，避免风吹舌舔。

（2）用鸡蛋壳内的皮（凤凰衣）贴患处，1日2次。

（3）白菊花瓣捣烂敷患处。

（4）白术15克，茯苓15克，山药30克，草蔻10克，苡仁30克，生扁豆30克，枳壳10克，萆薢10克，黄柏15克，芡实15克，桂枝10克，花粉10克。水煎服，每日1剂，连服15天。

（5）粉甘草、枯矾、白糖各15克，共为细末，搽上即愈。

26. 脂溢性皮炎方 3 首

（1）硼砂、苏打各等量，放脸盆内，用热水浸开，洗患处。每日 1 次。

（2）硫黄 30 克，蛇床子、枯矾各 9 克。共为细末，香油调涂患处。

（3）花椒（炒熟）60 克，轻粉（微炒）30 克，白矾 30 克（熬枯存性），硫黄（微煅）30 克，铜绿（为末炒）60 克。以上共为细末，香油调抹患处，2 剂可愈。

27. 皮肤瘙痒症方 2 首

（1）生黄芪 30 克，全当归 15 克，制首乌 15 克，防风 6 克，白芍 12 克，苦参 12 克，乌梢蛇 10 克，珍珠母 30 克。水煎服。每日 2 次，连服 2 周。忌饮酒类鱼腥类。

（2）全蝎、僵蚕、苦参各 6 克，薄荷、甘草各 3 克，生地 15 克，荆芥、防风、牛蒡子、蝉衣各 5 克。水煎服。

28. 鱼鳞病方 3 首

（1）牛骨髓用真苏合油煎炒，空腹热酒服，15 天即愈。

（2）芝麻油外搽患处，佐以高热食品，配合服鱼肝油丸。每次 2 粒，日服 3 次，连服 10 天。避免寒冷及碱性刺激物。

（3）生地 50 克，枸杞 25 克，寸冬 30 克，当归 25 克，桃仁 25 克，胡麻仁 50 克，葛根 20 克，藁本 15 克，细辛 5 克，桑皮 25 克，五加皮 25 克，甘草 15 克。水煎服，每日 1 剂。

29. 手脱皮方 5 首

（1）生地 30 克，女贞子 20 克，元参 30 克。泡茶代饮，上为 1 日量，1 个月可愈。

（2）鲜地黄叶适量，合手揉搓。每日 3~5 次，每次 5 分钟，一般3日左右即愈。

（3）雄黄50克，猪油少许。将雄黄捣成细末，再把猪油化开烧烫，合成雄黄油膏。每天洗完手涂此膏，两手用力搓，感觉发热为好。晚上睡觉可戴手套，一周左右可愈。

（4）大枫子、苦参、蛇床子各10克。硼砂5克，枯矾6克。上药共研极细末，调入凡士林膏15克，早晚各1次搽手掌，连用10日。为防复发，1月后可重复使用1疗程。

（5）寮刁竹、毛麝香、甘草各500克，用5%酒精5000毫升浸泡15天，去渣备用。取上药液300毫升，甘油100毫升，冷开水100毫升，梅片0.5克（先用95%酒精溶解），香精10滴混合使用。每日搽患处3~4次，睡前搽1次尤为重要。

30. 狐臭方9首

（1）桂圆核12枚，胡椒54枚。2味同研末，腋下有汗时用棉花蘸药末撒扑。

（2）大蜘蛛1个，赤石末、盐少许，与黄泥和匀。将蜘蛛包裹煅之为末。入轻粉、醋调，临卧时敷腋下，明早必泻黑汁即愈。

（3）樟脑、白矾各10克，蛤蜊油10克。共搅糊状，早晚洗净腋下，涂之，几次可愈。

（4）凤仙花捣烂揉成丸，将丸夹腋下，1日3~4次更换。

（5）轻粉5克，升药底（即炼升丹的渣）3克，刘寄奴2克。上药分别研为细末，混匀。用时先剃净腋毛，洗净，然后将上述药粉撒于腋窝部，并用手指轻揉数分钟，紧夹腋下10分钟，每日1次。

（6）明矾50克，放入鸡蛋壳内，用小火炙之。当明矾溶解后，可把火灭掉，然后再把它研成粉末，像用爽身粉一样擦于腋下，每日擦2次。

（7）樟脑（结晶）2克，明矾2克。研末，石炭酸4克，甘油10毫升，置于瓶内，充分搅匀，使之溶解，用时患者先将腋毛剃尽，洗干净，涂上药水，每日3~4次，一般2周可愈。

（8）密陀僧散加枯矾粉适量搽之，每日数次。

（9）龙眼核、胡椒各18粒，研细末，生姜汁调涂患处。

31. 祛风除湿散

处方：荆芥穗10克，防风6克，香白芷10克，僵蚕6克（炒），白鲜皮10克，地肤子10克，穿山甲6克（炙），滑石10克，枯白矾3克，黄柏10克，粉丹皮6克，冰片1.5克。

共研细面，过重绢罗，盛布袋内撮之。

说明，本方祛风除湿，止痒化斑。血热者宜，是清凉性之涂擦剂。

32. 敷药散

处方：绿豆50克，蝉蜕3克，荆芥穗10克，泽兰10克，秦皮6克，夏枯草6克，连翘10克，白芷10克，蔓荆子10克。

共研细面，每周10~12克，淡蜜水调散。

33. 面药捣膏方

处方：大枫子18克（肉），枯矾10克，青黛10克，雄黄6克，樟脑6克，蛤粉10克。

共为细末，加去皮核桃仁12克，食盐12克，用猪油捣膏。

说明：此方清热燥湿解毒，以大枫子为主药，实验证明大枫子水浸剂（1∶2）在试管内对小芽孢癣菌有抑制作用，对癣病，甚至神经性皮炎均有效。

34. 祛风清热洗药方

处方：红花6克，防风10克，白芷6克，羌活6克，桑叶6克，杭菊6克，薄荷6克，僵蚕3克。

开水煎一沸，兑花露水一匙。

说明：此方于祛风中加红花活血，治风治血并行，兑以花露水，芳香止身痒当更好。

35. 清热止痒面药方

处方：荆穗3克，薄荷3克，僵蚕10克，海桐皮6克，黄连2.5克，冰片0.15克。

共研细面，茶清调敷患处。

说明：此为清热散风、除温止痒药。其中海桐皮苦干性凉，药理实验水浸剂（1∶3）对堇色毛癣菌、许蓝氏黄癣菌等多种皮肤真菌有抑制作用，外用可治顽固性痒疹，茶清调敷亦增加清热泻火止痒之力。

36. 温肾渗湿敛汗止痒熥洗药方

处方：蛇床子15克，桂枝15克，白附片15克，狼毒10克，牡蛎粉15克，橘核15克，川楝子15克，茴香15克，炒茅术15克，云苓18克，地肤子18克，防己15克。

共研粗末，装布袋内，水煮透，用袋随时熥。

37. 竹叶膏

处方：生竹叶500克（去梗净），生姜200克，净白盐300克。

先将竹叶熬出浓汁，再将姜捣汁同熬，沥渣，将盐同熬，干敷之。

说明：此为宫中秘方，竹叶体轻气薄，味甘而淡，性寒，方书谓其凉心缓脾，清痰止渴属清利之品。古方竹叶石膏汤、导赤散并皆用之。竹叶分鲜竹叶与淡竹叶两种，都能清心除烦，利小便。但鲜竹叶清心热力大，且能凉胃，多用于上焦风热；淡竹叶渗湿泄热为优，实验提示对金黄色葡萄球菌、绿脓杆菌有抑制作用。

38. 清热和血化毒膏

处方：乳香1.5克，苍耳子1.5克，甘草1.5克，冰片少许。

加少黄连膏二钱，共捣烂合膏。

说明：本方用黄连清热，乳香和血，而苍耳子功能祛风化湿，内服或外用又可治皮肤痒疹及麻风等病，民间用之捣烂外敷治湿毒疮疡与蜂刺虫咬，说明有解毒作用。实验证明对金黄色葡萄球菌有抑制作用，是此方要药，以药测证，本方当为光绪帝皮肤疮疡而没，不作鼻渊之用。

十三、儿科疾病方

1. 小儿百日咳方 14 首

（1）桑白皮、陈皮、苏子各 7 克，加水适量煎服。每日服 2 次，连服 7~10 天。

（2）百部 10 克，车前子 12 克，大蒜头 15 个，加水煎煮。1 日服 2 次，连服 10 天。

（3）罗汉果 1 个，柿饼 15 克。水煎服。

（4）生姜 1 小块。切开将有鲜汁的一面放火上烤，烤热后擦抹病儿的脖颈前后及肩部，可止咳安眠。

（5）将大蒜 30 克去皮，捣烂成泥，加入白糖 200 克，开水 500 毫升，搅拌澄清。每 6 小时口服 15 毫升，加水炖服。

（6）甜杏仁 10 克，核桃肉 10 克，葱管 2 支，冰糖适量，加水炖服。

（7）鸡胆汁加冰糖适量，温开水送服。

（8）天竺子、百部、秦皮各 15 克，甘草 6 克。煎服，每日 1 剂。猪苦胆汁加白糖配合前药服，1 岁每次 1/4 只，5 岁 1 只，连服 4~5 天。

（9）甘遂 20 克，大戟 20 克，芫花 20 克，甘草 20 克，白面 1000 克（炒微黄）。将上药研细末与炒好的面粉掺匀，炼蜜为丸。两岁半以下每次 1 丸，3~6 岁服 3 丸，9~10 岁服 4 丸。每日晨服 1 次，温水送下。

（10）核桃仁、冰糖各 30 克，梨 150 克，共捣烂加水煮成汁。每服 1 匙，日服 3 次。

（11）炒葶苈子 6 克，百部根 10 克，红枣 24 个。先将葶苈子、百部根煎成浓汁，过滤去渣，然后放入红枣，慢慢用文火煎煮，使药透入红枣内。食红枣，7岁以下小儿1天吃完，2~5岁减半，连食1周。

（12）柴胡、煅蛤壳、浙贝母、竹沥、半夏、杠板归、土圞儿、佛耳草、焦山栀、炒苏子各适量。每日1剂，水煎服。

（13）天竺子、百部、天将壳、桔梗、白前、炙紫菀各30克，制半夏、新会红、腊梅花、甘草各15克。煎水去渣，化入冰糖60克，饴糖60克，蜂蜜30克，浓缩成膏。3岁以下小儿每次服1匙，4~6岁每次1匙半，每日服3次，7~10天可愈。

（14）鸡苦胆1只，20瓣大蒜，捣烂和鸡苦胆搅拌均匀，放入锅内蒸10分钟。口服，2日1次，连服3~4次即效。

2. 小儿惊厥方6首

（1）蚯蚓1条，洗净捣烂，敷于头顶百会穴。

（2）生吴茱萸7克，白芥子3克。共研细末，醋调贴于脚心。

（3）天竺黄、钩藤6克，水煎服。

（4）朱砂3克，大黄6克，甘草3克。共研细粉，温水送服，服后发汗。

（5）乌鸦翅膀上的翎7根，干柳条7根（柳树下寻找自落的），葱胡7根（吃大葱时，切下的带根部分），生姜7片，水煎。用药汁冲适量红糖，并趁热服2片安乃静，尔后立即睡下，加厚被褥，发透大汗。隔1天服1次，连服3日。

（6）蚯蚓1条研烂，入"五福化毒丹"1丸，同研细，薄荷煎汤少许，化服。

3. 佝偻病方5首

（1）鸡蛋壳洗净焙焦，研成细粉，蜜水送服。每次2克，每日3次。

（2）田螺250克，放清水里泡24小时，取出清炖，食盐调味，吃肉喝汤。

（3）乌贼骨适量，焙黄研细，蜜水冲服。每次1~3克，每日3次。

（4）取炒苍术、海螺壳、制龟板、北五味子、蜜黄芪各50克，烘干研成细末。每晚取1~1.5克，加1匙蜂蜜，用开水冲服。每日3次，连服2~3个月，颇有效验。

（5）杭芍8克，木瓜6克，钩藤10克，全蝎3克。水煎服。每剂煎2次，早晚分服。

4. 小儿脱肛方4首

（1）地榆、土黄连、五倍子各20克。加水适量，煎煮后坐浴。每次20分钟，每日2次。

（2）将猪大肠3寸，洗净后装入糯米100克，加水1碗煲熟，汤药并服，每日1剂。

（3）黄芪15克，升麻10克，五倍子20克，加水煎煮，每日服2次。

（4）木鳖子1个去壳，以淡茶水置碗内少许，以木鳖子研（研如墨状，磨浓汁备用）。以棉花球蘸药涂脱肛处，每隔1日1次，5天即愈。

5. 小儿痄腮方8首

（1）紫草50克，加水200毫升，浸1小时后，用文火煎煮，约成100毫升，分3次饮服。

（2）鲜蒲公英捣烂如泥，敷肿处。

（3）夏枯草、蒲公英各15克，马勃5克。每日1剂，水煎服，分2次，连服3剂。

（4）鲜野菊花叶适量，捣烂敷患处。

（5）青黛加醋调匀敷患部，每隔2日换1次，疗程1周。

（6）柴胡10克，黄芩10克，黄连10克，连翘10克，板蓝根12克，僵蚕6克，玄参12克，夏枯草10克。水煎服，每日1剂，日服3次。服药同时，外用鲜仙人掌去刺捣烂，敷患部，或用如意金黄散，茶调后敷患部，每日1次。

（7）鲜地龙30条洗净，白糖31克。将地龙放入碗中，撒上白糖，待地龙蠕动出液体至白糖溶化，即可取液涂患处。每日3次，3天特效。

（8）鲜柳根毛130克（干者32克），水煎服。一般可日服1~2次，服2~3天即可。

6. 小儿发热方3首

（1）木瓜、乌梅、鲜荷蒂各10克，竹叶、石斛、麦冬、甘草各6克。水煎服。

（2）生石膏、滑石、人参叶、粳米各10克，知母、甘草、薄荷各6克。水煎服。

（3）薄荷、连翘、荷梗、藿香、神曲、青蒿、大豆黄卷各6克，银花、六一散各10克。水煎服。

7. 小儿慢性鼻炎方5首

（1）白芷3克，鹅不食草3克，细辛3克，辛夷6克，鱼脑石2粒，冰片0.2克。以上药共研极细面和匀，用时少许吹入鼻中。

（2）苍耳子30克，白芷15克，辛夷15克，薄荷梗10克，蝉蜕15克。上药共为细末，每服3克，日服2次。可用葱白或淡茶为引，煎汤送服。

（3）新鲜鹅不食草适量，搓成捻子，塞入鼻内。

（4）鲜青苔适量，用纱布包好，塞入患者鼻内。

（5）鲜蜂蜜适量，睡觉前、起床后各点鼻子1次，10日见效。

8. 小儿流口水方3首

（1）天南星50克，研末调醋，晚上外敷足心。敷的范围要大些，厉害的两足同时敷，外面用布条捆扎。每次 12 小时，4 次见效。

（2）黄芩 6 克，白芍 6 克，生草 3 克。煎服。3 剂可愈。

（3）山栀、黄连、黄芩各 3 克，灯草、生地各 6 克，生石膏 10 克。水煎服。

9. 小儿肚脐炎方 2 首

（1）艾叶 50 克烧灰，黄连 20 克，研末混匀，装入干燥瓶内备用。先将脐部洗净，涂上药粉，再用纱布包扎，每日 2 次。

（2）黄连 15 克，枯矾 30 克，五倍子、朱砂、青黛各 10 克，梅片 2 克。分别研极细末，混匀，过 100 目筛。用时，洗净患部，取 2% 龙胆紫溶液适量调上药少许，呈稠糊状，每日 2~3 次涂搽患处，用纱布包扎固定。一般 2~3 天即效，5~7 天结痂，生肌。

10. 小儿急性肾炎方

用干马草（6~9 岁用 30 克，1~5 岁用 15~20 克），鸡蛋 1 个放入瓦罐内，加清水以淹没干药为止，煮开后再盖 5 分钟，喝汤吃蛋。每天 1 剂，5 天为 1 个疗程。

11. 小儿语迟方

将赤小豆研末，用酒调涂舌下。

12. 小儿麻痹症方

鹅不食草 50 克，用白酒 500 克，密封浸泡 2 小时，即可用。用时以药酒揉擦患部，15~30 分钟，每日 3~5 次。

13. 小儿断奶症方

断奶小儿若食点黄鳝肉，可避免以后流鼻血。若喂点竹内水（即竹子里面密封的水），可避免以后患遗尿症。

14. 儿童多动症方

生地 10 克，生白芍 15 克，阿胶 6 克（烊化），麦冬 10 克，炙甘草 6 克，生鳖甲 15 克，生龟板 15 克，生牡蛎 20 克，郁金 6 克，远志 6 克，菖蒲 6 克，地龙 10 克。水煎服。

15. 小儿疝气方 8 首

（1）小茴香 60 克，水煎熏洗患处。每日 2 次，1 剂可连用 3~4 次。

（2）枯萝卜 60 克，水煎服。每日 1 剂。枯萝卜即春天收获种子的萝卜根。

（3）樱桃核用醋炒后，研成细末。每次用温水送服 10~15 克，日服 1~2 次。

（4）樱桃 10 克，与等量的橘核、荔枝核同煎服用。

（5）大料 15 克，炒焦研末，调红糖，用黄酒冲服。

（6）大料 30 克，松壳 30 克，焙燥研末。每服 3~6 克，温黄酒送下，1 日 2 次。

（7）蓖麻子 1 捏，捣烂，敷贴百会穴。半小时后，即可收缩回去。

（8）川朴、透骨草、艾叶各 9 克，槐树枝、葱白各 7 个。以上五味煮水，先熏后洗，每日 1 次。轻者 2 次，重者 5 次即愈。

16. 婴儿湿疹方 2 首

（1）黄丹 9 克，松香 6 克，枯矾 9 克，青黛 3 克，黄柏粉 9 克，陈旧麦秆烧灰 3 克，红枣 7 枚（煅成黑炭）。将药粉碎研末混匀，加适量芝麻油，调成糊状。洗净患部，再用鸭翎毛蘸药涂之，每日 2~3 次，一般 7 天可愈。

（2）新鲜苦胆 1 只，取汁，冰片 1 克，研末混合，搅拌溶化装瓶备用。用毛刷、棉签蘸取药汁轻涂患处。1日4~6次，5~12天可愈。

17. 小儿脓疱疮方3首

（1）土茯苓、蛇床子、地肤子、野菊花各12克。煎水，外洗患处，每日2次。

（2）滑石、枯矾、黄柏各10克，冰片2克。混合研成细末后，用香油调拌成膏状，抹于患处。每日2次，连用5~7天。

（3）大黄15克，枯矾5克，青黛3克，冰片1.5克。捣烂研成细末，加麻油适量，调成糊状。每天3次，连用3~6天。

18. 小儿夜啼方8首

（1）五味子2克研末，用水调成糊状，填于脐窝内。

（2）蝉蜕7个，荷叶1克，加水煎服。1天分数次服完1剂，服2~3天。

（3）杭芍8克，木瓜6克，钩藤10克，全蝎3克。水煎服，每剂煎2次，早晚分服。

（4）鸡内金10克，焙干研面分3次服。萝卜水冲服，数日即愈。

（5）五倍子10克，炒后研为细末，涂在小儿肚脐周围，即可治小儿夜哭，使安然入睡。

（6）黄连3克，生地5克，灯草3克。煎汤服，3剂可愈。

（7）蝉蜕2个，竹叶3克。水煎，每晚1剂。

（8）细茶叶1捏（越陈越好），嚼烂后贴在小儿肚脐，外用棉花盖上扎好，3分钟后哭闹可停止。

19. 小儿腹泻方 11 首

（1）山捻干 30 克，炒焦，水煎服，每日 3 次。

（2）鲜南瓜叶 3~5 片，红砂糖 50 克。煎水服，每日 2~3 次。

（3）食盐 5 克，下锅用文火炒熟，放进茶叶 15 克，加入 200 毫升水煮沸，滤汁，加入食醋 10 毫升，稍凉，即可饮服。每日 3 次，每次 50~60 毫升。

（4）鲜胡萝卜适量，煎烂，捣糊状，用白纱布过滤弃渣，再加入少量煮胡萝卜的水，即成。服用时加入胡萝卜泥 5~10 克。

（5）山药 15 克，苡米 10 克，鸡肝 1 枚。先将山药和苡米研为细末，取新鲜鸡肝 1 枚，用竹片削切成片，拌上药末调匀，加醋适量，放于碗内置饭上煮熟。早晚分 2 次食完，一般连服 3 天。

（6）乌梅 10 个，山楂片 30 克，茶叶 3 克，冰糖 10 克。一起放砂锅中加水煮沸 15 分钟，去渣取汤，即可饮用。

（7）干白莲肉 20 克研末，加米汤或开水 200 毫升，煮成 150 毫升，加白糖少许。每日服 3 次，每次 50 毫升。

（8）风寒泻：丁香、肉桂等量为末，每次取 2~3 克，用藿香正气水适量调成糊状，涂于患儿脐上，加用伤湿止痛膏覆盖。每日 1 次，连用 3 日为 1 疗程。

（9）湿热泻：黄连、黄柏、黄芩等量为末。每次取 5 克，用大蒜液（取大蒜瓣数枚捣碎入少量开水浸泡 1 小时即为大蒜液）适量调成糊状，涂于患儿脐上，用厚蜡纸覆盖，再用纱布固定。每日 1 次，连用 3 日为 1 疗程。

（10）伤食泻：芒硝 20 克敷于患儿脐上，用纱布固定。每日 2 次，连用 3 日为 1 疗程。头有寒湿者，加丁桂散 3 克。具有湿热者加三黄粉 5 克。

（11）脾肾阳虚泻：每次取丁枯散 4 克，用生姜汁调成糊状,涂于患儿脐上,外加暖脐膏覆盖。每日1次,连用5日为1疗程。

20. 小儿食积方15首

(1) 蛋积:好醋1小杯,烧热1次服完。

(2) 鱼肉积:山楂炭30克,研末,温开水冲服。每日3次,每次3克。

(3) 面食积:生白萝卜250克,取汁炖服,1次服完。

(4) 取槟榔、使君子各15克,苦楝根皮30克。用小火炒焦后研成细粉。每次服3克,每天服3次,连用5~7天。

(5) 鸡内金3克,山楂、神曲、谷芽、麦芽各10克。研成细末,每次温水冲服3克,每日2次,连用5天。

(6) 黄鳝切碎,加适量香薷炖服。

(7) 用鸡蛋清和飞罗面(即磨面房里浮在窗棂上的粉尘)、葱白泥、蒜白泥,涂在纱布上敷脐,只1个星期可好。治小儿大肚子积。

(8) 蚕蛹、蜂蜜各适量。蚕蛹炒熟后,用蜂蜜拌匀,每次食3~5粒,1天3次。

(9) 核桃20个,火烧为末,空腹服之,数日即好。

(10) 炒扁豆60克,淮山药60克,大米50克。煮粥服食。

(11) 母鸡1只,鸡骨草、马蹄草、珍珠草、金钱草、反背红、香巴戟、黄葛藤、奶浆草各10克。母鸡去毛及内脏,与八味药同炖后食用。

(12) 山楂、蜂蜜各500克。山楂去核切成薄片,加水适量煮烂成糊,再加蜂蜜炼成膏。每次食半匙,1天3次。

(13) 干蟾皮(炙)、五谷虫(焙)、神曲(炒)、茯苓、鸡内金(焙)各160克,胡黄连45克,人工牛黄10克,陈皮60克。共研细末,贮瓶备用。1日3次,开水调服。

(14) 木瓜、乌梅、苡仁、扁豆、茯苓各6~9克,麦芽、山药各 9~12 克，鲜荷叶（后下）12~15 克。每日 1 剂，连服 5 剂，为 1 疗程。

（15）黄厚附片（先煎）、炙干蟾、炙鸡金、甘枸杞、炙五谷虫各 9 克，炒白术、淮山药、沙苑子、穞豆衣各 12 克，乌梅炭 4.5 克，黑枣 4 枚。煎服。

十四、内科疾病方

1. 肝炎方 11 首

(1) 青蛙 12 个,鸡蛋(红皮)12 个,黄酒 350 毫升,鲜姜 93 克,共煎 8 小时。分 3 个晚上吃,每次吃 4 个鸡蛋。

(2) 苦丁香面,让患者闻,每日 3 次,直至鼻中流黄水即愈。

(3) 取活泥鳅放清水中养 1 天,使其肠内杂物排净,然后烘干(温度 100℃为宜),研粉。每次 10 克,日服 3 次。

(4) 九头狮子草(京大戟),取其根洗净晒干磨粉,用小火焙成咖啡色,装入胶囊,每粒 0.3 克。每 3~7 天服 1 次,每次 13~16 粒。

(5) 老鳖 1 只,绿豆 31 克。共炖,绿豆开花为宜。食半月自愈。

(6) 把大黄米(黍)93 克,冲洗一次,放在碗里,加适量水蒸成饭。趁热用饭蘸蜂蜜吃,越热越好,吃完后立即用被盖发汗。出汗越多越好,发汗时要侧身卧,不可仰卧。

(7) 元鱼血生喝,肉炖汤服。经常服有特效。

(8) 玉米须 30 克,金钱草 30 克,满天星 20 克,广郁金 12 克,茵陈 20 克。水煎服。每日 1 剂,疗程 1 个月。主治黄疸性肝炎。

(9) 酸浆草、夏枯草、车前草各 100 克,茵陈(鲜品)25~50 克。每日 1 剂,水煎分 3 次服。

(10) 黄苦丁香、白丁香各 7 克。均研细末,闻入鼻内,使打喷嚏、鼻流黄水。轻者 3~4 次可治愈,重者 5~6 次。

(11) 紫茄子 500 克,切碎,加大米适量煮粥。每日 1 次,连吃数日。

2. 肝硬化方 9 首

(1) 核桃、春蚕各 7 个，白矾 60 克，水银 0.7 克，桑木炭适量。把核桃、春蚕烧焦存性。将白矾放在没见油的铁锅里制成枯矾，把水银用没见油的砂锅开化 3~4 遍。共研细末，过罗。每日 1 剂，分 3 次饭前绿豆汤送服。服药期间忌盐、酒、老母猪肉。

(2) 紫草 30 克，水煎 30 分钟。每日 1 剂，2 次分服。

(3) 取小冬瓜 1 个，赤小豆 120 克，炖烂后喝汤。或用冬瓜 1 个，放在火上烘烂，捣碎后用纱布过滤，去渣取汁。每次服 60 毫升，日服 3 次。

(4) 巴豆 500 克，黄蜡 500 克（必须是蜂蜡），血竭 93 克。

巴豆去双皮取仁，将黄蜡放入勺内，烧化再放入巴豆仁炸成紫黑色。把蜡控出，晾干巴豆仁。另用一个勺把血竭研碎，勺内放蜡使蜡熔化，放入血竭，使血竭溶化在蜡里面，颜色成枣红色，倒入小盆内晾冷。冷后将巴豆仁用 7 号针头扎住往混合液里蘸一下，即成巴蜡丸。每次 5~10 粒，每日 2 次，早晚各 1 次。可用白糖温水送服。

(5) 癞蛤蟆 1 只，猪肚 1 只，大蒜头 30 瓣。将猪肚洗净，癞蛤蟆去皮及内脏，大蒜头去皮，加调味品，合蒸。分 2~3 次服，连服 3~5 剂。

(6) 白花蛇舌草 30 克，犁头草 20 克，夏枯球 20 克，半枝莲 20 克，半边莲 30 克，天葵子 10 克，野油菜 20 克。每日 1 剂，水煎，分 2 次服，连服 7~10 剂。

(7) 钩藤根 50 克，车前草 30 克，露水草 20 克，白茅根 30 克，蛇蜕 3 克（酒制）。每日 1 剂，水煎，分 2 次服，连服 5~7 剂。

(8) 鲜七叶一枝花 20 克，鲜半边莲 30 克，鲜山乌龟 20

克,鲜山苦瓜 30 克。洗净,共捣烂如泥,外敷在腹部(肝脏部位)。

(9)大田螺 1 个,雄黄 3 克,甘遂末 3 克,麝香 0.3 克。先将药末同田螺捣如泥,以麝香置脐中,放药脐上,以物覆之,束好。待小便大通后去之。

3. 面瘫方 4 首

(1)防风 7.5 克,白术 4.5 克,茯苓 9 克,天麻 6 克,薄荷 7.5 克,甘草 9 克,菊花 9 克,当归 15 克,秦艽 7.5 克,桂枝 6 克,羌活 9 克,枣仁 15 克,黄芪 6 克,马料豆 6 克,荆芥 6 克,钩藤 9 克,生姜 3 片,豨莶草 15 克。头煎药日服 2 次,以后日服 3 次,1 剂药能煎 5 次。1 剂药服完后停 2 天再服下 1 剂。

(2)蜈蚣 10 条,全蝎 10 克,田七适量。将蜈蚣、全蝎共用火烤干研为粉末,每次 10 粒,每日两次吞服。

(3)羚羊角粉 5 克,僵蚕、全蝎各 60 克。将僵蚕、全蝎焙干,研末,和羚羊粉混合均匀即可。每次服 5 克,每日 3 次,饭后服用,兑酒饮。

(4)当归、川芎各 10 克,蜈蚣 3 条,蝉蜕、甘草各 6 克,鲜地龙 10 条(焙干酒炒同煎),乌附片(先煎 30 分钟)、防风、钩藤、僵蚕各 13 克。上药煎 3 次,分 3 次温服,每日 1 剂。

4. 面神经炎方

制蜈蚣 2 条,朱砂 1.5 克。研末混匀分为 2 包,为 1 天剂量。(以上散剂为蜈蚣散)

防风饮的配制为:防风 10 克,研碎,加 300 毫升沸水浸泡。每日早晚以防风饮送服蜈蚣散直至治愈为止。朱砂累积量达到 30 克后,应改为每天 0.5 克。

同时配合毫针强刺激合谷、地仓、迎香、太阳、颊车、下关和翳风等穴。每日1次,每次1~3分钟,15天为1疗程,间隔1周再做第2疗程。

5. 面部痉挛方

桑叶6克,菊花6克,桑白皮30克,石斛10克,竹茹6克,元参30克,麦冬30克,山豆根5克,当归6克,银花1克,生甘草10克。每日1剂,水煎3次,内服。

6. 三叉神经疼方2首

(1)细辛3克,白芷3克,防风3克,赤芍12克,荆芥5克,牛蒡子10克,川芎5克,骨碎补6克,连翘10克。水煎服,每日1剂,分两次服。

(2)麝香少许,用棉纸包裹塞入耳孔内,哪边疼塞哪边。

7. 蛲虫病方9首

(1)油炸粉条,炸香脆,空心任意嚼食。

(2)槐米124克,炒黄为末,加白面500克,烙焦饼12个。每日3次,1次吃2个,吃完即愈。

(3)百部150克,川椒60克,苦参200克,明矾10克。上药加水500毫升,煮沸20~30分钟,去渣过滤备用。成人每次用量为40毫升,儿童酌减,睡前保留灌肠,每日1次。

(4)花椒120~150克。水煎,熏洗肛门。

(5)菜油或麻油、鲜野棉花根、鲜马鞭草根、鲜扁竹根各30克(干品10~15克),洗净切片,冷水适量煎煮半小时,滤后再煎2次。患者先服菜油20~30毫升,半小时后服头煎药液,约30分钟后,续服食2和3煎混合液。

(6)用3厘米长葱白一个,划几道口子,涂上蜂蜜,睡前塞入肛门,两日痒止虫出。

(7)白木耳100克,白糖200克。

将白木耳用开水浸泡加入白糖,每次服20克,日服1次。

(8) 老南瓜瓤(含子)100克,紫皮大蒜头50克。

南瓜瓤捣烂,与紫皮蒜头同煮,吃蒜头喝汤。每天1次,连服3~5天。

(9) 石榴皮3克,槟榔4.5克。

洗净,加水共煎,1次服下。

8. 蛔虫方4首

(1) 使君子仁,烧吃,成人15~20粒,小孩10~15粒,3日即愈。

(2) 苦楝皮15克,百部9克,鸡蛋2个。三味加水1碗至2碗。吃鸡蛋,不喝汤。

(3) 生丝瓜子(黑子有效)100粒,剥去外皮,取仁食用。成人每日1次50粒,儿童每日1次30粒。连吃2天。

(4) 鲜桃叶40克,水煎空腹1次服下。每日1剂。

9. 钩绦虫方2首

(1) 空腹服炒熟的南瓜子仁50克。两小时后服槟榔煎剂,半小时后服硫酸镁15~25克。

(2) 青矾50克,大枣200克。先把青矾煅成红色,研细粉,再将大枣蒸熟去核,与青矾共捣成泥,制成绿豆大药丸。每次10克,每日早晚空腹各1次,温开水送下,10日为1疗程。

10. 心脏病方12首

(1) 猪心1个,食盐120克。用4~6根竹筷插在猪心上,支于饼铛上蒸熟吃。

(2) 鲜豌豆苗90克,切碎,绞汁半碗,兑入稠小米粥,甜咸自便。

(3) 乌鸦1只,去五脏,蒸熟淡吃。每日1只,数日即愈。

（4）附子3克，川黄连3克，生白芍10克，加水煎成汤剂。每日2~3次，饮服。

（5）五灵脂、蒲黄各30克，共研细末。每服6克，热黄酒送服，早晚各1次。

（6）黄芪60克，当归10克，赤芍12克，川芎12克，红花10克，蒲黄12克，五灵脂12克，乳香10克，没药10克，郁金20克。水煎服。

（7）红参10克（另煎先服），制附片30克（先熬），生龙骨30克，生牡蛎30克。水煎服。

（8）生地15克，茯苓15克，白术12克，桂枝10克，当归12克，赤芍12克，红花10克，丹参15克，川芎10克，炙甘草10克。水煎服。

（9）贯众倒生根15克，厚朴花10克，芭蕉花15克。每日1剂，水煎，分2次服，连服7~10剂。

（10）丹参100克，沉香50克，降香100克，红人参50克，田三七50克，血竭花50克，琥珀50克，朱砂30克（为衣）。诸药共研为细末，以蜜为丸，如绿豆大小，早晚各服6克，白开水送下。

（11）茯神30克，远志肉（甘草水浸一宿，炒）15克，九节菖蒲（米泔水浸，炒）60克，丹参90克，血竭（另研）15克，鸡血藤15克。共为细末，和匀。每次服1.5~3克，空腹温汤下，日3次。

（12）杉树寄生30克，路边荆15克，山苍子根15克，大蓟根15克，山楂15克。每日1剂，水煎，分2次服，连服20剂。

11. 咯血方4首

（1）花蕊石（煅）10克，三七面6克，血余炭（煅）3克。共研细粉，每服3克，凉开水冲服。

（2）白及10克（研面），头发灰10克。黄酒冲服，数日即愈。

（3）生西瓜子500克，冰糖适量。将西瓜子淘洗干净，放锅中煎煮，过滤其渣后，放入冰糖制成瓜子冰糖汁，当茶饮，不间断。

（4）将黄鼠狼的舌头烧研成末，每日少量白开水送服。

12. 肺炎方5首

（1）银花60克，甘草6克，黄芩10克，生姜3克，黄柏10克，紫苏18克，黄连18克，知母12克，桔梗10克。加水煎成汤剂，每日3次饮服。

（2）鲜鸡血，1日3次，每次1汤匙，空腹服用。

（3）蜂蜜（原蜜）摊在白布上，贴敷于病人前后胸部，蜜干即换。

（4）大鳗鱼1~2条，加清水入砂锅中煮1~2小时，其汤有油上浮，取其浮油。每日1小杯，加盐少许，空腹食用，每日2次。

（5）石莲花全草120克，加冰糖适量。水煎服，每日2次，每次服60克。

13. 气管炎、哮喘方31首

（1）核桃仁150克，冰糖150克，鲜姜90克，合研成泥。口服，每日3~4次，每次服2勺。

（2）取鲜猪心1个，胡椒6~8粒，塞入猪心中的血管孔中，每孔2粒，加少许食盐，炖熟后不吃辣者，将胡椒去掉。分3次服用。服后有昏眩感，适当休息即可。连服3次者可愈，重者可减轻症状。

（3）木鳖子、桃仁、杏仁、白胡椒各7粒。研为粉，鸡蛋清调匀涂脚心，男左女右，15小时内静卧，脚放平。3日内禁房事，即愈。

(4) 青壳鸭蛋 7 个, 用童尿浸 7 日, 每天烧吃 1 个, 重症 20 余个即愈。

(5) 鲜仙人掌 50 克, 去刺切碎加上 1 个鸡蛋搅拌后, 用铝锅放香油炒熟。1 次吃完, 每日早饭前服用, 连吃 3 天。

(6) 南瓜 1 个 (1000 克), 蜂蜜 100 克, 冰糖 50 克。先在瓜顶上开口, 挖去一部分瓤, 将蜜糖装入盖好, 放入小盆内, 蒸 1 小时取出。早晚两次吃完, 连吃 7 天。

(7) 将向日葵花盘连弯梗一齐取下, 放室外风干。患者从病初起开始, 每天切碎 1 个花盘, 水煎, 当茶喝, 连用数个。

(8) 白果 15 粒, 石韦 30 克, 冰糖 50 克。将白果打碎微炒, 加水 2 碗, 煎至 1 碗, 去渣加冰糖, 待溶化后分 2 次服, 连服数日。

(9) 猪胎盘 (人胎盘更好) 1 个, 淮山药 100 克, 枸杞子 15 克, 党参 15 克。胎盘洗净, 煮半熟, 切块加黄酒, 放砂锅中加上各药, 兑水共炖。吃胎盘饮汤, 早晚分食, 隔 7 日 1 次。

(10) 大白萝卜 1000 克, 牛肺 250 克, 加盐少许, 加姜炖汤。每周 2~3 次。

(11) 鲜猪血、海蜇皮各 120 克, 煮汤吃。

(12) 鲜夜关门 50 克, 鲜矮地茶 50 克, 百部 12 克, 麦冬 10 克, 黄连 6 克。水煎服。

(13) 龙葵 1 株, 桔梗 9 克, 甘草 3 克。每日 1 剂, 连服 10 剂为 1 疗程。

(14) 取新鲜羊胆汁 120 克, 放碗内, 加入蜂蜜 250 克, 用筷子调匀, 置于蒸锅内, 一个半小时后取出。每日早晚各服 1 汤匙。

(15) 取燕子巢 1 个, 开水泡开搅匀, 用其上层澄清液加羊肉 500 克, 煮熟服食。分 3 天服完。

(16) 麻黄 6 克, 甘草 6 克, 白果 10 个, 全蝎 1 条, 生石膏（研细）10克。水煎内服，日服2次。

（17）柚子1个，去皮后切成块，鸡肉500克切成块，加清水适量，食盐调味，隔水炖熟。饮汤吃鸡，每周1次。

（18）冬至前后取大扁萝卜1个，从中间垂直切开，切面两侧用小勺挖成相对称的半圆，大小约放下1枚蛋为度，放入生鸡蛋1枚，大头朝上。再将萝卜对成原样，用线系住后，将萝卜种在花盆内，适当保温浇水，晒太阳，使萝卜长出新叶。待81天后，取出萝卜，洗净泥土，拆线，取出鸡蛋，将萝卜切片煮熟，再将鸡蛋打入汤中（鸡蛋已散解，但不臭），即可食用。分3次服完，日服3次。

（19）百合500克，百部125克，白蜜100克，冰糖300克，熬制而成。先将百合和百部用水浸泡半天，武火煮熟，去渣滤清。取浓汁800毫升左右，再用文火收膏，加入冰糖及白蜜，熬至黏稠状，存罐备用。每日清晨及傍晚各服1匙。

（20）蜂蜜、饴糖（麦芽糖）、葱汁各适量，合熬后装瓶。每次服1匙，每日2次。

（21）莱菔子250克，川贝母18克，豆腐皮250克，白果12克，冰糖250克，白糖250克。将莱菔子、白果、川贝、豆腐皮放在砂锅内炒黄后研成细末，加入白糖、冰糖拌匀。每日3次，每次服12克，白开水送下。

（22）猫肝烧黑，研成粉末，每日3克内服。

（23）小猪睾丸两枚，烧存性，黄酒冲服。

（24）杏仁30克，川贝母10克，海浮石10克。加冰糖30克，共捣如泥。每服10克，开水送下。

（25）曼陀罗在半花半果时，将其全株切碎蒸熟，挤汁，熬成粥状备用。远志、甘草各500克，生石膏750克，硼砂250克，共研细末。取曼陀罗膏1000克，混合均匀，制成黄豆大丸，用滑石粉为衣。每日3次，每次1丸。

（26）黄鼠狼1只，川贝母30克，黄酒90毫升。将黄鼠狼剖腹取内脏，川贝母研细末装入腹内缝合，然后用黄泥包裹黄鼠狼，放在火中烧熟。将肉及药分3天服完。将骨放在瓦上焙黄，研极细末。12岁以上分3次用黄酒冲服，12岁以下分4次服。每天清晨空腹服1次。服后微汗，服后两周忌盐、辛辣刺激食物，避免感冒。

（27）蜂窝1个，芝麻适量。用芝麻把蜂窝全部填满，焙干，研细备用。每次15克，每日3次，温水冲服。

（28）取核桃仁250克，黑芝麻100克（上锅微炒）。将核桃仁捣碎。再取蜂蜜1饭勺，水2饭勺，在炉上煮沸，趁热倒入捣碎的核桃仁和黑芝麻，用筷子搅拌均匀，放在笼屉上蒸20分钟即可。每天早晚各2汤匙。

（29）杀猪时取出猪肚内水，加适量冰糖放在锅里，煮沸后服，连服5次可愈。

（30）癞蛤蟆1只，鸡蛋1个。将鸡蛋放入蛤蟆口中，用黄泥将蛤蟆包住，放进柴火堆里烧。熟后取出鸡蛋，剥壳吃下，每日1个。

（31）用生白布做件衬衣，在入伏那天和生姜1500克放在一起，把布衫榨湿，然后把布衫挂在屋内黑暗处，晾干后，用塑料袋装好，勿泄姜气。照此方法每年入伏榨1次，共榨3次，等到第三年冬至日将姜布衫穿上，白天黑夜都不脱掉，穿到立夏日，病可愈。

14. 心肺病方

竹茹6克，黄芩10克，茯苓10克，当归10克，麦冬10克，桔梗10克，陈皮10克，杏仁6克，桑白皮10克，栀子6克，天门冬6克，大枣6克，生姜3克，贝母6克，柴胡10克，甘草3克，五味子3克，煎成汤剂。每日2~3次饮服，4剂为1疗程，中间休息3天。

15. 肺结核方8首

（1）活乌龟1只，用黄泥包住，暗火慢烧至焦，焦后去泥，研末制成龟粉，开水冲服。每次3克，每日3次，百日愈，效果特佳。

（2）苦菜煮小米稀饭，吃3个月，不吃盐味。

（3）金针菜煎汤代茶，常常服用。

（4）菠菜子200克，水煎服。每晚1次，每付服4日，数日即愈。

（5）郁金30克，五倍子10克。将上药捣烂，共研细末，用蜂蜜调成药饼两块，贴两乳头上，用纱布固定。每日1剂，连用3~5剂。

（6）十大功劳叶20克，地骨皮20克，细叶沙参30克，猪肺100~250克。将前3味切碎，洗净，水煎，取药液与猪肺合煮，分2~3次服。每日1剂，连服15~20剂。

（7）生龙骨粉60克，生牡蛎粉60克，生三七粉30克，生鸡内金粉60克，生白及粉30克，生百部粉30克。6味细末和匀，瓷器收贮。早晚各用3克，加入调熟的藕粉或山药粉内服。服完后多数永不再吐血，以后单用白及粉续服数克，肺结核可痊愈。

（8）白及300克，百部200克，百合200克，桑叶100克，紫河车（胎盘）1具。将上药洗净切碎，焙干，研细末，加蜂蜜炼黄豆大丸。每日2次，每次20粒，服2疗程。

16. 肺气肿方2首

（1）鲜甘果1个（连皮），红枣5个。隔水炖30分钟后，吃果肉及红枣，常服。

（2）商陆20克，猪心1个。先将猪心煮沸后，放入商陆煮4小时放盐，连药肉汤一齐服用。煮干时添开水，不能用冷水，无猪心时可用猪肉配药。

17. 尿毒症方2首

（1）茯苓、茯神、桂枝、炙甘草、牛膝、鸡内金、紫河车、人参、生黄芪、莱菔子、苍术、双钩藤各10克,枸杞子6克,石决明18克(先煎)。加水煎服,每日3次。

(2)川芎、沉香、冰片等量,研细末。用95%酒精将桂氮酮稀释成1.9%的溶液,然后调和前药末,纱布包裹外敷双侧肾俞及关元穴位。3日换1次药,4次为1疗程,一般用2~4个疗程。

18. 风湿症方13首

(1)鸡血藤50克,透骨草15克,爬墙虎15克,川乌15克,牛膝15克。泡白酒500毫升,对阳光埋地24小时取出。每日3次,1次25毫升,3剂即愈。

(2)金荞麦穗250克,肥田鸡1只,当归15克。放火上炖,连吃带喝3个,可除根。

(3)乌骨鸡配以续断、黄芩及制川乌各10克,共炖。食鸡肉,饮汁。

(4)花椒50克,独活40克,防风40克,白芥子20克,干辣椒(红色肥大完好)30个。前四味加冷水4000毫升,浸泡2小时,文火煎煮放辣椒,熟透为度(不可煮烂)住火。取出辣椒去蒂,剪去尖部适量,再从中间剪开,去籽,摊开,乘热贴在患病的关节周围,用纱布包裹,然后放在药汁上进行熏浴。每次30分钟,隔日1次,以晚上睡前熏浴为好。

(5)虎杖(又名斑根)鲜根200克,高粱酒500克。浸泡7天,每次服50克。

(6)枫荷梨(半枫荷)20克,过山香、穿山龙各30克。每日1剂,水煎分2次服。

(7)用稍粗点的陶瓷碗底盛白酒3毫升,取1颗生川乌在酒碗底上研磨,待酒磨成米泔水色即可,用以抹在痛处,每日3次。

(8)海风藤、地风、清风藤、川牛膝、穿山甲各10克。用白酒350毫升,在晴天将以上5味药泡于酒中,泡7天,每日早晚各服1杯。

(9) 防己30克,土茯苓30克,忍冬藤30克,白术12克,当归12克,木瓜15克,海桐皮15克。每日1剂,水煎成300毫升,分2次早晚饭后温服。

(10) 生姜30克,鲜葱、芫荽各30克,石菖蒲15克。共切碎,用白酒炒熟,用布包住敷患处,冷了就换,每日3次。

(11) 松香50克,龙脑1克,共为末。用25%酒精调成糊状,抹纱布上,包患处,3日1换,数次即愈。

(12) 白花蛇肉1小条,天麻15克,羌活10克,秦艽、五加皮、当归身、防风各15克。浸酒1500毫升。早晚各饮1盅。

(13) 白桑椹500克,白酒1000毫升。将桑椹放入酒中浸1周,滤渣。每日早晚各服15毫升。

19. 坐骨神经疼方5首

(1) 鸡粪3000克,鸭粪1000克,放一处。温热,加醋500毫升,再装入布袋,一榻便好。

(2) 乌梢蛇、蜈蚣、全蝎各10克。共焙干研末,分成8包。首日上下午各服1包,继之每日上午服1包,7日为1疗程。2个疗程间隔3~5天,一般1~2个疗程可获效。一般用药后可能有全身及患肢出汗或灼热感,有的可出现短暂性疼痛及麻木加剧,不久即消失。

(3) 取隔年辣椒根、茄子干燥根(未经雨淋的最佳)等份,放入大锅内煮1小时左右,倒入盆中,人坐盆上,用塑料薄膜围严。然后把料姜石(要带刺的)放煤火中烧红,待水稍冷时放入盆内,可续放2~3次,水凉了再热。如此每日3次,每次可换1~2次辣椒、茄子棵。10日见效,一般病人20日即愈。

(4) 当归6克,川芎6克,地龙6克,木瓜5克,千年健6克,肉桂3克,海桐皮3克,生地9克,桂枝3克,羌活3

克,麻黄3克,红花2克,红糖60克。共为细末,大曲酒1瓶,倒出100克,将药末和糖一并装入瓶内,浸泡,埋地下7天,取出服时摇匀。每次服50克,每日2次。

(5) 制川乌、黑附片、北细辛、嫩桂枝、淡干姜各10克,制马钱子、淡全蝎各1克。气虚加生黄芪,血虚加全当归,日久不愈加地鳖虫。前5味药加水慢煎取汁,后2味药研末装胶囊,分2次用药汁送服,每日1剂。

20. 腰腿痛方16首

(1) 核桃仁9克,加黄酒1盅,炖服,连服几日。

(2) 取黑豆90克,猪尾巴2条。将猪尾巴切段后入黑豆加水煮,烂熟后调味服。

(3) 十大功劳叶10克,水煎服,连服7日。

(4) 取猪尾1~2条,千斤拔、狗脊各30克。将猪尾去毛洗净,加水与诸药煮2个小时,去千斤拔、狗脊,调味服。

(5) 续断、牛膝、杜仲各10克,水煎服。每日1剂,7天即愈。孕妇去牛膝,改用桑寄生。

(6) 海盐50克,花椒25克,艾叶50克,蜂窝7个,白蛇皮1条。取水5碗,将上述药放砂锅中煎成两碗汁,趁热用生白布蘸药水擦腰腿疼处。擦后防风,最好在晚睡前进行。每天擦1次,1周见效,1剂可复煎4次。

(7) 杜仲、破故纸、小茴香各9克,新鲜猪腰1对。将猪腰切成片与中药用适量水同煮至腰片发黑,喝药汤吃腰片。每日1剂,服3剂腰痛消失,连服5剂即可除根。本方对肾虚型腰痛患者疗效尤佳。

(8) 核桃(青的带皮最好)7枚,捣碎,浸泡在500毫升白干酒内1周。每天睡前饮3~4盅,2剂即愈。

(9) 刀豆壳50克,荔枝壳50克,鸡蛋壳7个,车前草15克。将蛋壳焙炒,研细末。余3味用水煎,分2次,以药液送蛋壳吞服,每日1~2剂,连服3~5剂。

(10) 杜仲 15 克,肉苁蓉 10 克,黑故纸 10 克,青盐 3 克,猪肾 1 个。将杜仲、肉苁蓉切碎,再与故纸、青盐放入猪肾内,外用草纸包好,浸湿,置火中煨熟。去草纸,再将药、肾焙燥,研细末,分 3 次加白酒送服。每日 1 剂,连服 3~5 剂。

(11) 大青根 15 克,土牛膝 15 克,活血藤 15 克,南蛇藤 15 克,威灵仙 15 克,白茅根 15 克。每日 1 剂,水煎,分 2 次服,连服 5~7 剂。孕妇忌服。

(12) 制马钱子 10 克,五倍子 10 克,红花 12 克,赤芍 15 克,乳香 10 克,没药 10 克,血竭 10 克。上药分别按《药典》制炒,研细末,再加酒炒,布包,揉擦痛处(药干,再加酒炒)。每日 1 剂,反复揉擦 2~3 次,连用 3~5 剂。

(13) 柑子叶、香附、生姜、香葱(均取鲜品)各 30 克。洗净,捣烂,加酒炒热,外敷痛处。冷后再炒热,反复使用 2~3 次。每日 1~2 剂,连用 3~5 剂。

(14) 伸筋草 20 克,过山龙 15 克,野花椒 10 克,乌药 10 克,补骨脂 10 克。每日 1 剂,水煎。分 2 次服,连服 5~7 剂。

(15) 钩藤 15 克,桑枝 15 克,鲜铺地蜈蚣 30 克,鲜良姜根 20 克。白酒 500~1000 毫升。将诸药洗净,切碎,浸入酒中,7~10 日后取酒服。每日 3 次,每次 30~50 毫升。孕妇忌服。

(16) 杜仲 10 克,肉苁蓉 15 克,补骨脂 15 克,巴戟天 10 克,小茴香 10 克,青盐 5 克,猪肾 2 个。洗净,切碎,合蒸,焙干,研细末。每日 2~3 次,每次 6 克,白酒送服。

21. 偏瘫方 12 首

(1) 臭椿树枝、桃树枝、槐树枝、榆树枝、柳树枝、桑树枝数量不限,等量,煮水用水泡。用大麻子叶沾水贴在患处,一盆水用 1 周,再换新水。

(2) 将大蒜泡在白兰地酒中,两个月后饮用。主治脑血栓。

(3) 偏瘫不能言语,服龟尿即愈。用大蒜抹龟鼻,尿自出。

(4) 猪脑 1 个,天麻 10 克,用瓦盅炖服。每日或隔日 1 次,3~4 次即有明显效果。

(5) 人参 3 克,麻黄 2.4 克,当归 3 克,石膏 10 克,干姜 2.4 克,甘草 3 克,杏仁 4.5 克。加水煎服,每日 2 次。

(6) 生川乌、生草乌、川木瓜、密二花(河南密县产金银花)、川牛膝、川芎、当归、防风、乌梅、秦艽、全蝎各 9 克,白术、杜仲各 13 克,蜈蚣 3 条,白糖 188 克,白酒 1500 毫升,装入坛子,在室内阴凉处挖个坑,药酒全部入坛,用白布两层封紧坛口,然后放入锅里,在锅里放水浸泡大半坛,煮 1 小时后,将坛子取出立即放入坑内,用一只碗口朝下盖住坛口,再用土填好踏实,埋 24 小时即可服用。每日 3 次,成人 1 次 3 小酒盅,6 天见效。1 剂服完病即愈。

(7) 全蝎 15 克,水蛭 15 克,蜈蚣 18 条,地龙 15 克,土元 10 克。上药烘干研为细末,过 100 目筛,分装胶囊备用。每日 2 次,每次 3 克。如面部神经麻痹,可加白附子 15 克。如果是脑出血,可加三七 10 克。

(8) 金钥匙 15 克,黑墨草 2 克,蛇胆陈皮末 1.5 克。前两味用水煎,冲蛇胆陈皮末服。

(9) 木瓜、麻黄、川牛膝各 12 克,用纱布包好,放入去掉内脏的鸡肚内。男性用大母鸡,女性用大公鸡。入砂锅中,水浸过鸡煎煮,熟透吃肉喝汤,不吃药。吃后有效,多吃几只治好为止。忌食生冷、辛辣及酸性食物。

(10) 黄芪 15 克,当归 12 克,赤芍 12 克,桃仁 6 克,全虫 12 克,蜈蚣 10 克,川断 12 克,防风 2 克,荆芥 10 克,牛膝 12 克。煎服,每日 1 剂,7 剂为 1 疗程。每个疗程间隔 3 天,3 个疗程即见效。

(11) 熟牛髓1碗，熟白蜜1斤半（滤过），炒白面1斤，炮姜末3两。上4味和匀如弹丸大，每日3~4丸细嚼，黄酒送下特效。

(12) 辣椒根2个，鸡爪15对，花生100克，红枣6个。用水酒各半炖服。

22. 癫狂症方12首

（1）天门冬、麦门冬各10克，浙贝母12克，胆南星1.5克，石菖蒲3克，化橘红、远志筒、云茯苓、开连翘、朱茯神、黑玄参、钩藤勾各6克，血丹参10克，辰朱砂1克，生铁落200克。先将铁落用水800毫升，煎取铁落汁400毫升，去渣，即以此汁一半（200毫升）煎药，取药汁100毫升，再以所留铁落汁煎渣（第二煎），取药汁80毫升。两次药汁合成180毫升，每日分作3次服。

（2）生黑丑30克，熟黑丑（醋制）70克，香附（醋制）50克，臭芜荑2克。上药分别炮制后，共研细末备用。隔日1次，每次15~25克，早晨空腹服。

（3）滑石70克，巴豆30克。巴豆除去外皮和内脂膜后，炒至黄色，放入石臼内捣烂。滑石分为3次加入石臼内共捣，最后制成白色粉剂。隔日1次，每次0.5~1克，早晨温开水冲服或混入食物服下。适于打骂人、乱跑、抽搐的患者。

（4）姜黄、郁金、蝉蜕、明雄黄、槟榔各30克，巴豆（去外皮和内皮脂膜炒黄）、大枫子（去外皮炒黄）各60克。分6次配制。先用石臼将巴豆、大枫子各10克共捣烂，再加其余五味药粉各5克，放入石臼内捣至红色，加入适量面醋制成硬糊，以上法操作5次后与第一次的硬糊混匀，制成梧子大小的丸剂，晒干备用。隔日1次，每次3~7丸，早晨空腹温水送服。适于狂躁型癔症，小儿抽搐、惊风。

（5）大黄、二丑各21克，元明粉、芫荽、葶苈子各15克，生甘草4.5克，毛橘红、柴胡、银花（上等）、杭菊花各

9克,姜黄、酒黄芩、川木香各6克,薄荷、竹茹各3克。水煎服。重者可配冬眠灵辅助治疗。适于有自导行为的患者。

(6) 贝母、川芎、当归身、黄芪、艾叶、枳壳各6克,陈皮、菟丝子、麦穗各4.5克,杜仲、麦芽、厚朴、生姜(为引)各9克,山楂、神曲各15克,炒枣仁21克。水煎,早晨空腹服,晚上用冬眠灵50~100毫克。适于孕妇精神病患者。

(7) 何首乌(制)100克,石菖蒲、猪苓、车前子、莲子肉各10克,炒淮山、炒枣仁各15克,焙干研细。每日早晚各服10~15克,至愈。适于各种精神病患者。

(8) 赤芍、枳壳各6克,红花、当归、生地、银花、杭菊花、川牛膝各9克,桃仁12克,甘草3克,炒枣仁15克,川芎4.5克。水煎服。适于各型精神病恢复期。

(9) 大烟泡1个,辰朱砂、川黄连、广木香各10克,真金箔30张。先将前四味共研细末,蜜炼为小丸,共做30粒,金箔为衣。每睡前服1粒。

(10) 取活地龙(蚯蚓)7条洗净,放入100克的糖中,地龙吸食白糖渐溶化而死,弃地龙,取剩余液体冲水喝。1天内服完,隔1日再服1料,服3~5料治愈,不复发。

(11) 准备3~4个被蜂蜇后的蜘蛛,用瓦焙干,研末,兑黄酒喝下。专治精神分裂症。

(12) 把猪头破开,将脑子囫囵掏出来。称200克冰糖,10克天麻(打碎成末),用碗装好,依次以冰糖铺底,天麻放中间,猪脑放上边,锅内添水,蒸至猪脑熟为止。于晚上人静时吃,1次吃完,一般吃3个猪脑即可痊愈。

23. 口眼㖞斜方6首

(1) 鳝鱼血涂于瘫面。斜向左将血自左涂向右,斜向右自右涂向左。

(2) 皂角(去皮)250克,研末,以陈醋调成膏敷之。口眼向左斜贴于右侧面部,向右斜贴于左侧,干即换。

（3）蓖麻子捣烂，左歪贴右，右歪贴左。或用醋调抹亦可。

（4）蜈蚣2条，防风15克。将蜈蚣研成细末，以防风煎汤1次冲服。

（5）棉花子12克（捣），乳香、没药各9克。水煎服。

（6）鲜生姜1块，剖开，用剖面反复由左向右交替捺擦患侧上下齿龈（患侧指口角歪向侧的对侧），直至齿龈部有烧灼感或有热感为止。每天2~3次，7天为1疗程。

24. 失眠方19首

（1）大红枣1000克，放入大瓶子内，再放500克糖，用开水灌满盖好，1周后打开。每天吃7个枣，喝1盅水，吃完为止。

（2）核桃仁4~6个，剥净去皮碾碎，放锅内加白糖50克，黄酒50克，水1碗，用小火煎煮10分钟即可服用。

（3）猪心（不洗，不去血）1个，熟枣仁30克。将猪心切成大片与熟枣仁研碎同煮，临睡前淡食猪心和汤。轻者连吃5~7个，重者连吃20个。

（4）当归、生地、红花、牛膝各1.5克，枳壳、赤芍、甘草各6克，桔梗、川芎各5克。水煎服。每次服1剂，分2次服。

（5）莲子（去心）50克，百合30克，瘦猪肉200克。加水煲汤，食盐、味精调味，佐膳。

（6）新鲜生蚝肉150克，瘦猪肉150克。加水煲汤，食盐、味精调味，佐膳。

（7）黑豆15克，小麦15克（去壳），合欢花30克。加水6碗熬成1碗，临睡前服之。

（8）白茯苓、人参、熟地、肉苁蓉各60克，菟丝子、远志各20克，蛇床子7克。共研细末。每次服6克，饭后米汤送下。

(9) 麻雀 3 只，去毛和内脏，烘干研粉。黄酒冲服，每日 1 次，数天神效。

(10) 瘦猪肉炖灵芝汤。每次灵芝用 10 克，喝汤吃肉。

(11) 灵芝 50 克，浸于 1000 毫升高粱酒中，7 天后每晚饮用 25 毫升。

(12) 每天吃 3 粒胡桃，吃 3 周至 1 个月，必可安然入睡。

(13) 鸡蛋 2 只，南枣 8 枚（去核），枸杞 15 克。同煮分 2 次服食。

(14) 夜交藤 30 克，百合 30 克。每日 1 剂，水煎（或与鸡肉合煮），每晚睡前 1 次服，连服 7~10 剂。

(15) 桑椹 30 克，旱莲草 15 克，女贞子 15 克，远志 5 克（蜜炙）。每日 1 剂，水煎，分 2 次服，连服 7~10 剂。

(16) 柏子仁 20 克，四块瓦 15 克。每日 1 剂，水煎，分 2 次服，连服 3~5 剂。

(17) 酸枣仁 15 克（粉碎），鲜生地 30 克，麦冬 9 克，鲜石斛 12 克，杜仲 9 克，桑寄生 9 克，牛膝 9 克，丹参 15 克，龟板 30 克（碎），槐花米 9 克，钩藤 9 克，铁锈 9 克。上药加水 1000 毫升，加热煮沸 1.5 小时，过滤，残渣再加水 500 毫升，煮沸 1 小时，过滤，合并两次滤出液即得。每日 1 剂，分 2~3 次温服。孕妇去牛膝，慎用活血化瘀药。

(18) 酸枣仁 18 克，甘草 3 克，知母 6 克，川芎 6 克。加水 2000 毫升煮酸枣仁，纳诸药分 3 次温服。

(19) 桂圆 10 个，柏子仁 10 克，百合 50 克，白糖半匙。水煎服。对失眠伴心悸者效果好。

25. 梦游方 2 首

(1) 熟地、浮小麦、龙骨（先煎）、牡蛎（先煎）各 30 克，酸枣仁、柏子仁、茯苓各 15 克，远志 10 克，五味子 6 克，甘草 9 克，大枣 10 枚。烦躁加麦冬 12 克，胃纳欠佳加山楂 12 克，便秘加大黄 6 克，尿黄加竹叶 9 克，头晕加钩藤 12

克，久病体虚加党参、黄芪各 15 克。每日 1 剂，早晚两次分服。重症者每天 2 剂，一般续服 15~20 剂，梦游可愈。

（2）郁金、远志、草河车、柏子仁、川贝母各 9 克，酸枣仁、浮小麦各 30 克，桂圆肉、甘草各 12 克，生地 15 克，大枣 12 枚。水煎服。每日 1 剂，一、二煎混均，早晚两次分服。

26. 梅尼埃综合征方 5 首

（1）泽泻 30 克，白术 30 克，党参 15 克，茯苓 10 克，牛膝 10 克。水煎服，每日 1 剂。最适宜内耳眩晕病兼有高血压患者。

（2）五味子 15 克，酸枣仁 10 克，山药 30 克，当归 10 克，龙眼肉 15 克。水煎服，每日 1 剂。本方对内耳眩晕症的听力减退有较好的效果。

（3）取独活 30 克，鸡蛋 6 只，加水适量，一起烧煮。待蛋熟后，敲碎蛋壳，再煮 15 分钟，使药液渗入蛋内，去汤和药渣，单吃鸡蛋。每日 1 次，每次吃 2 只，3 天为 1 疗程，连续服用 2~3 个疗程。

（4）党参 30 克，黄芪 30 克，红枣 10 个。煎水当茶饮。

（5）大枣、党参、生姜各 15 克，吴萸、半夏各 10 克，代赭石 30 克，夏枯草、车前草各 20 克。水煎服，每日 1 剂。

27. 健忘症方 5 首

（1）将远志和益智仁等份研成细末，与桂圆肉共捣烂，制成丸，每丸重 10 克。每天早晨服 1 丸，用鸡心汤或莲子汤送下。

（2）黑芝麻、芋头等量，放米饭上蒸熟。每日三顿饭与饭同吃，连续吃 3~4 个月。

（3）龟板（炙酥）60 克，龙骨（研末入鸡腹煮一宿）60 克，远志 30 克，石菖蒲 30 克。共研细末，水泛为丸，如绿豆大，白开水送下。1次服3克，每日服3次。

（4）淫羊藿40克，加水300毫升，煎至100毫升，与煮好的蛋黄（1个）调和后服用。每次服100毫升，每日3次，连服半个月，能强身益智，提高记忆力。

（5）胡桃仁2斤，龙眼肉1斤，蜂蜜4斤。将胡桃仁捣碎，蜂蜜煮沸与胡桃仁、龙眼肉置罐内拌匀备用。每次服1两，日服2次。

28. 癫痫方19首

（1）甲鱼1只，宰杀去内脏，切小块，冰糖渣适量，碎小麦100克，入砂锅加水，文火炖熟，食之。

（2）甲鱼壳焙焦黄，研细粉，人乳调服，每次1.5克。

（3）睡莲根25克，水煎取汁，淮小麦50克，打碎同煮粥，加蜜糖1匙。

（4）枸杞子根30克，石菖蒲15克，水煎代茶。或用黄瓜藤（成熟的晒干）350克，水煎饮服。

（5）取蜜蜂9只，装入羊苦胆内，外用黄表纸包7~8层，再以绳扎好，黄泥封固，置木柴火上烧烤半小时。去掉泥土研细末，以黄酒适量冲服。小儿每次服3~6克。

（6）猪心1个，黄泥裹好焙干，去泥研末。另用川贝、朱砂各10克，研细拌匀。每次3~10克，温开水送服。

（7）橄榄500克，捣烂，郁金250克，加水适量煎成液汁，去渣后再以文火浓煎2次，过滤后加明矾250克，收成膏。每次1匙，温水送服，每日2~3次。

（8）羊脑1副，先用开水烫过，除去表面薄膜，同龙眼肉15克炖熟，分次服完。

（9）带壳白果30克，烧炭存性，研成细末口服。每日3次，每次3克，于发病后连服3日。

（10）黑矾3克，炒鱼鳔30克。共研细末，黄酒冲服。每次3克，每日2次。

(11) 工日面（又名白好）1小盘，用500克红糖拌蒸吃，1次去根。

(12) 活蜥蜴7条，鸡蛋7个。把鸡蛋破1个小口，每个蛋装入1条活蜥蜴，用白面糊堵住，再用白纸蘸湿将蛋分别包好，放在炉火旁慢慢烤，等完全熟透后剥掉蛋壳，其余全部吃掉。每次吃7个，用热红糖水送服镇痛片和安乃静各1片，尔后睡下发汗，隔1天吃1次，连吃3次，即愈。如羊角风病较严重，就每次再用1只地鳖虫，水煎后服下。

(13) 鲜鸡蛋3个，60度以上白酒60毫升。铁勺1把，把酒和鸡蛋放在铁勺内，点燃酒，边烧边用筷子翻动鸡蛋，至七八成熟时，用筷子敲裂蛋壳，继续烧，直至火灭蛋熟。趁热于每天早晨空腹1次吃完，连续吃100天不间断。连续吃100天后，间隔15~30天，可按此法开始第2疗程。

(14) 无杂毛的黑猫1只，午时将猫尾尖剪破取血半盅，酒热服。

(15) 将胎儿（男孩）脐带剪断后，把血流在馒头上，食之。隔3日1次，连服6次。此病即愈，定不再犯。

(16) 白矾60克，郁金100克，麦冬叶20克。将白矾、郁金共研细末，或水泛为丸。每日2~3次，每次用麦冬叶煎水送服白矾、郁金粉共5克，连续服完。

(17) 鱼鳔60克，青矾（煅）10克，朱砂10克，天竺黄15克。将鱼鳔洗净，切碎，焙干，与后3味共研细末，加蜂蜜炼制为丸。每日早晚各服1次，每次10克，白酒送服。

(18) 制南星15克，法半夏15克，黄连8克，甘草10克，生姜30克。每日1剂，水煎，分2次服，连服5~7剂。

(19) 飞雄黄15克，郁金30克，陈胆星30克，白明矾18克，天竺黄30克（如缺货可以川贝母30克代）。共研极细末，以不落水猪心血捣和为丸。分30粒，如桂圆大，朱砂为衣，每晨空腹时服1粒。

29. 脊髓炎方

当归 7.5 克,熟地 15 克,牛膝 6 克,知母 6 克,苍术 6 克,芍药 3 克,黄芪 12 克,杜仲 6 克,黄柏 10 克。加水煎成汤剂,每日 3 次分服。

30. 脑膜炎方

三颗针根 2 茎,马尾黄连根茎及根、金银花各 15 克。每日 1 剂,分 2 次煎服。

31. 自主神经功能紊乱方

黄芪 30 克,太子参 30 克,生地 20 克,地骨皮 15 克,山茱萸 12 克,大枣 12 克,酸枣仁 12 克,首乌 15 克。水煎服。

32. 咽炎方 14 首

(1) 青梅 3 枚(切开),白萝卜 50 克。同煎连汤带肉服。

(2) 柿霜,每次服 3 克,温水化服,每日 3 次。

(3) 芭蕉根捣汁半茶碗,加温内服。

(4) 青鱼胆末 5 克,加冰片 0.5 克,同研细末,吹入喉中。

(5) 玄参 10 克,天冬 10 克,麦冬 10 克,赤芍 10 克,双花 15 克,射干 10 克,陈皮 10 克,花粉 10 克,怀牛膝 10 克,生草 10 克,玉蝴蝶 5 克。水煎服。

(6) 把茶叶装小袋中,沸水泡浓茶,凉后加适量蜂蜜搅匀,每隔半小时用此液漱口并咽下。一般当日见效,两日可痊愈。

(7) 甘蔗汁 30 克,荸荠汁 15 克,百合 15 克。先以水适量煎百合 20 分钟后,兑入蔗汁、荸荠汁服用。

(8) 将新鲜藕节切下洗净晾干,然后放进盐盅底下,用食盐盖住,3~4 个星期便可。用时将藕节用凉开水洗掉表面的食盐，把藕节的1/2含在口里，日含3次。

（9）桔梗、生甘草、乌梅、诃子、台乌各等量，泡水饮。主治失音。

（10）生蜂蜜20克，香油数滴，鸡蛋1个。将鸡蛋打入碗中搅匀，取沸水冲熟，调入蜂蜜及香油顿服。每日2次，早晚空腹服。

（11）将海带洗净，用沸水烫一下即取出，加糖腌3天，每日食30克。主治慢性咽炎。

（12）萝卜与生姜汁一起吃，1次见效。适于声音沙哑。

（13）诃子5~6片，加少许生姜，开水冲泡，当茶饮，2天内嗓子可恢复正常。适于声音沙哑。

（14）青杠木3块，每块约50克，每次1块，将木块投入炉中，烧至表面无明显木质时，用火钳钳入事先盛有冷开水（约150毫升）的碗内，然后吹去浮沫，将水徐徐咽下。每日1剂，分3次服。

33. 噎膈和呃逆方7首

（1）鹅血，每次调黄酒饮1~2盅。

（2）取鲜佛手皮（用刀削取绿色部分）1.5~3克，加糖少许嚼食之。

（3）在香烟中插入手指甲1小片，然后点燃吸入烟雾，即愈。

（4）取1茶匙白糖，不掺水放入口中，1次吞下。如果还不能制止，可连续吞几次。

（5）憋住气，停止呼吸一会儿，或者对着一个纸袋连续地呼吸，不让自己呼吸新鲜空气，因为这样可以使血液中的二氧化碳增加而抑制打嗝。

（6）让患者伸出舌头，用毛巾包住，用缓力向外拉。牵引时让患者有规律的深吸气、憋气，一般牵引两次可愈。

（7）鸡炖皮数个，晒干微炒研细粉，用烧酒送下。

34. 腹泻方 10 首

（1）白头翁 15 克，黄柏 10 克，马齿苋 30 克，秦皮 10 克，木香 6 克。水煎内服。每日 1 剂，分 2 次服。

（2）用胡椒粉撒在肚脐眼中，外贴胶布。每日 1 次，3 次即愈。

（3）鲜枣树内皮 50~250 克，焙成焦黄色，研成细末。每次 1.5 克，加红糖内服。每日 2~3 次，2 日即止泻。

（4）好白酒 50 克倒入碗内，加红糖、白糖各 25 克。用火点燃，等火快灭时，用半碗凉开水冲沏喝下，可消炎洗肠，祛寒祛痰，1 次愈。

（5）鲜马齿苋洗净，捣汁半茶杯，加少量糖和蜜，空腹温服，每日 3 次。

（6）将黄鳝的头焙成焦黄研粉，将黄鳝的骨晒干研粉，分别贮于瓶中。每次服混合粉 1.5~3 克，日服 2 次，用温开水送服。

（7）半夏、人参各 150 克，附子（炮）、干姜各 200 克，桔梗 100 克。共捣末为丸，如梧子大，以黄酒下 2 丸。

（8）猪肾 1 个，切开放入骨碎补末 3 克，置炭火内煨熟吃。每日 1 次，连吃 3~4 次。

（9）腊月的猪下颌骨适量，洗净晒干，火上焙黄，研成细粉，黄酒冲服。每次 10 克，每日 2 次。

（10）杏仁 50 克，去皮尖炒去油。苍术 150 克，米泔水浸炒，生熟各 25 克，净炒。羌活 100 克，净炒。川草乌 50 克，净面包微炒黄。生甘草 37 克，净炒。混合后共研极细末，贮于瓶中备用。成人每次服 10~15 克，凉开水送服，每日 1 次。有水泻和白痢者，引用生姜汤。有赤痢者，引用灯心淡姜汤。病情重者引用木香、槟榔汤。

35. 胃病方 22 首

（1）海蜇皮 500 克，大枣 500 克，红糖 250 克，放在一起加水浓煎成膏。每日 2 次，每次服 1 勺。

（2）山稔干（桃金娘科植物桃金娘）60 克，水煎过滤备用。每日早午晚各服 1~2 杯，连服 20 天。

（3）白及、枳实各 10 克水煎。每日分 3 次服，每日用药冲服痢特灵 1 片，连服 10 日，胃病即愈。

（4）八角茴香烧灰，乌头 6 克熬水，1 茶杯送下，立即止疼。

（5）新鲜鸡蛋 15 只，打散搅和，加入冰糖 500 克，黄酒 500 毫升，煮成焦黄色。每次吃饭前服 1 匙，每日 3 次。

（6）用新鲜的公鸡血冲蜂蜜（蜂蜜占 30%），每次冲 250~500 克，每日吃 2~3 次，每次 1 小杯。

（7）鲜土豆 1000 克，洗净捣烂绞汁，把绞出的汁液入锅中煎，浓缩至稠黏时（注意火候，勿焦糊）加入 1 倍蜂蜜，再煎至稠如蜜时停火，待冷却后装入瓶中备用。每次 1 匙，每日 2 次，饭前服用为佳。可治胃及十二指肠溃疡。

（8）在铁锅内放些米糠（炒 100 克鸡内金用 1000 克米糠）置火上炒，炒至黄褐色后，放入鸡内金，炒至鸡内金像虾片似膨胀起来，将锅取下，冷却后筛去米糠。将鸡内金研成末，放在瓶内备用。成人每次服 1~2 克，每日 2~3 次，黄酒送服。

（9）将海参肠杂（全部海参内脏）在瓦上焙干研末，发病时，用黄酒送下，分量不拘。

（10）生姜、橘子皮各 12 克，水煎，每日分两次服。主治胃炎，止痛止呕。

（11）将墨鱼骨洗净，浸泡 1 周，每天换 2 次水，在阳光下晒干，用炭火烤成金黄色，再用刀削成粉，以筛子筛过，置于磨钵内，磨成极细的粉，与甘草粉拌和即成。每天吃 1 克。

(12) 鸡蛋 1 个，酒 50 克。将酒倒入锅中烧沸后打入鸡蛋，待鸡蛋七八成熟时热服，每日 3 次。

(13) 猪胃 1 个，大枣 500 克，红糖 200 克，元茴 50 克（小茴香）。将猪胃洗净，内装大枣、红糖、茴香，用细绳扎紧口，放入锅内煮，不加盐，熟后饿了就吃，吃完即愈。

(14) 把黄芪放在锅中，加 10 克蜜，用微火炒拌均匀，使黄芪变为黄焦色，切不可炒成黑色。白术 50 克，党参 50 克。三味药用干净纱布包好，放在家兔腹内炖熟。1 只可分 2~3 天服，连服 2~3 只，重者多服几只，胃病可愈。

(15) 白胡椒 7 粒，小枣（去核）7 枚，生姜 4 片。把白胡椒放在枣内，用火烤黄，与生姜一起水煎，服后发汗。

(16) 荔枝肉干 20 克，与一碗水煎 5 分钟即可服用，服后立刻止痛。

(17) 半夏 12 克，槟榔 6 克，桔梗 3 克，橘实 3 克，前胡 6 胡，鳖甲 9 克，人参 3 克，吴茱萸 3 克，生姜 3 克。水煎温服，可获神效。

(18) 炒白术 30 克，炒白芍 30 克，炙甘草 6 克，浙江贝母 30 克，制香附 20 克，炒枳壳 15 克，川楝子 30 克，共研细末为散。主治胃溃疡疼痛泛酸患者。日服 2 次，每次 1 汤匙，温开水调送。止痛亦颇灵速。

(19) 吴萸 3 克，黄连 4.5 克，党参 9 克，茯苓 9 克，白术 12 克，半夏 9 克，陈皮 6 克，白芍 12 克，炙草 4.5 克，瓦楞子 24 克。水煎，每日 1 剂，2 次分服。

(20) 连翘 10 克，黄连 8 克，鸡内金 10 克，红豆蔻 5 克。每日 1 剂，水煎，分 2 次服，连服 7~10 剂。

(21) 荔枝核 20 克，广木香 5 克。将荔枝核捣碎，炒焦，广木香切碎，共研细末。每日 3 次，每次 3 克，开水吞服。

(22) 丹参粉 4 克，云南白药 1 克。于饭前半小时用温开水送服，每日 2 次。

36. 食道炎方 2 首

（1）木灰 50 克，红枣 7 个，用火烧红，开水调蜂蜜冲服，7 天即愈。

（2）鸡内金 10 个，晒干微炒，研细。每日 3 次，每日酒冲服 2.5 克。

37. 咳嗽方 13 首

（1）鲤鱼 250 克，加川贝少量煮汤服。

（2）鹅胆，每天吞服 1 个，每周 1 疗程。

（3）取莲藕 250 克，白萝卜 250 克。洗净切成薄片，用开水稍烫捞出，再用细白布包后挤汁，放入适量的冰糖当茶饮，连服 3~5 日。

（4）将大蒜数瓣捣烂，加冰糖或白糖（忌用红糖）适量，用沸水冲泡，温服。可止咳化痰。

（5）胡桃肉 15 克，捣烂，调入蜂蜜 15 克。每日 1 剂，分 2 次服。

（6）生黄芪 9 克，生地 9 克，知母 9 克，玄参 9 克，沙参 9 克，贝母 6 克，阿胶珠 6 克，炙甘草 3 克。水煎服。

（7）鱼腥草 30 克，浓煎取汁，用滚沸的药汁冲鸡蛋 1 个，顿服。每日 1 次。

（8）麻黄 3 克，紫菀 6 克，凤凰衣 14 枚。3 味焙干，共研为末，每次服 6~9 克，温水送下。

（9）白果仁 3 克，甜杏仁 3 克，胡桃仁 6 克，花生仁 6 克。4 味焙干为末，取鸡蛋 1 个与药末调匀，蒸熟顿服。每日 1 次，连服 7 日。

（10）香菜 3 棵，鲜生姜 3 片，再加少量红糖，兑水煎汤，取汁喝下。

（11）萝卜 1 个，猪肺 1 个，杏仁 15 克，加水煮熟吃。

（12）川贝母 50 克，白矾 15 克。共为细末，炼蜜为丸，如弹子大。每次服1丸,每日3次。

(13) 白矾50克,陈醋30克。大葱白3根,用最下端带须根的3cm长。将白矾碾细末,大葱白洗净后埋在热灰里烧熟后取出,捣碎成泥,与白矾、陈醋一起拌匀,晚上睡觉前洗脚擦净后,将药按男左女右包在脚心上。轻者1次病除,重者3次即愈。

38. 感冒方8首

(1) 将1小杯红葡萄酒放在火上加热,然后在酒里打上1个鸡蛋,用筷子稍加搅拌,停止加热,晾温后即可饮用。

(2) 四季葱50克,生姜20克,苏叶15克,陈皮10克。水煎趁热服下,盖被发汗。

(3) 将伤痛消炎膏1张,贴在背部第三粒脊髓珠上,时隔半小时就会有热乎乎、火辣辣的感觉,头痛感冒即自感减轻,转而逐渐消失。

(4) 葱白240克,生姜240克,食盐10克。将葱白、生姜捣成糊状,放入食盐,再加白酒1杯调匀。然后用纱布包成药包,用药包擦病人前胸后背、手掌、肘窝等处,持续约半小时,出汗后即愈。

(5) 藿香10克,佩兰10克,鲜菜根30克,荷叶10克,扁豆皮12克,银花18克,赤芍10克,炒山甲10克,西瓜翠衣10克,丹皮10克,六一散18克,加水煎成汤剂。每日2~3次,饮服。一般1~2剂可愈。

(6) 萤火虫取萤烛置瓶中,加米醋浸之,瓶口密封,埋在土中备用。凡发烧之病人服1小杯,有退热之效。

(7) 天将壳、紫苏梗(或茄子梗)、枇杷叶各50克,蒲公英、桑叶各15克,煎汤服。

(8) 干大葱两棵,约100~150克,食醋150克,空腹食大葱,用醋送服。一般1剂便好。

39. 胆结石方6首

（1）用烘干的蚯蚓佐面包一起吃。

（2）玉米须30克，茵陈30克，蒲公英20克。水煎服。

（3）金钱草、茵陈各50~250克，广木香10~20克，枳壳、枳实、栀子、厚朴、大黄各10~12克，芒硝12~18克（后入）。水煎服。每日1剂，可连服3~6剂，隔3~4日再服。

（4）大黄6克，附子3克，细辛3克，加水煎成汤剂。每日2~3次，饮服。

（5）柴胡12克，金钱草30克，郁金12克，香附12克，木香18克，枳壳12克，生大黄30克。水煎服。疏肝利胆，理气排石。

（6）黄鱼耳石（即黄花鱼的鱼脑石）、甘草各适量。将鱼耳石研碎成末，每服5克，日3次，甘草煎汤送服。

40. 肾结石方9首

（1）大茴香、小茴香各5克，大黄6克（后下），金钱草18克，萹蓄50克。水煎服。

（2）桑寄生15克，生地15克，川断15克，补骨脂10克，杜仲10克，丹参10克，香附10克，车前草15克，滑石30克，金钱草15克。水煎成汤剂。每日1剂，分2次服用。

（3）长年多吃南瓜子，不仅可以防止肾结石，而且还可以使肾结石逐渐排出，以至排完。

（4）黄芪、白茅根各30克，生地、黄精各15克，菟丝子、防己各10克，怀牛膝、首乌各10克。水煎服。

（5）金钱草20克，海金沙20克，车前草20克，铁扫帚20克。每日1剂，水煎，分2次服，连服30~50剂。

（6）金钱草30克，鲜芦根30克，杉树寄生30克，车前仁10克（布包），穿山甲10克，地榆10克。每日1剂，水煎，分2次服，连服30~50剂。

（7）车前草15克，鱼腥草15克，半边莲15克，黄栀子15克，白茅根30克，一点红25克。每日1剂，水煎，分2次服，连服3~5剂。

（8）葵子90克，茯苓、滑石各30克，芒硝15克，甘草（生）、肉桂各7.5克。共为散，饮服9克，每日3次，小便利则愈。

（9）川草薢30克，鱼枕骨15克，石韦30克，海金沙15克，金钱草30克，滑石12克，芒硝12克，萹蓄30克，炒知母10克，炒黄柏10克。水煎2次，早晚分服，每周5剂，服4~6周后停1~2周。肾绞痛选加延胡索、炒川楝、木香、乳没。

41. 肾炎方12首

（1）每天早上喝半磅羊奶，不放糖，连喝4个月，服羊奶期间不能吃盐、酱油。

（2）玉米须、白茅根各50克，水煎服。连服4~5天，症状减轻后，再服4~5天。

（3）干葫芦（不去子）1个。将葫芦烧灰存性与红糖拌匀，为3日量。每日3次，开水送服，连服1个月。

（4）活鲤鱼1条（重500克左右），白花商陆根9克（红花的不可用）。除去鲤鱼内脏，保留鱼鳞。将商陆根填入鱼腹，放锅内水煮，煮到鱼汤发黄变浓为止，不加油盐和其它佐料。先喝汤，成人每次400毫升，小儿每次200毫升，鱼汤喝完后再加水煮，吃鱼喝汤。

（5）3年以上老鸭1只，去毛和内脏，填入大蒜头4~5个，煮至熟烂，加适量糖调味，饮汤吃肉和蒜。

（6）早晚煎服带皮冬瓜250克。也可用冬瓜皮60克，玉米须30克，白茅根30克煎服。

（7）老生姜500克，大枣500克，红糖200克，二丑35

克。将生姜去皮捣烂取汁，红枣煮熟去皮核，二丑研碎为面，四味同放入碗内拌匀，放入锅内蒸1小时，取出，分为9份。每日3次，每次1份，连服2剂即可见效。服药期间，严禁吃猫。

（8）牛蹄（即牛蹄的角质部分）1只，除去泥土，切成薄片，同1/4的牛蹄加水3碗，水煎，煎至1碗水时，去渣温服，晚饭后服。

（9）麻黄3~6克，浮萍9克，生石膏18~30克，茯苓皮、冬瓜皮各30克，陈皮6克，细辛8克。水煎服。

（10）蝼蛄（不是药杀死的）3只，鲜鸡蛋1个。把蝼蛄弄死，放瓦片上焙焦黄，研成粉末，装入1个鲜鸡蛋里，用红黏土泥包裹鸡蛋（泥厚约半厘米），放炭火中烧熟吃。每天1个，连吃10个。

（11）西瓜1000克1个，独头蒜7~9头。将西瓜剖去一个三角块，将蒜装入瓜内，瓜皮盖好，蒸熟食之，不吃籽皮。每次吃完，连续服食5~7个西瓜。

（12）绿豆1两，大蒜5瓣，白糖或冰糖适量。绿豆、大蒜（去皮）一起放入砂锅内加水煮烂后再放入白糖，早晚各服1次，儿童减半，以饭前或空腹服用为佳。1个半月至2个月为1疗程，可基本恢复，再服1个月。

42. 小便闭方14首

（1）炒黄芪6克，炒黄柏6克，炒大黄6克，炒黄连1.5克，地榆炭10克，乌贼骨10克，金银花10克，杭白芍3克，当归尾6克，蒲黄10克，甘草6克。煎服。柿饼1个或柿子半个先服。

（2）紫苏子6克，捶绒用水冲服。

（3）生白矾（如小豆粒大）1块，研极细粉，放在患者肚脐内，滴温水少许，使白矾溶化，即可。

（4）凤眼草（即臭椿树叶）、皂角各200克，水煎数沸加麝香少许，入瓷坛内，将阴茎入坛内浸半小时。

（5）干蟋蟀7个，放瓦上焙干研末，用温水送服。

（6）满天星、生车前草各一盅，捣烂，用净布包好放淘米水内（泡米一碗），榨去绿水，兑白糖饮之，服后3小时可通。

（7）田螺3个，韭白1捏，青盐少许。捣泥敷脐眼，不日即通。

（8）鲤鱼齿焙成焦黄研粉，每次用酒调服1.5克，每日服3次。

（9）大葱500克，捣烂，加入麝香0.9克，调匀，反复熨腹部，有一定效果。

（10）陈海蜇120克，荸荠2个，加水煎成汤剂饮服。

（11）带须大葱1根，栀子7枚，食盐少许。共捣为泥，敷脐上，1小时即通。

（12）蜗牛3只，连壳研为泥，再加麝香少许，贴脐中，以手揉按之，立通。

（13）蚯蚓3~5条，红糖适量，两种混合捣烂，用纱布过滤取汁服（适量加点开水）。

（14）田螺、穿山甲各适量。田螺去壳取肉，穿山甲研末，兑酒适量共捣烂，外敷脐部。外用塑料薄膜覆盖，胶布固定，每日1换。

43. 尿道结石方6首

（1）胡桃仁、冰糖、香油各等量。先将核桃仁用香油炸酥研碎，与冰糖、香油相混合制成乳剂。每4小时服2匙，儿童酌减，服后12小时内排石。

（2）鱼脑石研细末，每次5克，同甘草15克，车前子50克，煎服。每日服2次。

（3）将甲鱼壳焙焦黄，研成细粉，用酒调服。每日3次，每次1.5克。

(4) 生地15克,金钱草15克,萹蓄15克,萆薢15克,车前子25克,牛膝10克,滑石30克,留行子10克,当归10克,丹参10克,冬葵子10克,煎服。每日1剂,分2次服。

(5) 海金砂100克,苏琥珀40克,净芒硝100克,南硼砂20克。诸药研极细末,密罗筛过后装瓶备用。每日3次,每次以白开水送服5~10克。

(6) 用杉树枝尖,鲜枝叶36个(约200克)加入红糖、白糖各100克,用水3碗煎成1碗,温服。每日2次,连服3~5日,结石从尿道排出时有触电似疼痛。

44. 遗尿方7首

(1) 生硫黄末15克,鲜大葱根7个(葱白亦可)。先将葱根捣烂和硫黄末拌匀,于晚上睡前敷于脐部,油纸覆盖,纱布固定,明晨取下,连用1周。

(2) 鸡肠子4副,洗净,用新瓦焙干研末,开水冲服。每日2次,每次10克。

(3) 公鸡肝洗净,肉桂12克,文火炖烂食之。

(4) 狗肉150克,黑豆30克,调以盐、姜、五香粉及少量糖,煮熟食之。

(5) 山药250克,洗净去皮,捣烂如泥,加入山萸肉,用笼屉蒸熟,吃时加少许白糖,每日当点心食用。

(6) 猪尿泡1个,焙干研细,黄酒冲服,每次服3克。

(7) 5年以上的葵花秆67厘米,水煎1碗喝下,1次即愈。

45. 前列腺肥大方3首

(1) 贝母、苦参、党参各25克,水煎内服。每日3次,连服3~5剂。

(2) 生花生30克,当归12克,车前子12克,滑石12克,升麻10克,柴胡10克,竹叶3克,甘草梢6克,石菖蒲

6克。均放入瓦罐内，加入约1000毫升水，煎至500毫升左右，过滤去渣取汁，温服。早晚各1次，1剂药煎两次，连服3~5剂，以后视病情决定是否加服。禁忌酸辣食物。

(3) 石柑子15克，千斤拔50克，水煎服。每日1剂，连续5~10剂，可逐渐恢复自行排尿能力。

46. 腹水方6首

(1) 鲜活鲤鱼（重500克以上）1条，赤小豆500克。将鲤鱼用竹刀去鳞后，放砂锅中同赤小豆一起煮熟，不放任何佐料，随意食用，连吃数条。

(2) 取高粱根茎下部（近地面生根部分）煎汤，加红糖饮服。

(3) 用3个生鸡蛋，两头都戳小眼，各插进3厘米长的毛眼草茎，在锅内蒸熟后，1次吃完。

(4) 青蛙1只，砂仁20克，黑白丑10克，鸡矢醴2.5克。先将青蛙剖腹取出内脏，再将上3味药填入青蛙腹腔，外用湿纸包裹固定，再用薄泥糊一层，文火焙焦（但不要成炭灰），研面水调为丸。每日2次，每次2克，白开水送服。忌烟酒及油腻食物。

(5) 将白芥子10粒和白胡椒5粒研细，与麝香0.3克混匀，同蒸馏水调成膏状，放入患者洗净的肚脐中，用纱布敷盖，胶布贴两层固定，10天后重新洗净换药。3次为1疗程，间歇1周再进行1疗程，一般2个疗程即可。

(6) 甘遂3克，连头葱白5根，共捣烂。脐部先用陈醋涂擦，然后将药适量敷上，再用纱布覆盖，固定即可。4小时后小便自利，腹水减少，1周后腹水基本消除。

47. 膀胱炎方3首

(1) 生核桃仁5个，捣碎冲服。

(2) 生白果10粒，去硬壳，然后连同果皮一起压碎，加入少许蜂蜜,以开水空腹冲服。

(3)取车前草 100 克,加清水 500 毫升,煎汤,冷却后加入蜂蜜 50 毫升,拌匀备用。成人口服 50 毫升,小儿减半,早晚各 1 次,连服 3~5 天。

48. 膀胱结石方 5 首

(1)竹笋(去皮壳)120 克,车前草 120 克,煎服。每次服 250 毫升,每 2 小时 1 次,每日 4 次。

(2)茅莓鲜根 200 克,洗净切片,加米酒 200 毫升,水适量,煮 1 小时,去渣取汁。每日 1 剂,分两次服,服至排出结石或症状消失为止。

(3)鹅不食草 100 克,洗净捣汁加白糖少许,1 次服完。

(4)鱼脑石 7.5 克(碾细末),土牛膝 20 克,鲜车前草 50 克。将土牛膝、鲜车前共捣汁,调服鱼脑石末,每日 2 次。

(5)大黄 12 克,火硝、川草薢各 20 克,硼砂 9 克,琥珀 10 克,竹叶 10 克,车前子 15 克。煎服,每日 3 次。

49. 老人尿多方 4 首

(1)龟肉 500 克,地骨皮 2 克,小公鸡肉适量,共炖服。

(2)每晚睡前吃核桃肉 3~5 个,服温米酒 90 克,服 1 个月。

(3)茯苓 18 克,党参、附子各 3 克,炙甘草 6 克,干姜 4.5 克。水煎,每日分两次服。

(4)菟丝子 12 克,覆盆子 6 克,韭菜子、金樱子各 6 克。水煎服。

50. 尿血方 3 首

(1)母猪藤根(葡萄科植物乌蔹莓)1 把,去黑皮熬汤,喝 3 次即愈。

(2)生绿豆浸湿,捣烂,榨汁,将汁蒸温后,每日服

1碗。

（3）生地黄32克，地榆10克，加水500毫升，煎成200毫升。每日分两次温服，忌食辣椒、酒等。

51. 前列腺炎方4首

（1）生甘草、金银花各60~90克。煎服，每日当茶饮用。

（2）麝香0.15克，白胡椒7粒，研末备用。先用温水将肚脐洗擦干净，倒入麝香末，再盖上胡椒粉，最后盖一圆纸片，外用胶布固定。每7~10天换药1次，连续3~4个疗程，可使前列腺功能恢复正常。

（3）贝母、苦参、党参各25克，水煎内服，连服3~5剂。

（4）独头蒜1枚，鲜车前草1棵，连根须大葱1棵，食盐少许。以上四味药共入一处，捣烂如泥，烘热敷在脐下三指处。

52. 蛋白尿方

取芡实30克，白果10枚，糯米30克，煮粥。每日1次，10日为1疗程，间歇服3个疗程。

53. 小便失禁方

牛膝30克，红枣20克，一起放在米饭上蒸熟，去掉牛膝随时服用米饭和红枣。

54. 老年溺尿刺痛方

生黄芪120克，甘草24克，煎服。重病每日2剂。

55. 尿道炎方3首

（1）干马齿苋250克，生甘草6克，加水煎汤，1次服完。每天1次,连服有效。

(2)金针菜100克,黑木耳50克,冰糖适量,加水煮,分次服。

(3)将绿豆芽500克洗净,捣烂,用纱布压挤,取汁,加白糖适量代茶饮服。

56. 静脉炎方2首

(1)桂皮10克,茯苓10克,牡丹皮10克,桃仁10克,共研细末。每日1~2次,每次6克,温开水送下。

(2)桂枝3克,茯苓3克,牡丹皮3克,桃仁3克,芍药3克,加水煎成汤剂。每日3次饮服。

57. 麻风病方

蛤蟆1只,苍耳草(全株)。将蛤蟆水煮,取汁浓缩,将捞出的蛤蟆去肌肉、骨骼,留肝。苍耳草煎煮取汁,而后将蛤蟆汁、肝与苍耳草汁混合,加蜂蜜、酒精、大麦粉制丸。成人每日服药量相当蛤蟆1只,苍耳草150克,分2~3次服,小儿酌减。服药2~3周后可按体质及反应酌情增减,忌食猪肉。可能有恶心、呕吐、腹泻、头晕、心悸等副作用。

58. 血小板低方6首

(1)生花生米(不去红衣)、红小豆、红枣适量,玉米须适量,一起加水煮熟。取出玉米须,加适量红糖服用。连吃半年,可断根。

(2)将鲤鱼鳞洗净,放入沸水中,文火煎煮12个小时左右,过滤去渣,加黄酒、生姜、盐、味精适量。再煎成鱼鳞胶冻。每日90~150克,用芝麻酱拌食。

(3)取鲜牛腿骨1根(勿用病牛骨),不加油盐,烧汤喝。一般两天服完。

(4)水牛角60克,削成薄片,加水煎2小时。每日3次分服，连服1个月。

（5）大蒜30克，猫肉250克。大蒜去皮，猫肉切成2块，同放炖盅内，加入清水适量及少许油盐调味，隔水炖熟服食，每日1次。

（6）经霜柿叶若干，晒干研末，早晚服3克，服1个月。

59. 低血压方5首

（1）花生米放陶瓷器皿中，醋浸24小时后，将花生米取出沥干，放入另一大口瓶内备用。每次食用后盖紧，放阴凉处，忌用铝、不锈钢等金属器具。清晨空腹吃10粒。

（2）人参10克，麦冬15克，五味子6克。每日1剂，水煎服2~3克。

（3）党参30克，黄芪30克，红枣10个，煎水代茶饮。

（4）桂枝、肉桂各30克，甘草15克。混合，当茶频频饮服，一般3天可愈。

（5）党参、黄精各15克，炙甘草3克，粳米30克，白糖少许。将上药煎汤取汁，与粳米同煮成粥，加入白糖少许。每日1次，连服半个月见效。

60. 血友病方4首

（1）鲜藕1000克，生梨500克，生荸荠500克，生甘蔗1000克，鲜生地120克。将藕、甘蔗、梨、荸荠去皮切碎，生地洗净切碎，一起榨汁。每日6次，每次1杯。

（2）鳖1只500~1000克，生地9克，土茯苓4.5克，银花3克，清水炖服。5~8剂可愈。

（3）红枣20枚，猪皮200克，洗净，煮烂。每日1剂。

（4）柿饼30克，藕节30克，芥菜花15克。煮后加蜂蜜10毫升，1次服完。每日1次，15天为1疗程。

61. 甲状腺功能亢进方 7 首

（1）玄参 12 克，白芍 9 克，丹皮 9 克，生地 9 克，茯苓 9 克，当归 9 克，山萸肉 9 克，浙贝 9 克，三棱 6 克，莪术 6 克，青陈皮各 9 克，生龙牡各 15 克，夏枯草 15 克，瓦楞子 6 克。水煎服，每日 1 剂。

（2）土茯苓 30 克，苦参 10 克，天花粉 10 克，角刺 10 克，半夏 10 克，陈皮 6 克，桔梗 10 克，夏枯草 10 克，郁金 10 克，柴胡 10 克，甘草 6 克。水煎服，每天 1 剂。痰多者，可加川贝母 10 克或白芥子 10 克。

（3）黄药子 30 克，制首乌 12 克，枸杞 12 克，天冬 12 克，麦冬 12 克，五味子 15 克，天花粉 20 克，牡蛎 30 克，酸枣仁 10 克，生地 12 克，熟地 12 克。水煎服，每日 1 剂。

（4）生地 12 克，玄参 12 克，麦冬 9 克，生牡蛎 30 克（先煎），生龟板 15 克（先煎），生鳖甲 15 克（先煎），女贞子 12 克，夏枯草 12 克，海藻 12 克，青箱子 12 克，青礞石 30 克（先煎），丹参 12 克，莪术 12 克。水煎服。

（5）黄连 12 克，黄芩 3 克，白芍 6 克，阿胶 9 克，蛋黄 1 枚，生牡蛎 24 克。服用 2 剂后停两天，续服 5 剂。

（6）制首乌、枸杞、天冬、麦冬、生地、熟地各 12 克，黄药子、牡蛎各 30 克，酸枣仁 10 克。每日 1 剂。

（7）麦冬、玄参、白芍、甘草各 15 克，天花粉、黄药子、牡蛎（先熬）各 30 克，沙参、丹皮各 10 克，黄连 9 克，生地 25 克。水煎服，每日 1 剂，分 3 次服。

62. 腮腺炎方 10 首

（1）取板蓝根、夏枯草、金银花、甘草各 10 克，每日 1 剂，每剂煎 2 次，两次药液混合后，分 3 次口服，连服 3 天。

（2）将鲜鱼腥草连根洗净，切碎捣烂，敷于患处。每日 2 次，连用 3 天。

（3）将蚯蚓7~10条，捣烂如泥状，然后撒上冰片1克，外敷患处。每日2次，连用4天。

（4）蒲公英30克，大青叶30克。用两碗半水煎为大半碗，微温服。每日1剂，7岁以下儿童酌减。同时用芒硝30克，青黛10克，用白醋调成糊状，涂患处。每日换药1次，忌辛辣、燥热之物。

（5）板蓝根30克，夏枯草15克。用小碗水煎，分两次温服。同时用赤小豆适量，用水浸软，捣烂，加鸡蛋白调成糊状，外敷患部，每日换药。

（6）生地15~30克，蚕豆7~14粒（去皮），食盐2克。共捣烂后摊在已备好的塑料膜上，贴于患处，包扎，6~12小时换1次。

（7）将丝瓜烧灰，用水调敷患处。

（8）用葱煎成浓汤洗患处。

（9）鲜青鱼胆1个（不可水洗）。将鱼胆放瓷碗中慢慢加热，焙干后研成细末，挑药末少许吹入咽部。每天2~5次，一般3天可愈。

（10）蝌蚪250克，冰片2克。一起放入瓶中，等蝌蚪化成水后，用纱布过滤去渣。拿棉签蘸药液搽患处，每天3~4次。

63. 白喉方3首

（1）七叶一枝花10克，夏枯草10克，金银花10克，麦冬10克，白芍10克，北沙参15克，元参5克，生地15克，山豆根15克，甘草6克。每日1剂，水煎服，服6~11剂。

（2）鲜瓜子金15~30克，鲜人奶或牛奶10~20毫升。用开水浸泡瓜子金5~10分钟后取出加入鲜奶，捣烂榨汁。将汁滴入患者咽喉或频频含咽，每日3~4次。

（3）三皮风（三皮草）洗净，捣烂如泥，加2倍量的冷开水，浸泡4~6小时，过滤即成50%浸剂，可加糖调味。每天4次，3岁以下儿童每次服20~30毫升，3~5岁服40毫升，6~10岁服60毫升，10岁以上服100毫升。

64. 糖尿病方20首

（1）苦瓜晒干碾粉压片，每片0.5克。日服3次，饭前1小时服，每次服15~25片。

（2）松树二层皮100克（老松树为佳），炖猪骨（适量），煮汤饮服。

（3）熟地20克，黑豆30克。每日1剂，水煎，分2次服，连服7~10剂。

（4）白梅花5克，莲心5克，甘草3克，参须10克。每日1剂，水煎，分2次服，连服10~15剂。

（5）黄芪15克，花粉25克，生地15克，棕树果10克。每日1剂，水煎，分2次服，连服15~20剂。

（6）鹿茸粉6克（兑服），生地10克，黄芪20克，五味子15克，肉苁蓉10克，山茱萸12克，红参6克（嚼服），补骨脂10克，玄参10克。水煎服，每日1剂或隔日1剂。

（7）生石膏30克，生地30克，麦冬10克，知母10克，玄参20克，黄芩10克，黄连6克，沙参15克，黄精10克。水煎服，每日1剂。

（8）玄参30克，麦门冬、生地黄各24克。水煎服，每日1剂。

（9）大白公鸡1只杀掉，内加陈醋200毫升，不加油盐，炖熟吃下。3天吃1只，连吃3只，特效。

（10）马乳250毫升，煮开后分成2份。早晚各饮1份，15天为1疗程。

（11）泥鳅1条，阴干，去头尾烧灰。干荷叶等量为末。每次服10克，凉开水调服，每日3次。

（12）熟地、怀山药各50克，党参、覆盆子各15克，五味子5克，五倍子3克。水煎服，每日1剂。

（13）鲫鱼 1 条，去肠留鳞，用茶叶填满鱼腹，纸包煨熟食之。

（14）北沙参、黄芪、麦冬、天花粉、滑石、黄芩、焦栀子各 10 克，生石膏 15 克，生地、元参各 12 克，淡竹叶、甘草各 6 克。水煎服。每日 1 剂，分两次服下。

（15）取苞米棒子红缨 50～250 克，用煎药锅加水煎煮，日服 3 次，每次两小茶杯，连服显效。

（16）蟋蟀 27 个，焙黄研细粉，分为 9 包，每次 1 包，每日 3 次，黄酒冲服。

（17）生石膏 60 克，生地 30 克，天花粉 9 克，石斛 9 克。每日 1 剂，水煎代茶。

（18）兔肝若干具，煮熟，1 天内服 1 具，早饭前服用。野兔肝、家兔肝均可，同服兔肉。

（19）仙人掌 30 克，麦冬 20 克，生地 20 克，猪胰腺 1 具。取仙人掌去皮去刺，与麦冬、生地、猪胰腺共煎，先喝药汤，后食肉，每 2～3 日 1 剂。

（20）每天吞食 1 个活鲤鱼胆（250 克左右的鱼），6 天后尿糖正常。鱼胆取出后放在热茶水中，然后连茶水带整个鱼胆一起吞下。

65. 疟疾病方 10 首

（1）农历七八月份白丁香叶，晒干去土，研为细末备用。成人每剂 12 克（分 2 包），发作前 3 小时 1 包，1 小时前再服 1 包，白开水送下。儿童视年龄、体质酌减，每次服 1 包的 1/4 或 1/3，愈后再服几次，以巩固疗效。

（2）甘草、甘遂各等份，研为细末，取 0.5～1 克，用棉花包裹成球状，在发作前 3 小时，置于脐窝中，外用胶布固定，四周粘紧勿泄气，每次贴药 1～2 天。

（3）独头蒜 30 克，捣烂加少量食盐拌匀，在发病前 3 小时敷在两臂内关穴上，可防发作。

(4) 柴胡20克,制首乌2克,制半夏、黄芩、党参各10克,炙甘草、生草、大枣各6克。水煎,分3次服。发热高者,宜加入生石膏30克。

(5) 鹅不食草90克,加水煎成60毫升,分3次服,连用3天。

(6) 青蒿20克,黄荆叶20克,知母10克。洗净,切碎,焙干,共研细末,分3次温开水吞服。每日1剂,连服3~5剂。

(7) 独头蒜1个,去皮,捣烂如泥,于疟疾发作前1~2小时敷手掌部关节后2寸处(内关穴),外加固定,2~4小时后取下,局部发泡后用消毒针挑破,使水流出,再用消毒纱布贴盖。

(8) 樟树皮30克,鸡蛋1个。将樟树皮洗净,切碎,与连壳蛋合煮半小时后,去蛋壳,再稍煮,去药渣。疟发前3小时1次服,连服3剂。

(9) 破铜钱30克,生姜5片。洗净,捣烂如泥,外敷两手掌部内关穴处,每日敷换2剂,连换3~5剂。

(10) 独脚菖蒲根30克,青蒿25克,樟树皮50克。洗净,切碎,焙干,共研细末,加蜂蜜为丸,于疟疾发作前4小时用开水吞服,每次30克。

66. 淋巴结核方11首

(1) 小乌龟用泥包裹,在瓦上焙炭,和炒米拌后磨细,加糖,开水冲调(类似油茶)。每日早晚各食1次,30天后痊愈。

(2) 露蜂房30克,米醋适量。将露蜂房用阴阳瓦焙干研末,以米醋熬膏,调敷患处。

(3) 蜈蚣数条焙干,研成细末。每日3次,每次0.6~0.9克,内服。

(4) 将甲鱼宰杀,饮服甲鱼血。每日2次,连服10只。

（5）杜鹃（全鸟）烧黑，研成细末，调成面糊，贴敷患处。

（6）猫眼草 15 克，鸡蛋 3 个。水煎猫眼草，半小时后放入鸡蛋，蛋熟 1 次吃完，不喝汤。

（7）壁虎 16 只，黄酒 500 毫升。把壁虎在瓦上焙干研末，放在黄酒里泡 7 天。口服，每次 10 毫升，每日 2 次。

（8）猫头骨烧炭，用麻油、冰片调合，涂抹患处即愈。

（9）紫菜 60 克，黄药子 60 克，用高粱酒泡 10 天。每天饮 1 盅，久则有效。

（10）松香 15 克，大红麻子 31 克，生杏仁 6 克，生核桃仁 15 克，生巴豆 5 粒（去皮），木鳖子 5 个（去皮，要油性大的），生乳香 6 克，没药 6 克，铜绿 3 克。上九味药掺在一起，在石板上用斧子砸成膏状，拿一块敷在白布上，切忌用火烤，要用热气熏开，贴于患处。掉下来再换，一般换 6 次即愈。

（11）豆腐浆温热勤洗疮处，同时用火罐拔背缝，每日 1 次，不间断，则 10 日好转。

67. 扁桃体炎方 7 首

（1）野菊花、白茅根各 30 克，加水煎服。每日 1 剂，分 2 次服。一般服药 25 小时后减轻，3~4 天后疮愈。

（2）银花 15 克，连翘、桑叶、菊花、山豆根、板蓝根、金果榄、生地、生石膏（先煎）、黄芩各 10 克，牛蒡 25 克，甘草 3 克。水煎服。15 岁以上每日 1 剂，儿童按年龄大小，1 剂分 3 次服，或 2 日服 1 剂。

（3）黄芩 15 克，射干 9 克，金银花 15 克，蒲公英 30 克，大青叶 30 克。每日 1 剂，水煎，分 2 次服。

（4）蝎尾小节一段，橡皮膏 1 块。把蝎尾研细末，放在橡皮膏上，贴于下颌骨下方，正对扁桃体处的皮肤上。

（5）挂金灯 9 克，桔梗 6 克，甘草 3 克。水煎服，每日

1剂。

(6) 苦楝子、蜂蜜各适量。蜂蜜浸苦楝子,浸3年以上者更佳。服时取1个含于口内,咽下苦液。

(7) 鲜黄瓜1条,明矾适量。黄瓜洗净,切下顶部,挖出瓤及子,填入明矾,塞满为止,盖上切下的顶部,插上竹签钉牢。取一网袋,将黄瓜放入袋中(竖放),挂阴凉通风处。10~15天后,黄瓜外皮即不断析出白霜,用棉花刷下,放入瓶中备用。用时,患者张开口,将黄瓜霜吹入咽喉部。

68. 狂犬病方 11 首

(1) 被疯狗咬伤后,立即将病狗打死,用狗脑髓敷在伤口上,可治此病。

(2) 党参10克,羌活10克,独活10克,紫竹根1把,前胡10克,红柴胡10克,生姜6克,桔梗6克,茯苓10克,甘草10克,抚芎6克,生地愉30克,枳壳(炒)10克。加水煎汤,每日2次。

(3) 鲜射干15~20克,用米泔水磨服,每日2~3次。

(4) 紫竹根15~60克,铜锁1把,绿豆15~16克。水煎,分2次服,每日1剂。

(5) 桃仁7枚(去皮),上鳖7只,大黄10克。水煎至半干,连渣1次服下。每日1剂,服后解鲜鱼汤样大便或猪肝色大便,苏木汁色小便,服至二便正常时停药。

(6) 桂枝、川黄连、大黄、黄柏、黄芩、丹皮、木通、蒲公英各10克,桃仁10克(去皮尖),红花6克,土鳖6克,犀角1只,公鸡草30克,芒硝10克。将上药水煎,白酒30毫升调服。每日早、晚各煎服1次,每日1剂。

(7) 巴豆霜60克,米饭30克,广丹适量。将前两味共捣烂如泥为丸,如黄豆大,以广丹为衣。成年人每次服5~7粒,连服2~3日,小孩酌减。

(8) 青风藤12克,研末,再加线麻黑炭12克配制,服用。线麻黑炭制法：将 100 克线麻缠成麻团，放在盆内由两人合作烧制黑炭，1 人点燃麻团，另 1 人立即弄灭，如此反复进行，2 人动作须连续协调，不可间隔时间过长，以防烧成无用的白色麻灰，最后称取黑炭入药。

（9）万年青根叶捣烂，取汁兑蜂蜜，吃数次即可。

（10）雄骨风 75 克，穿山甲、拦路虎、荞麦、紫竹根、青皮各 50 克。当天挖的药，当天使用最佳。每日 1 剂，分两次服，一般两剂药可痊愈。

（11）豹肉 500 克。取 150 克，置瓦上焙干，研为细末，分次撒于伤口上，另取豹肉 350 克熬汤内服。

69. 坏血病方

红果、白糖、黑豆（捣碎）各 200 克，加入 3 杯水，煎开后再加 200 毫升黄酒，1 次内服。

70. 白细胞减少病方 5 首

黄芪、茯苓、大枣、鸡血藤各 3 克，加适量白糖、蜂蜜制成冲剂。每日 3 次，每次 2 包，开水冲服，10 天为 1 疗程。

（2）蘑菇 25 克，切片放进煮沸的红糯米粥内，烫熟，加入盐、味精、麻油适量。

（3）仙鹤草 90 克，小红枣、赤小豆各 50 克，黄精、山楂、鸡血藤各 30 克，甘草、当归、补骨脂各 20 克。水煎服。每日 1 剂，服时加红糖 30 克，黄酒 10 毫升。

（4）鸡蛋 2~4 个，鸡血藤 60~120 克。鸡血藤煎取浓汁煮蛋。1 日分 2 次食。

（5）猪蹄 2 只，带衣花生米 50 克，大枣 10 个。猪蹄拔尽残毛，洗净。花生米、大枣洗净与猪蹄一起放入砂锅中，加水适量，用旺火煮沸，改用小火煨至猪蹄烂熟即可，佐餐或随意食。

71. 双手麻木方

陈皮 10 克,枳实 9 克,半夏 9 克,竹茹 12 克,赤白芍各 15 克,地龙 15 克,白僵蚕 10 克,桑枝 10 克,当归 12 克,蜈蚣 2 条。水煎服。每日 1 剂,分 3 次服,共服 5 剂。

72. 类风湿方 4 首

(1) 老虎脚迹草籽(生长在 5~6 月间,毛茛科植物毛茛)采 15~20 粒,捣烂如泥,加米醋及面粉少许,做成薄饼状,敷于患处,24 小时后揭去药饼,见有水泡(如无水泡,须再敷 1 次),用消毒针头抽去泡内液体,外盖消毒纱布。每日抽水 1 次,直至疮内液体抽完为止。此法用于关节肿大疼痛者。

(2) 青羊参(萝藦科植物青羊参)15 克,生姜 30 克,狗肉 100 克。水开后放入狗肉、青羊参、生姜、食盐混炖 2 小时,睡前食用,盖被发汗。

(3) 雷公藤 250 克,生川、草乌各 62 克,当归、红花、桂皮、羌活、地枫皮各 18 克。加水 2500 毫升,煎至 1000 毫升,过滤弃渣,加冰糖 250 克,白酒 1000 克,装瓶备用。每日 3 次,成人每次 30~50 毫升,老人和儿童酌减。

(4) 将 4~5 条粗壮的活鳝鱼漂洗,斩掉尾巴尖,置于 2500 毫升糯米酒中放血,血尽捞出鳝鱼,将酒封存待用。每晚睡前服用血酒 50~100 毫升,用完为 1 个疗程。

73. 皮肤麻木方

黄芪 9 克,陈皮 6 克,白芍 9 克,泽兰 9 克,甘草 3 克。水煎服。

74. 面赤身热方

取瓜蒌 24 克,半夏 9 克,枳实 12 克,黄连 12 克,甘草 9

克,水煎服。每日1剂,日服2次。

75. 全身浮肿方6首

(1) 鲤鱼250克,赤小豆30克,煮汤服。

(2) 青蛙两只,去皮烧熟,食之即愈。

(3) 黑豆90克,苡仁25克,甘草25克。将黑豆微炒,加苡仁、甘草一起煮浓汤,服汤。

(4) 鹌鹑1只,去毛及内脏,加枸杞子30克,杜仲9克,水煮后去药吃肉喝汤,连吃5只。

(5) 将葫芦焙干,研成细末,用黄酒调服。若葫芦大,则把黄酒放葫芦内煮1小时后,饮服黄酒亦可。

(6) 猪胆1个,白蜜120克,葱白3寸,黄酒250毫升。将猪胆取汁,用白蜜调成蜜胆汁,将酒与葱共煮,沸二三次后冲入蜜胆汁内饮服。每日1剂,分3次服,用于无腹水浮肿。

76. 足冷方

生附子6克,好酒曲12克。共为末,烧酒调敷足心。

77. 头疼方15首

(1) 黄芪50克,天麻50克,黄母鸡1只。砂罐煨熟,不加盐,吃肉喝汤。每3日吃1只,1次见效,3只可愈。

(2) 川乌3克,苍术6克,细辛3克,天麻5克。共为末,用生姜汁捻成饼,用火烘热后贴患处。两饼相换,贴7~8次,即用手帕包紧,其痛自止。适于偏头疼。

(3) 白萝卜绞汁滴鼻孔内(男左女右),头疼立止。

(4) 芹菜根250克,与鸡蛋2枚同煮,蛋熟即成。早晚2次,连汤分服。

(5) 荷叶1张,红糖20克,鸡蛋1枚。3味同煮,蛋熟去渣即成。每日1次,连服6次。

(6) 荞麦粉炒热,加醋再炒,趁热敷在额头上,用布包紧，勿见风，冷则随换。日夜不断，愈后鼻流黄水数日，从此断根。

(7) 牛蒡子30克（炒黄），红糖30克。将牛蒡子研成细末，与红糖共煎服，趁热服，汗出即愈。

(8) 大蒜1个，让病人仰卧，往鼻中滴蒜汁，急令闭口含嘘，泪出即愈。

(9) 川芎10克，野菊花10克，葛根10克，赤芍10克，竹茹10克，制半夏10克，党参10克，茯苓10克，炙草10克，焦仙30克。每日1剂，水煎2次分服。

(10) 羊脑子1个，鸡蛋2个，红糖100克。放碗内炖熟，加黄酒100毫升，1次吃完，连吃3剂可治愈。

(11) 川芎、白芷各等份，共为细末。将细末分装2个鸡蛋内搅匀，用面包住，烧食之。每次吃2个，每日2次，3~5天可愈。

(12) 孵化小鸡后的蛋壳，放砂锅上焙成黄焦，研成粉，加红糖少许，开水冲沏，稍捂一会儿，代茶饮，早晚各服1次，即可见效。

(13) 全蝎2克，制川乌4.5克，制草乌4.5克，白芷12克，川芎9克，白僵蚕9克，生姜6克，甘草3克。上药一剂用500毫升清水，先入川乌、草乌煎煮30分钟，然后加余药再煎20分钟，去渣，将两次煎出药液混合，3剂而愈。

(14) 千年健、透骨草、追地风、一枝蒿各6克，用纱布包好，水熬。用熬液洗头，当时见效，数次即愈。

(15) 黄连、花椒各等份，研成细末。将药末吸入鼻内，可止疼。

78. 便秘方8首

(1) 麻油半杯，蜂蜜1杯半，调和，早晚2次热服。

(2) 核桃仁50克，磨研成浆，加冰糖适量，用开水冲成芝麻糊，服之。

(3) 紫苏子、大麻子各 15 克，洗净，微炒香，同米研如泥，取汁加粳米 100 克，煮粥食之。

(4) 肉苁蓉 15 克，大麻仁 15 克，当归 10 克。水煎服。

(5) 炒决明 10~15 克，蜂蜜 20~30 克。先将决明捣碎，水煎 10 分钟左右，冲入蜂蜜中搅拌后服用，每晚 1 剂。

(6) 大料 7 个，大麻仁 15 克。为末，生葱白 7 个，同研烂，水煎服。

(7) 土大黄 100 克，肥肉 100 克。将两者放入砂罐同炖至肥肉化油为度，然后弃渣喝汤，24 小时左右即排便，连服 3 天。

(8) 甜杏仁 15 克，以温水泡软，去皮捣烂，与大米 50 克加水同煮。沸后放入适量冰糖，至粥稠即可服食。

79. 贫血方 13 首

(1) 何首乌 400 克，放米饭上三熏三晒，捣为细末，每次服 15 克，开水调服。

(2) 大麦粉 100 克，皂矾 50 克，红糖 100 克。共研细末，用生公鸡血 50 毫升和丸如绿豆大，每晚服 1 次。

(3) 干红枣 50 克，洗净用温开水泡发。花生米 100 克，略煮一下，放冷把皮剥下。把泡发的红枣和花生米同放在锅里，加适量水，用文火煮半小时左右，捞出花生米，加一点红糖，待糖溶化后，食枣喝汤。

(4) 羊肉 500 克，洗净，切成小块，放砂锅内，加三大碗水。洗净的黄芪、党参、当归各 75 克，包纱布用线捆扎好，放入砂锅，加生姜 15 克。先用大火煮开，再用温火煨两小时左右，吃时可稍加点盐。

(5) 山稔干品 30 克，桂圆肉 15 克，红糖 30 克。水煎服。

(6) 生铁落 30 克（布包），大枣 60 克，加水 300 毫升，煎 45 分钟，早晚饭后服药液。成人每次 50~80 毫升，小儿 30~50 毫升，1 个疗程见效，3 个疗程痊愈。

（7）红高粱 50 克，小红枣 10 个。同煮粥，加红糖 1 匙，服之。

（8）紫葡萄 12 粒（或葡萄干 15 克），入红糯米粥内烫熟，食之。

（9）阿胶 250 克，加红糖 5 匙，酒 2 匙，水 500 毫升，炖烂，冷凝。每次挖 2 匙，拌入红糯米粥内。也可加芝麻、红枣、胡桃、桂圆等同用。

（10）取生羊胫骨 1~2 根，敲碎加红枣 20 个（去核），糯米适量，同煮稀粥，放入适量盐调味。每日分 2 次服，连服 7 日，停 2 日，再服 7 日。

（11）老鹳草 30 克，冰糖 15 克。将老鹳草水煮 2 遍，每遍煎 30 分钟，合并两遍药液，加冰糖搅拌，溶化。每日 1 剂，分 2 次服。

（12）莲藕 200 克，切薄片，加入瘦猪肉 150 克，水 700 毫升，以文火煮至水量剩 180 毫升左右即可熄火，服之。

（13）附片、当归各 10 克，阿胶（烊化）12 克，白术、太子参各 15 克，熟地 25 克，黄芪 30 克，甘草 6 克，灶心土 400 克。服用 5 剂后，病情好转，续服 20 剂。

80. 落枕方 3 首

（1）葛根 30 克，菊花 15 克，粉丹皮 15 克，生白芍 24 克，柴胡 12 克，生甘草 9 克。水煎，用红糖 30 克，冲药一次服下。服后卧床休息 1 小时（以全身稍发汗为度），即可痊愈。

（2）甘草 3 克，桂枝、麻黄、柴胡各 5 克，白芍、大枣、防风各 9 克，葛根 30 克。水煎服，每日 1 剂。

（3）木瓜 1 个，挖洞去瓤，加入乳香、没药各 8 克，合好，上笼蒸 3~4 次，捣烂如膏。每次服 9 克，黄酒 1 杯，温服。

81. 脱肛方 13 首

（1）老鳖1个，刀割头，血抹肛。颈用瓦焙焦碾面，开水冲服。煮肉，喝汤吃肉。适于妇女脱肛。

（2）蜘蛛7只，去腿，焙干研面。调香油除7天即愈。

（3）龙骨、木贼各6克，焙干研面。调香油涂，特效。

（4）蝉蜕10克，麻油30毫升。蝉蜕研末与麻油调匀，外擦患处，每日1~2次。

（5）石榴皮10克，五倍子10克，陈壁上20克。水煎。取药液趁热先熏后洗脱出直肠，洗后送还肛内，每日1~2次。

（6）桎木树根（金缕梅科继花）200克，猪直肠250克，加水500毫升，文火炖，去药渣，食肉与汤，每周2~3剂。

（7）蓖麻子仁20克，香附子10克。分别研细末混匀，加米饭捣烂混合做成药饼，外敷百会穴。每日1次。

（8）五倍子、地榆、土黄连各50克。水煎，趁热外熏，洗坐浴。每次30分钟，每日1~2次。

（9）猪直肠300克，升麻15克，生黄芪20克，糯米120克。共研细末，入猪直肠内，蒸烂顿食，每隔2~3日1剂。

（10）石榴皮30克，明矾15克。水煎，洗患处。

（11）七叶一枝花，取其根茎用醋磨汁，外涂患部后用纱布压送复位，每日可涂3次。

（12）鳖头3~4个，猪大肠头1个，洗净一起炖熟，食盐调味，食之。隔日1次。

（13）黄芪20克，党参20克，白术、白芍、川芎、升麻各10克。水煎，分3次服。

82. 多汗方 5 首

（1）先用油煎泥鳅10~12克，再用白水约500毫升煮糯稻根50克。水煮开后，把煎好的泥鳅下锅，煮开锅即可食用，每日3次。

（2）小麦 100~500 克，大枣 18 个，糯米 1 小捏（100~150 克）。放水同煮成粥，可加糖，分数次吃完。

（3）羊肚洗净，再用糯米、红枣放在羊肚内，然后用粗线缝合，蒸熟。食时切开羊肚，调好味与饭同吃。

（4）甘草、党参、麦冬、五味子各 10 克，牡蛎、浮小麦、大枣、糯稻根各 30 克。水煎服。每日 1 剂，分 3 次服。

（5）孩儿参 9 克，白术 9 克，防风 6 克，麻黄根 6 克，五味子 3 克，黄芪 12 克，碧桃干 15 克，红枣 21 克，炒谷麦芽各 15 克。放水煎 2 次，分 2 次服，每日服 1 剂，1 周左右见效。此方同时有益气、健脾、消食和防感冒作用。

83. 肚子疼方 3 首

（1）大蒜不剥紫皮，放在炉边烤，烤成焦黄色，趁热吃，每次吃 10 瓣。

（2）川椒 10 克，熬开水 1 碗，喝下立即止疼。

（3）花椒粉 10 克，用少量食油炒熟，放入两个鸡蛋炒熟，一次吃完。每日吃 3~4 次。主治虚寒腹痛。

84. 猩红热方 2 首

（1）灯草 10 根，水煎温服，数次即愈。
（2）桃树枝加盐捣烂，用布绞汁含漱。

85. 肠梗阻方 3 首

（1）附子、炒山楂各 9 克，细辛 6 克，大黄 15 克，代赭石、莱菔子（炒）各 30 克，枳壳、川朴各 12 克。水煎。待肠胃减压后服，每日 2~3 次。

（2）公鸡 1 只，宰杀，去毛及内脏，生姜、葱头共捣烂，敷于脐上，再将剖开的公鸡置于脐面上。

（3）旋覆花（布包）9 克，高丽参 6 克，生姜 15 克，赭石 6 克，炙甘草 6 克，半夏 9 克，大枣（去核）4 枚，蜣螂

（去足翅）5个。将蜈蚣先用火焙，研成粉，然后与诸药共煎服。

86. 劳损内伤方

稔子干品500克，米酒1000毫升，浸泡10天，制成稔子酒。每日早晚各服1次，每次30克。

87. 高血压方13首

（1）鹅蛋7个。将每个鹅蛋较小的一端打个小洞，然后将每个鹅蛋放入7粒花椒，用纸把小洞封好，放入锅内蒸熟。每日吃1个。

（2）土黄芪取根洗净，去外皮切片，每日25~50克，煎水取汁，加白糖适量，分3次服。

（3）莴苣子20克，蜂蜜适量。将莴苣子粉碎，煎两次后浓缩，加适量蜂蜜至20毫升。每日2次，每次10毫升，空腹口服，连服4周。

（4）荸荠100克，海蜇头（洗去盐）20克。洗净煮熟，吃荸荠喝汤，连吃10天。适于高血压、动脉硬化或眼底动脉硬化。

（5）鲜茭白200克，芹菜100克，洗净切好，加调味品炒菜吃，连食7天。

（6）杭菊花、槐花、玉米须各6克，决明子18克。煎水代茶饮，连饮14天。适于高血压，头晕目胀，便秘或伴有眼底出血。

（7）每日用开水冲泡罗布麻当茶饮，半月即愈。

（8）香蕉皮或果柄30~65克，煎汤服。可预防脑出血。

（9）花生秧和花生叶各30克，水煎服。每天3次，总疗效达85%。

（10）生柿（野柿）榨汁，用牛奶或米汤调服。每次服半杯，用于有中风前兆时。

（11）女贞子15克，茺蔚子10克，双钩藤30克，夜交藤15克，旱莲草10克，牛膝15克，黄芪15克。水煎服。

（12）鲜黄瓜秧（去根和叶）250克，加水1大碗，煎至半碗（呈深褐色）。日服2次。

（13）黑木耳6克，清水浸泡1夜，蒸1小时，加冰糖适量。睡前服，连续服用。

88. 疏风止嗽丸

处方：苏梗15克（子），防风10克，干葛10克，枳壳10克（炒），前胡10克，桔梗10克，桑皮10克，杏仁10克，半夏10克（炙），茯苓10克，陈皮6克，川贝6克（去心），羌活6克，黄芩6克，甘草3克。

共研细面，少兑炼蜜为丸，如绿豆粒大，朱砂为衣。每服10克，白开水送下。

说明：本方为《医学心悟》止嗽散合杏苏二陈汤加减而得，对外感风寒，咳嗽痰多，或咳痰不疼者有效，久咳有痰，表邪未尽者亦宜，功用为疏风解表，宣肺止嗽化痰。

89. 清肺抑火化痰丸

处方：陈皮50克，半夏50克（炙），前胡50克，熟军20克，栀子20克（姜炒），麦冬20克，桔梗20克，枳壳20克，花粉20克，海石22克，杏仁12克，百部12克，川连10克（姜炒），甘草10克，蒌仁12克，黄芩65克。

共为细末，炼蜜为丸，如绿豆粒大，每服二钱。

说明：清肺抑火化痰丸，为北京流行方剂，现仍大量销售，本方为《寿世保元》清咽抑火汤加减而得，功能清肺胃实热，治咳嗽痰黄，咽喉疼痛，口干舌燥与大便秘结。口舌生疮，牙齿疼痛，亦可应用。

90. 疏解清肺饮

处方：荆芥2.5克，前胡3克，苏梗叶2.5克，桑皮3克（蜜炙），杏仁4.5克（研），桔梗4.5克，建神曲4.5克，甘草1.5克，麦冬6克（去心）。

引用生姜2片。

说明：是方为辛散宣肺之方，重在驱邪。

91. 加竹沥梨膏

处方：黄梨100个，鲜竹叶100片，鲜芦根30枝，老树橘红20片，荸荠50个（浓汁）。

说明：本方除用黄梨、荸荠养阴生津、润肺止嗽外，加入竹叶、芦根、橘红以清热化痰，作膏调服，对阴虚劳嗽者颇合适。又，竹沥一味，原方缺如。

92. 和肝醒脾化湿丸

处方：醋柴胡10克，青皮12克（炒），炙香附18克，白芍12克（炒焦），藿香梗12克，厚朴12克（紫老），新会皮12克，苍术12克（炒），落水沉10克，于术10克（炒焦），白茯苓18克，广砂10克（仁），炒麦芽18克，木香10克，东山楂25克（肉），枳实12克（炒）。

共研极细面，炼白蜜为丸，如绿豆粒大，朱砂为衣，每服8克，白开水送下。

93. 调脾清肝理湿饮

处方：茯苓10克，炒茅术5克，广皮5克，壳砂3克（研），薏米10克（炒），扁豆10克（炒），泽泻6克，酒胆草5克，丹参6克，细生地10克，白鲜皮6克，车前子10克（包煎），地肤子10克。

此药专治脾胃湿热，或心肝郁闷，气滞湿留，及肾虚湿热，膀胱之气不化。如经有云：心与小肠相表里，但入小肠，与胞行于阴，为便溲也。现症则小水浑赤或少，顷则变白色，形如米泔；或少腹弦急，痛引于脐，则小水淋沥作疼，此为淋也，当分六种，随症加减；或近乎赤白浊症；或小水不利，或小水利时作疼或小水后痛隐等症，并皆治之。

94. 调中畅脾膏

处方：连翘 10 克，银花 15 克，茯苓 18 克，于术 15 克，广皮 12 克，厚朴 12 克，东楂 18 克，鸡内金 18 克，木香 6 克，法半夏 12 克，槟榔 10 克，神曲 15 克，麦芽 15 克，黑丑 10 克，白蔻 6 克，瓜蒌 6 克，甘草 10 克，甘菊 10 克，青皮 15 克，莱菔子 12 克。

用香油 1500 克，将药炸枯，滤去渣，入黄丹 1000 克，老嫩合宜收膏。

说明：本方调中健胃畅脾，化积理气行水。可治疗少思饮食，嘈杂呕逆，肚腹胀满，气逆不舒等消化不良表现。

95. 加减古方五汁饮

处方：蜜柑 2 个（去皮子），鲜藕 200 克（去皮节），荸荠 20 个（去皮），青果 20 个（去核），生姜 1 薄片（去皮）。

共捣如泥，用布拧汁，随时饮之。

说明：桔、青果（橄榄）、荸荠均入肺胃二经，具清肺利咽，生津解毒之功效。生姜入脾经，可开胃温经止呕。藕入心胃脾经，亦能清热生津。后二味《圣济总录》亦称姜藕散，治霍乱呕吐、烦渴。本方可治咽肿目赤烦渴咳嗽，纳呆欲呕诸证。

96. 益气平胃健脾饮

处方：西洋参 10 克（研），茅术 6 克，山药 12 克，扁豆 12 克，朱茯神 12 克，远志 4 克（肉），杭芍 10 克，炒栀子 6

克，净蝉衣 6 克，厚朴 3 克，陈皮 4 克，生草 3 克。

外用鲜荷叶半张。

说明：本方系以平胃散为主，暗寓参苓白术散意，旨在益气健脾和胃，又加朱茯神、远志、白芍等药宁心安神，复虑时值盛夏，暑湿留连，故以蝉衣宣散，栀子、荷叶等清热除烦，处方亦颇严谨，足资效法。

97. 加味三仙饮

处方：焦三仙各 6 克，竹茹 6 克，菟丝饼 10 克。

说明：此方为代茶饮类方，焦三仙功能消食积，和脾胃，竹茹可清虚热，止呕逆，菟丝饼滋补肝肾，可疗腰痛，此方以治饮食积滞呃逆为主，并顾腰痛。

98. 古方越鞠逍遥加味丸（治肝病）

处方：当归 12 克，杭芍 10 克（炒），抚芎 4.5 克，醋柴 4.5 克，香附 10 克（炙），苍术 10 克（炒），炒栀 10 克，焦曲 10 克，橘红 6 克（老树），半夏 10 克（炙），云苓 12 克，黄连 4.5 克，桑皮 10 克（炙），骨皮 10 克，川贝 12 克，生草 4.5 克。

共研极细面，炼蜜为丸，如绿豆粒大，朱砂为衣，白开水送服 3 钱。

说明：此方舒郁和肝，理肺调脾，快膈宽中，顺气理嗽，清化痰饮，滋养气血，荣和脉络。经云：诸气膹郁，皆属于肺。又云：郁多在中焦，肺属金，主气，分布阴阳，稍有失职不易升降，郁而不畅，或有时痞闷不宽，或中空有声，或似欲作嗽，或馇或辣，缓缓服之，则气畅郁解，而诸症自平矣。

越鞠、逍遥合方进退，开郁宽中，健脾养胃之功当更大，对忧思气怒、饮食不调、损伤肝脾者必更相宜。

99. 清热养肝活络膏

处方：细生地 15 克，杭芍 12 克，酒当归 12 克，羚羊角 4.5 克，明天麻 6 克，僵蚕 10 克（炒），川秦艽 6 克，橘红 6 克（老树），川贝母 10 克（研），枳壳 6 克（炒），炒建曲 10 克，生草 3 克。

共以水煎透，去渣再熬浓汁，炼蜜为膏。每服 3 钱，白开水冲服。

100. 养血柔肝丸

处方：当归 6 克，川芎 3 克，细生地 10 克，酒杭芍 6 克。

共研细面，炼蜜为丸，如绿豆大。每服二钱，白开水送下。

说明：此方即四物汤，血虚或血虚夹瘀者均可用，功能补血柔肝调经。此方出自《太平惠民和剂局方》，今日实验证明，可促进网织红细胞的成熟。

101. 调肝和血丸

处方：当归 25 克，白芍 15 克，柴胡 10 克（醋炙），香附 12 克，薄荷 10 克，丹皮 12 克，栀子 10 克（炒），郁金 10 克，大黄 12 克（炭），犀角 4.5 克，生地 18 克，青皮 6 克。

共为细末，水打成丸，如绿豆大。

说明：本方以丹栀逍遥散与犀角地黄汤合方加减，养血调肝，凉血和血，药力集中，对于肝郁血虚而又热在血分者颇相宜。

102. 调肝舒筋软坚丸

处方：大生地 18 克，赤芍 12 克，香附 12 克（炙），青皮 12 克（研），川郁金 18 克（研），元胡 12 克（炙），没药 9 克，海藻 9 克，夏枯草 15 克，薄荷 6 克，菊花 10 克。

共研细面，水泛为丸，每服一钱五分，开水送下。

说明：本方具滋肾舒肝、理气活血、解郁软坚之功效，其临床表现当有腰痛滑泄，两肋窜痛，打嗝嗳气，心下痞满诸症。

103. 和肝益肾饮

处方：石菖蒲3克，宣木瓜6克（盐炒），路路通五个（研），木香1.5克，焦三仙各3克，菊花3克，菟丝饼10克，白芍6克。水煎，温服。

说明：方中以白芍、木香、菊花调肝理气，菟丝饼益肾固精，石菖蒲宁心开窍，路路通、木瓜通络除浊，三仙健脾强胃，方药平稳，亦缓图耳。

104. 治脾湿腰痛方

处方：白术100克，薏米50克。

水3碗，煎1碗，一气饮之。专治脾湿腰痛。

说明：方中白术性味甘温，有健脾、燥湿和中之作用，可治脾气虚弱、湿浊留滞引起之神倦乏力、关节疼痛、纳呆泻泄等症，《本经》谓"主风寒湿痹"。薏米入脾肾肺三经，具健脾补肺、清热除湿之功效，治泄泻、湿痹，《本经》载可治"筋急拘挛，风湿痹"。《食疗本草》称"去干湿脚气"。此方两药相伍，健脾除湿之力更增，俾湿除而经脉通畅，气血调和，则腰痛可除，故《本草新编》述："一薏苡仁最善利水，不至损耗真阴之气，凡湿盛在下身者最宜用之……故凡遇水湿之症，用薏仁一二两为君，而佐以健脾去湿之味，未有不速于奏效者也。"然亦有反对薏、术并用者，如《本经疏证》谓"术与薏苡非相反相恶也……术性急，薏苡性缓，合而用之，恐其应速，则嫌于过慢，应迟，又伤于燥也。"

105. 治腰痛方

处方：山楂核。

瓦上煅焦存性，研末，每服10克，十服。用老陈酒冲服，专治腰痛。

说明：山楂核系蔷薇科植物山楂的种子，可治食积、疝气，《海上方》载可治难产。医书中鲜有记述治疗腰痛者，但山楂根可治关节疼痛，故此方治疗腰痛之效果有待验证。

106. 洗药方

处方：南红花6克，桃仁6克（研），归尾3克，桂枝尖4.5克，菊花6克，银花4.5克，草梢2.5克。

水煎，淋洗。

说明：此方用治痹痛，具清热解毒，活血化瘀之效，亦本"通则不痛"之意。

107. 活血止痛洗药方

处方：川芎6克，骨碎补6克，乳香10克，三七3克，归尾6克，川续断6克，没药10克，牛膝6克，红花6克，马钱子6克（去毛），血竭6克，防己6克，防风10克，透骨草6克，白芷6克，甘草6克。用老葱胡10个，食盐6克，烧酒250毫升（拌好将药装袋内）。

本方减马钱子加苏木10克，共研为粗末。

此药装在布口袋内，每日熏洗。缝两个口袋，用笼屉蒸烫方妥。

说明：本方一派活血药物，化瘀通络，止痛作用极强。方佐补肾祛湿之品，当用于治腰胯疼痛之症。本方从血分入手，仿伤科八厘散治法，似亦医者"急者治标"之意。又，马钱子活血通络作用显著，但过量则易中毒，据近代实验研究，苏木水煎剂可以对抗马钱子碱与可卡因的中枢神经兴奋作用。御医使用本方,有"减马钱子加苏木"一法,由此足以明清代宫廷医学经验之可贵。另外,装药口袋,用笼箅蒸烫,当有消毒作用。

108. 养心健脾丸

处方:党参10克,于术10克(土炒),茯神15克,焦枣仁12克,远志3克(肉),归身10克(土炒),杭芍10克(炒),炒杜仲12克,陈皮6克,薏米15克(炒),广砂4.5克,沙苑蒺藜10克,石莲12克(肉),麦芽10克(炒),山药12克(炒),炙甘草4.5克。

共研面,枣汤、神曲糊为丸,绿豆大,朱砂为衣。每服10克,白开水送服。

说明:本方从归脾汤和参苓白术散两方化裁而来,实具养心健脾之功效。归脾汤中去黄芪以防补气升阳太过,去木香以防芳香辛散耗阴,龙眼肉、当归之属似嫌滋腻,一并减去,用方大旨在于养心;参苓白术散功可和胃利湿,以沙苑蒺藜、白芍、杜仲易扁豆、桔梗,是为兼顾肝肾。立方稳健,寒热相宜。

109. 朱砂莲心散

处方:莲子心6克(研细末,分10包),朱砂0.5克(细末,分10包)。

说明:方中莲子心苦寒入心经,可清心火,《本草纲目》:"清心去热,朱砂亦入心经,可清心定惊安神。"《本经》载:"安魂魄。"近人研究,朱砂有镇静之作用。此方两药相伍具清心、安神之功效,惟朱砂少量服用为宜,因其含硫化汞等无机物,故不宜过量多服或久服。

110. 聚宝丹

处方:没药15克(去油),乳香15克(去油),朱砂15

克，琥珀15克，木香50克，当归50克，香附50克，麝香3克，降香15克，安息香15克。

共为细末，用甘草180克熬膏和丸，每丸重3克，每服1丸，用烧酒调服，不能饮酒者白开水亦可。

说明：本方具芳香温通、活血化瘀之功效，寓心胃同治之意，"血得寒则凝"，"通则不痛"。是方辛温芳香可开窍通经，活血化瘀令血脉畅和，若然，则其痛自解，故此方可用于治疗心绞痛。惟此方辛温太过应防耗阴，化瘀太过恐其破血，故以甘草调和诸药，并熬膏为丸，以防攻伐太甚。

111. 归神方

处方：朱砂100克，灯心草150克。

用貛猪心2个切破，装入前药，麻扎入石器内，煮熟去猪心、灯心草不用，取朱砂研为细面，以茯神末60克，酒打薄糊为丸，如梧子大。每服9~15丸，渐加至25丸，麦冬汤送下。甚者乳香、人参汤送下。

说明：朱砂质重性寒，有小毒，入心经，寒可清热，重可镇怯，功能安神定惊，解毒防腐。内服可治心悸怔忡，失眠惊痫，外用可治痈疡肿毒，口舌生疮。灯心草可清心热，茯神养心安神，诸药合用养心安神之力甚强。盖心主神明，心气得养，心血得生，其神自宁，故方名归神，另外，本方尚可用治癫痫狂乱等症。用猪心者，取中医以脏补脏之法，至今民间尚有用猪心灌装朱砂等药焙制，用以治疗癫痫。服用以麦冬汤下者，适于心阴虚。用乳香人参汤下者，适于心气虚，临症可酌用。

112. 洪医洗药方

处方：羌活10克，防风10克，川牛膝6克，当归10克，红花10克，防己6克，透骨草10克，甘草节6克，食盐12克，葱头七个。

共熬汤，兑烧酒 75 毫升，烫洗。

说明：本方由养血活血、祛风通络药组成，烫洗治疗皮肤关节疾病当可有效。兑烧酒外用，其活血通脉之力当更强。

113. 熥药方

处方：龙骨 12 克，虎骨 12 克，白芷 10 克，防风 12 克，川芎 12 克，川椒 12 克，木瓜 10 克，桔梗 12 克，荆芥 12 克，黄芩 12 克，一枝蒿 12 克。

说明：本方当为治关节疼痛外用方，全方除一枝蒿外，均为常用药。一枝蒿，即《尚书》所称之"蓍"，见《本草纲目》及《纲目拾遗》，此药功能活血，祛风止痛，解毒，治风湿痛，亦治跌打损伤。

114. 洗手荣筋方

处方：桂枝尖 6 克，赤芍 6 克，没药 3 克，乳香 3 克，宣木瓜 10 克，秦艽 6 克，丝瓜 3 克，甲珠 6 克，天仙藤 10 克。

水煎，洗之。

说明：本方功能通络化瘀，温寒止痛，治疗风湿性痹痛有效。方中桂枝用尖，取其上行手臂，配以丝瓜、天仙藤等药以通经络。乳没定痛。中医认为肝主筋，疏肝养肝即可荣筋，方中取芍药、木瓜、甲珠敛肝补肝，立方可谓周全。本方趁热外洗，更可活血舒筋。

115. 治寒腿方

处方：当归 100 克，圆肉 150 克，熟地 6 克，防己 50 克，茜草 6 克，地风 18 克，千年健 100 克，川牛膝 25 克，桂枝 25 克，草薢 21 克，杜仲炭 21 克，大蜈蚣 3 条，虎骨 100 克（煅），冰糖 200 克，酒 3000 毫升。

说明：本方治寒腿，非一味温散，而是以培补肝肾为主，佐以祛寒除湿。

十五、外科疾病方

1. 风湿性关节炎方 7 首

（1）母鸡 1 只，老桑枝 60 克。母鸡去毛、内脏，洗净，切块，与老桑枝同入锅中，加水煲熟，分次吃肉喝汤。

（2）鲜枇杷根 120 克，猪七寸 1 个，黄酒 200 毫升。枇杷根洗净，切碎，猪七寸洗净，切块，合黄酒炖服。

（3）黄芪、当归、怀牛膝、鸡血藤各 30 克，防风、木瓜、伸筋草各 15 克，白芍、老鹳草各 20 克，桂枝 5 克，陈皮 10 克，威灵仙 12 克。水煎服。20 剂为 1 疗程。

（4）当归 30 克，白芍 15 克，桂枝 15 克，细辛 5 克，通草 20 克，甘草 15 克，鸡血藤 25 克，牛膝 25 克，姜黄 15 克。水煎服。

（5）马钱子 30 克，土炒至鼓起后去毛，再入油内炸至紫黑色，取出烘干。地龙、地鳖虫、全蝎各 3 克。共研细末，水泛为丸，朱砂 0.3 克为衣。每晚服 1 克，糖开水送下。

（6）萝卜洗净，切块，合红辣椒捣烂，敷于患处，敷后暂有疼痛。

（7）猪脚 1 只，洗净，切块，与 60 克千斤拔合煮，加盐少许，吃猪脚饮汤。

2. 腰椎间盘突出症方 5 首

（1）金钟花、生地各 500 克，血藤 250 克，桔梗 200 克。先将上药用冷开水喷湿，再加白酒 5000 克，浸泡 1 周即成。初次服 10 毫升，以后每日 3 次，逐渐增量至四肢稍有麻木感，以此为限，连服 1 周后，再逐渐减量。

（2）穿山甲 6 克，海马 10 克，五灵脂 12 克，王不留行 12 克，木香 10 克。共研细末，调鸡蛋清，敷患处。

（3）生川乌 10 克，生草乌 10 克，马钱子 12 克，三七 20 克。共研细末，调醋，敷患处。

（4）采用直径为 1~8 厘米，厚为 1~3 毫米的铜板，先将其放在火上焙烧，待其冷却后蒙一层滤纸，然后将其放在患部，用绷带或橡皮胶固定，时间可从 6 小时至 2 昼夜之间，1 个疗程为 3~20 天，经过这样治疗后病人的疼痛减轻甚至消失。

（5）党参 15 克，生黄芪 15 克，当归身 9 克，酒白芍 10 克，川芎 6 克，黑杜仲 10 克，枸杞 9 克，续断 9 克，山茱萸 9 克，炙龟板 9 克，阿胶 9 克。以上中药为 1 贴，同猪尾首适量用水煎炖，取汁服，2 天服 1 贴，连服 5 贴为 1 疗程。

3. 骨质增生方 7 首

（1）生甘草 30 克，杭芍 50 克，木瓜 30 克，威灵仙 15 克，石菖蒲 15 克，桂枝 10 克，川椒 10 克，麻黄绒 10 克，苍术、白术各 15 克，黄芪 30 克，当归 30 克，五味子 10 克，白扁豆 30 克，党参 30 克，川芎 15 克。蜜制成丸，每丸 10 克，每日 2 次，每次 1 丸，用黄酒或白开水送下。

（2）灵仙、川芎各 60 克，碾成面，用好醋调成糊，敷患处。

（3）取打碎的穿山甲 30 克，牛肉适量，放入砂锅内，煮开后再煮 30 分钟，待药凉后喝汤吃肉，日服 2 次，每剂药可连服 3 天，10 天为 1 疗程，一般 2 个疗程可见效。

（4）钢铁末 1500 克，陈醋 100 毫升。钢铁末洗净倒进锅里炒至发红，倒出晾冷，装布袋中（注意只装布袋容量的 1/3），在钢末上倒 100 毫升陈醋，用双手反复搓揉，使钢末和醋拌匀，搓 10 分钟钢末发热，再搓 10 分钟即可捂患处。把布袋拍成饼状，外裹毛巾，下垫一层塑料布，患处压住布袋，1 次

6小时，每日1次，连捂7天，每次都应换新的钢末。

（5）血竭15克，生乳香、生没药各8克，生川乌、生草乌、桃仁、红花、白芥子各6克，生半夏、松香、生南星各9克，川牛膝12克，牙皂5克，樟脑粉（外包）10克。腰椎增生酌加桑寄生15克，颈椎增生加葛根9克。腰颈椎并增生加桑寄生、葛根各12克。膝关节增生酌加大黄30克。上药烘干碾细末，药末入锅内炒熟，再加樟脑粉，用酒拌湿，装薄纱布袋内，熨烫患处。待凉后，再炒热拌酒，入袋敷患处，如此反复敷3个小时。每日1剂，早晚各敷1次，2次共敷6小时，切忌内服。1疗程3天，无效者休息2天后再行第2疗程。

（6）高粱根7个，水煎去渣，用汤煮鸡蛋2个，加糖少许食之。

（7）川芎末6~9克，以陈醋调成糊状，再加少许凡士林调匀，贴上塑料纸，用纱布包扎。每2日换药1次，10次为1疗程。

4. 阑尾炎方8首

（1）银花90克，当归60克，生地榆30克，麦冬30克，玄参30克，生甘草9克，苡仁15克，黄芩30克。清水煎2次，沸后5分钟，分2次空腹服，隔6小时服1次。

（2）柴胡9克，炒枳实6克，杭白芍9克，粉甘草9克，川大黄、制乳没各6克，粉丹皮9克，净桃仁（杵）6克，冬瓜仁（杵）30克。水煎服。

（3）千里光15克，白花蛇舌草15克，鬼针草15克，败酱草15克。每日1剂，水煎2次服，连服数剂。

（4）苍耳子根100克，水煎，1日3次分服。也可以与白颈蚯蚓7条同煎，功效更速。

（5）侧柏叶、大黄各6克，黄柏、薄荷、泽兰各3克。共为细末，用蜜糖适量，调成糊状，敷腹部，药干即换。

（6）先用红藤30克，以水酒2碗，煎1碗，早煎1次服下，卧之。午后紫花地丁30克，亦如前煎服。

（7）将甲鱼壳在火上焙焦黄，研细末，温水送服。日服3次，每次1.5克。

（8）双花60克，公英60克，地丁60克，连翘30克，丹皮24克，乳香9克，没药9克，青皮12克，甘草12克，枳壳9克，广木香6克，赤芍12克。每日1剂，水煎，2次分服。

5. 慢性骨髓炎方3首

（1）边风樟（全株）、闹羊花各适量，煎水趁热熏洗患处。

（2）金头蜈蚣，研末，每10条为7等份，装胶囊，每天服1份。

（3）五月红20克，臭梧桐15克，白毛草、银花各12克，鸡血藤、乌麻根、苏木各10克，三白草、白鱼鲗、白木槿各15克。成人每次半剂，每日2次，用白酒500克炖服（不饮酒者减免），连服5~6剂。

6. 丹毒方5首

（1）赤小豆磨成粉末，加入鸡蛋清，调匀后敷患处。

（2）新鲜油菜适量。将油菜洗净捣烂敷患处，略加温，每日服30毫升，每日3次，5日为1疗程。

（3）活泥鳅若干条，白糖适量。将泥鳅放清水中令其自行洗涤，取出置盆中投入白糖，搅拌10分钟后，白糖即溶解于泥鳅体表分泌的黏液中，此液称"滑液糖浆"。取此糖浆敷患处，干了再涂，直至痊愈为度。

（4）野菊花30克，土茯苓30克。加水煎汁，代茶饮，每日1剂。

（5）赤小豆10克，黄柏10克。水煎内服，每日2次。

7. 臁疮腿方 12 首

（1）黄柏、轻粉等量，研末。用猪胆汁调成糊状，涂患处，10 天 1 换，3 次即愈。

（2）猪毛炒炭，轧成细面。将药面用香油调成糊状，外敷患处，隔日换药 1 次。

（3）鳖甲用阴阳瓦焙干存性，过细筛，放瓶中备用。用时将鳖甲末撒患处。

（4）鲜杨树叶加水煮沸后，温洗伤口，1 日数次。

（5）鲜马齿苋 1000 克，白酒 500 毫升。上药加水 500 毫升，煎取药液 400 毫升。成人早晚各食马齿苋 120 克，服药液 50 毫升。若同时配合马齿苋捣烂外敷，效果更好。

（6）制乳香 15 克，制没药 15 克，轻粉 10 克，通血香 10 克，麝香 1 克。共为细末，用猪胆汁调成膏摊在布上，贴患处。

（7）枯矾 100 克，煅石膏 100 克，红粉 10 克，铅粉 30 克。共研细末。先用白矾水将疮面洗净，然后用药。用药时若疮面湿（渗出物多）则撒干药末于疮面，若疮面干燥则用香油或凡士林调药末成膏状搽患处。

（8）鲜豆腐渣 250 克，白砂糖 100 克，调匀，涂疮面。1 日换 3 次，3 日后疮面缩小，敷 5 日后再取干柿叶若干，烧灰存性研末，撒在疮口上。每日 1 次，不包扎可愈。

（9）白萝卜 5000 克，加水 5000 克。萝卜煮烂后捞出，继续熬，熬至约 500 毫升，呈黑红色黏性液，涂在干净布上，贴于洗净的患处。每日 1 次。

（10）猪蹄甲 500 克，冰片 10 克。将猪蹄甲置瓦片上文火焙黄后研成极细粉末，再加入冰片共研，过 100 目筛后，加入适量麻油调成稠糊，贮存备用。每日换药 1~2 次，7 天为 1 疗程。

（11）白菊花 30 克，粉龙骨 15 克。共研细末，用生理盐水洗净患处后，将菊花散撒于溃疡面上，不宜太厚，以看不见溃疡面为度，用纱布包扎，不必换药，好一块，掉一块，直至痊愈。

（12）麻油 500 克，头发 15 克，制乳香、制没药各 10 克（研细末），白蜡 60 克，黄蜡 30 克。先将麻油、头发放入小铁锅内用火煎熬，熬至头发烊化去渣，下火，放入白黄蜡溶化，再入乳香、没药细末，搅匀，等候稍温。将厚毛边纸裁成长约 12 厘米，宽约 9 厘米的 1 张，将药糊放纸上，即成药油纸，合面折藏备用。先洗溃面，再将药面纸盖贴疮面，固定。可视脓液多少，每日换药 1~2 次。

8. 褥疮方 2 首

（一）银花 12 克，连翘 15 克，石斛 12 克，赤芍 15 克，白芍 12 克，当归 15 克，丹皮 10 克，穿山甲片 12 克，黄芪 30 克，党参 30 克，茯苓 12 克。水煎服。

（2）滑石 60 克，龙骨 60 克，川贝 10 克，白及 20 克，麝香 1 克，冰片 1 克。研末混匀，外敷患处。

9. 瘩背疮方 4 首

（1）用秦艽 10 克，天花粉 6 克，研面，牛奶调抹。

（2）飞罗面 120 克，冰片 3 克，屎壳螂 2 个，大葱白 7 个，巴豆 7 个。诸药混合捣烂成膏，先放一块薄的窗户纸在患处，然后将药膏摊敷在纸面上。敷药时一定要用窗户纸将皮肤隔开，以免灼伤。

（3）鲜老鹳草两棵约 60 克，儿茶 60 克，血竭 10 克，轻粉 5 克，红粉 4 克，冰片 6 克，大珍珠（煅）2 粒，铜绿 5 克，朱砂 5 克，猪板油 120 克。将儿茶等 8 种药研细末，再同鲜老鹳草、猪油调在一起，用铁锤捣烂调匀如糊状。将此膏分成 2 份，摊于 2 块布上，每块贴 7 天。第一块贴后会有大量脓液流出，红肿即消散，疮面可收缩一半，换第二块再贴 7 天，疮面即收口愈合。

（4）六角仙、紫花地丁各30克，加黄酒10毫升炖服，渣与红糖或蜂蜜捣烂敷患处。忌食猪肉。

10. 疥疮方4首

（1）百部、苦参、蛇床子、硫黄各50克，雄黄、密陀僧各30克，樟脑20克，轻粉、冰片各10克。置于75毫升95%酒精中浸泡3天，以纱布滤取药液储瓶备用。治疗前用热水肥皂洗澡，清除痂皮后，取药液加温，涂搽患处，有皮损处多搽。每日3次，3天为1疗程，2~3疗程即愈。

（2）百部100克，用酒精浸泡5天后，用酒精浸液涂擦患处及指间、腕、腋下、脐部、外阴部等易患疥疮处，稍加摩擦到发热。每日2次，连用7日，用药前洗净，用药后不要洗澡，以保持药效。

（3）半枝莲、鱼腥草各30克（鲜品）。将药品洗净后一起捣烂，外敷患处，每天换药3次。

（4）白矾、食盐各100克，苍耳子、蒺藜子、地肤子各50克。水煎，加水5碗，煮沸半小时后，去药渣，药汁倒入盆内，擦洗患处，每日3次。

11. 无名肿毒方5首

（1）七叶一枝花，捣烂，用酒敷患处，特效。

（2）茄子蒂7个，生何首乌30克，加水煎成2大茶杯汤剂，分2次服用，每次用热黄酒1盅同服。

（3）用癞蛤蟆皮1张，贴患处，毒水出便好。

（4）用田螺1个，以冰片少许使田螺肉化为水，取水频涂于患部。

（5）水银45克，食盐45克，火硝45克，白矾60克，硼砂15克，皂矾45克，寒水石15克，硇砂7.5克。研细末，敷于患处。可清肿解毒，祛腐提脓，化管除骨，生新散瘀。

12. 痔疮方 19 首

（1）柿饼 8 个，灶心土 60 克。柿饼用灶心土炒熟。每日早晚各服 2 个。

（2）取蒲公英 40 克，马齿苋 30 克，黄芩 20 克，明矾 10 克。加水 2500 毫升，煎后用文火维持半小时，去药渣，晾温后熏洗患处。每次 15~20 分钟，药液可用 2 天，一般 5 天见效。主治外痔。

（3）乌龟头 1 对，放瓦上烤干研末，早晚洗净患处涂之，数次即愈。

（4）豆腐渣 2000 克，炒黄拌白糖，吃后止便血。

（5）取墙上青苔 15 克，火焙干为细末。羊蹄 5 副，炒白术、白芷各 30 克，茯苓 60 克，槐花 15 克。共为细末，米饭为丸。每晚临卧时服 3 克，连服 1 个月可愈。

（6）猪皮 60 克，洗净去毛切块，加水适量及黄酒少许，用小火煮至肉稀烂，红糖调服。

（7）黑木耳 6 克，柿饼 1 个，同煮烂作点心食用。

（8）葵花仁 30 克，捣烂后加冰糖 30 克，加水煮 1 小时后服，每日 2 次。

（9）红刺苋菜 75 克，马鞭草 75 克，水煎后冲半杯米醋内服。

（10）荆芥 10 克，防风 10 克，苍术 20 克，黄芩 10 克，猫儿眼草 20 克，胡秃子根 30 克，白及 10 克，地龙 10 克。水煎服，连服 10 剂。

（11）红枣 250 克（炒焦），红糖 60 克，加水适量，煎服。食枣饮汤，每日 1 剂，分 3 次服，半月为 1 疗程。

（12）鲜蚌肉 250 克。先用少许花生油炒，再加入切碎的生姜 10 克，加适量水煮烂，约 1 碗，食盐调味。空腹 1 次吃完，隔天服 1 次，7 次为 1 疗程。

（13）将黄鱼鳔用素油炸酥研粉，用此粉 1.5 克，与砂糖拌和口服，日服3次。主治内痔。

（14）高粱壳50克左右，加水若干，煎熬1小时，见汤有1500毫升即可。在1天内分3次喝下，能很快见效。

（15）将蛇胆阴干，放入肛门内。

（16）大枣3枚，硫黄30克，一起放入砂锅里，炒至锅中冒烟起火，大枣全部烧焦后离火，凉后研成细末，口服。成人每日3克，分3次于饭前半小时，温开水冲下，6天为1疗程。对于内痔出血效果好。

（17）猪大肠头1个，鲜马齿苋1把。将猪大肠头洗净，装满鲜马齿苋，放砂锅里煮熟，连吃数个即愈。

（18）麝香0.15克，马钱子7.5克，冰片、铜绿、白矾各1.5克。将麝香、马钱子（制）、铜绿、白矾分别研成极细的面，混合将冰片轻研，装瓶备用。取少量的药面撒于痔疮上即可，用药后半天即可止痒消痛，一般用药2~3次可痊愈，不再复发。

（19）蜂蜡150克，炉甘石粉150克。将蜂蜡放锅内化开，将炉甘石粉放入，和成膏，团成小丸。每日早晚各服1次，每次6丸，白开水送服，一料可愈。

13. 疔疮方9首

（1）紫花地丁、回芥菜、蒲公英各适量，加少许蜂蜜捣烂，外涂患处。可治各种疔疮。

（2）将甲鱼壳焙焦黄，研细粉，外敷患处。能使久不收口的痈、疮疡早日痊愈。

（3）鲜鲤鱼胆汁涂敷患处，可消炎退肿。

（4）独头蒜1个，蜂蜜10克，捣烂调匀敷患处。

（5）天葵子、蜂蜜各适量。将天葵子洗净，捣碎加入蜂蜜，调成糊状，敷于疮口上，厚约1~2毫米，外用天葵叶或荷叶包托，每日换药2次。

（6）蓖麻子仁、松香各等量。先把松香研细，再与蓖麻子仁共捣烂，敷于患处。每日外敷 1 次。

（7）连翘 15 克，公英 15 克，金银花 15 克，野菊花 10 克，黄芩 10 克，瓜蒌 50 克，生地 15 克，甘草 6 克。每日 1 剂，分 3 次服，6 剂可愈。

（8）用猪苦胆加等量的红糖在锅内熬，熬到一定黏度，装入瓷罐内，封口埋入地下（阴凉处），埋的时间越长越好，等打开罐后就成为白色药膏了。这种外敷药对各种无名疔疮均能提毒化瘀，生肌愈合。

（9）捕捉 1 条无毒蛇，放入无色透明瓶内，然后向瓶内加入食用油 100~150 毫升，蜜封瓶口，最短需 1 年左右，启封即可使用，视蛇已完全溶化为准，时间久些更佳。适应外科感染疮疖痈疡、化脓感染、各种刀伤、枪伤、挫裂伤、感染性皮肤病。

14. 黄水疮方 10 首

（1）用头发在瓦片上焙焦黄（别过火），研细末，调以香油如糊状，每隔 1 日换药 1 次。

（2）端阳节前后采刺菜（一种野菜），洗净熬膏，涂抹患部。治黄水疮效果佳。

（3）将鲫鱼头焙焦黄研粉，与酱汁调，外敷。

（4）将蚕豆皮烧成灰研末，调香油涂敷患处。

（5）桃胶烧成灰，调香油敷患处。

（6）星星草 1 把，取花序炒黑存性研细，用香油调成糊状，擦患处。每日 1 次，连擦 5 次，皮肤即发汗，以后逐渐恢复正常。

（7）花椒 10 克，熟鸡蛋黄 1 个。把花椒焙黄研成细面，与鸡蛋黄混匀，香油调搽患处。

（8）龙胆草 10 克，黄芩 10 克，栀仁 10 克，金银花 12 克，连翘 12 克，泽泻 10 克，木通 10 克，丹皮 10 克，六一散 15 克，大青叶 10 克。水煎服，6 剂可愈。

（9）酒精 500 克，樟脑 10 克，红霉素（针剂）50 万单位，混合化开，稍加温涂患处，每日数次。

（10）轻粉 10 克，樟脑 10 克，大枫子（去壳）、川椒各 49 粒，杏仁 5 克。共为细末，和柏油烛捣匀敷之，功效如神。

15. 羊毛疗方 3 首

（1）用消过毒的针挑前后心毛孔，挑出毛效果最好，然后以水合荞麦面，用力搓前后心，使皮肤发红充血，可愈。

（2）羊须适量，在瓦上焙焦研末，用麻油调匀，敷患处，每日 2 次。

（3）用黑豆、荞麦各等分研末，挑破敷之，羊毛落即愈，内服菊花饮亦可。

16. 脚气方 7 首

（1）将 1 份阿司匹林粉调和 2 份牙膏，一般在 5~6 天可愈。

（2）樟树根 250 克，枣仁 50 克，同煮后加入高锰酸钾少许，洗脚。每晚洗 1 次，5 次见效。

（3）防风 12 克，芥穗 12 克，红花 12 克，大枫子 18 克，地骨皮 18 克，五加皮 18 克，皂角 18 克，白矾 20 克。用醋 2500 克，浸药 3 昼夜，然后每日三餐及临睡前将脚浸泡 5~10 分钟，至醋干为 1 疗程。盆和擦脚布一定要单独使用。轻者 1 疗程则愈，重者 2 疗程则愈。

（4）槟榔 4.5 克，生姜 1.8 克，吴茱萸 1.8 克，苏子 1.8 克，甘草 3 克，陈皮 3 克，木瓜 3 克，香附子 4.5 克。加水煎成汤剂，每日 3 次分服。

（5）明矾、枯矾各等份，加冰片少许为细末。每晚擦 1 次，3 天可除根。

（6）安乃近药片研成末，撒于脚趾缝里，第 2 天即愈。

（7）茄子根 5 个，食盐 50 克，煮水洗脚。

17. 甲沟炎方

（1）生黄豆嚼融敷，即愈。须先漱口再嚼。

（2）取新鲜猪胆1个，将猪胆刺穿，胆汁装在小杯里，将患指放在胆汁中间，间断地浸泡几次，每次10~15分钟，隔天1次，一般经3次治疗便可痊愈。

18. 灰指甲方4首

（1）250克装玻璃瓶1个，放进捣烂的大蒜和醋（陈醋为佳），比例为2∶3，浸半天，然后把患指放到瓶内泡1分钟左右。每天6次，大约1周痊愈。

（2）每日取凤仙花（指甲草花），连根茎叶捣烂，敷于指甲上，用布包好。每日1换，月余可愈。

（3）生大蒜与糯米饭拌和捣烂，涂于指甲上，24小时更换（伏天为宜）。

（4）醋500毫升，加白芷90克，煎浓汁。将患指甲浸于药液中，每日浸30分钟，连用10天，早晚各1次。

19. 蜂窝组织炎方2首

（1）桃仁、杏仁、核桃仁、小枣各等份。将小枣洗净，去皮核，与其他3味药同捣成糊状，外敷患处。

（2）绿豆、枯矾各100克。把绿豆炒黄与枯矾共研细粉，已溃者将药粉撒于患处，未溃者香油搽患处，每日1次。

20. 乳疮方17首

（1）仙人掌（鲜品）100~150克，去针皮捣烂，用清毒布绞汁，调淀粉为糊状，涂于患处。每日早、午、晚换药，3日痊愈。

（2）胡桃仁3个，山慈菇3克。共研为细末，黄酒送下。

（3）韭菜50克洗净，杏仁6克去皮，一起放碗内捣烂，外敷患处。每日早晚各换 1 次药。

（4）花椒叶适量，晒干后研成细末，浓茶调涂患处，每日换药 3 次。

（5）鲜橘核 100 克捣烂，加入食醋，调成糊状，然后涂在纱布上，敷患处。每日早晚换 1 次药。

（6）生红薯 1 个，洗净去皮，切碎捣烂，再加适量鲜鱼腥草，共捣烂敷患处，敷至局部发热即行更换（约 2~3 小时）。

（7）葱白 150 克，麦芽 50 克，加水约 500 毫升，煮沸 20 分钟后，取出药渣包在白布中，趁热循乳房向乳头反复擦搓，硬结处更要按摩，直至乳房发红变软，每日 3~4 次。

（8）鲜紫花地丁、鲜蒲公英、鲜野菊花叶各 50 克，共捣烂，外敷患处。适于红肿期。

（9）仙人掌去刺，切成块状，煨热，外敷患处。适于成脓期。

（10）薄荷 30 克，金银花、橘叶各 50 克。煎水去渣，用毛巾浸汁，外涂患处。每日 3 次，适于破溃期。

（11）急性子 25 克，朴硝 50 克，鲜蟾皮 1 张，白酒适量。共捣如泥，过稀可加些面粉，使之成糊状，取药敷患处，外盖纱布、油纸，固定即可。寒性肿块也可加入生姜 5~10 克。

（12）老母鸡 1 只，穿山甲 100 克。除去鸡内脏，洗净，把穿山甲砸成 5 分硬币大小的块，装入鸡腹内，入锅炖煮，直煮到提鸡一抖骨肉自然分离为止，扔掉穿山甲，食肉喝汤。

（13）马兰嫩芽 30 克，切碎，小虾皮 3 克，加入沸粳米粥中烫熟，加盐、味精少许，食之。

（14）把鲜芙蓉叶捣烂，用醋调成膏状敷于患处包扎。每日 1 次，2 日见效。

（15）生半夏 3~6 克，葱白 2~3 根，共捣烂，揉成团塞患乳对侧鼻孔。每日 2 次，每次半小时。

（16）将马蜂窝放砂锅上文火焙干，成黄色或黄褐色（黑色即无效），研末。每日4次，每次1.5克，用温黄酒送服，连服10天。

（17）紫皮萝卜3500克，葱白250克，大蒜250克，白矾25克，红萝卜1个，皂荚5个，柏树枝100克（洗净）。先把紫皮萝卜切碎放锅内，加水以淹没萝卜为度，煮烂后捞出，再把六味投入萝卜水中，煎40分钟捞出，锅内剩下的汁水，熬成糊状为止（要不断地轻轻搅动）。用时取枣大小膏摊在布上，贴于患处。不管是红肿或化脓，贴上5日即愈。

21. 鼻子生疮方3首

（1）杏仁去皮尖，研烂乳汁调搽即愈。

（2）鹿角（锉碎，焙）、枯矾各50克，头发25克（灯上烧灰），共研为末。先用花椒水洗净，敷药。

（3）五倍子烧存性，研末，以黄蜡与猪油和匀，敷之。

22. 破伤风方8首

（1）蝉蜕30克，天南星6克，明天麻6克，全蝎7个（连尾），炒僵蚕7个。水煎分2次服，每日1剂。每日服药剂，用温酒少许，冲服朱砂2克，服后出汗。

（2）黄连15克，酒1盅，煎为七成，入黄蜡10克，溶化后趁热服下。

（3）干蝎1个，麝香0.3克（为末），敷患处，避风速愈。

（4）黄明胶烧存性，研末，酒服6克，取汗。

（5）蝉蜕去头及足，焙干研细。成人每日3次，每次10~15克，用黄酒100毫升冲服。

（6）南星、防风、白芷、天麻、白附子、羌活等份，共为细末。每次服10克，热酒1盅调服。牙紧后张者，每次服15克，热童便调服。

（7）30度以上酒500毫升，土中生的白胖蟋虫7只，鲜姜3片。先将蟋虫洗净，去头尾，同白酒、姜片一齐放入瓦瓶内。将瓦瓶入锅中，锅内盛水，烧开即可饮用。饮时不限量，不限次数。蟋虫夏天可在土豆地里找，冬天鸡粪底下有。

（8）韭菜地里蚯蚓3条，鸡窝里蛴螬3只，1把黑糖，同放碗里，不断搅拌，停5分钟倒入烧热的锅中，加水1碗，煎服。

23. 恶指方4首

（1）蜈蚣1条，瓦焙研末，猪苦胆调抹患处。

（2）将柳树叶子（越嫩越好）摘下来，用手指拧成丸塞进趾缝里。头天晚上敷药，第二天见效。

（3）用柳树叶煎水，煎半小时，水浓为宜，温水洗患指。

（4）取生鸡蛋1个，在蛋的一头打开如患者的指头大的孔，套入患指。鸡蛋清具有清热解毒、止痛作用。一般1~2次即愈。

24. 腱鞘囊肿方3首

（1）小茴香15克，食盐4.5克，共同炒焦，研成细末。再用两个青壳鸭蛋去壳，同煎为饼。每晚临睡前以温米酒配蛋饼同食，连服4天为1个疗程，休息2天，再服第2个疗程。

（2）制马钱子6克，麻黄6克，没药6克，乳香6克，陈小米（置瓦上文火焙黑）60克，共为细面，净水调匀，搅拌成膏，敷于积液部位，固定好。不可随便揭掀。

（3）乳香、没药、血竭、丁香、小青皮各10克，肉桂8克，樟脑7克，研末外敷。再用消炎止痛膏粘贴，每次2~3天，10天可愈。

25. 脚垫方7首

（1）用热水浸泡脚，削去硬皮，涂上优质雪花膏，每天坚持。

（2）荸荠半个，贴患处，次晚再贴，5~6天即可。

（3）五倍子（炒）15克，研末醋调贴患处，连贴3~4次。

（4）五倍子烧灰，调香油，涂患处。

（5）生独活、食盐各适量，共捣烂，敷于患处，连敷2日。

（6）全黄芩10克，香油50毫升，黄蜡适量。将黄芩全株切碎，用香油炸焦后取出，掺入黄蜡外敷。

（7）牛皮胶、生姜汁调天南星末制成膏状，将药膏涂于局部后用热砖熨摩。

26. 足跟痛方3首

（1）山药30克，熟地15克，制首乌15克，当归12克，苁蓉12克，杜仲12克，白芍12克，山萸肉12克，淮牛膝30克，鸡血藤30克，伸筋草30克。水煎服。

（2）柳叶1把，杏仁3粒，枯矾10克。共捣烂敷，极效。

（3）先用生姜片蘸香油擦痛处，随将生姜烧熟，捣烂，敷患处，其痛立止。

27. 肿块方

阿魏中加入桃仁数粒，于钵内研成粉末状。另外也可以将阿魏剪细，加酒精溶解如浆糊状，外用时用纱布包扎固定。

28. 肩周炎方10首

（1）在肩关节上用热毛巾作湿热敷，大约5~6分钟，然后用风痛灵药水涂擦约2~3分钟，擦后有轻度灼痛感，略待药液发挥，最后再贴上4张麝香镇痛膏，贴后再在膏药外用热水袋热敷半小时，局部有灼辣感，然后喝少许黄酒，并增加衣服保暖。

（2）川乌、草乌各90克，研末，装瓶备用。根据疼痛部位大小，取药末适量，用老陈醋调成糊状，匀敷在压痛点上，厚约0.5厘米，外敷纱布，然后用热水袋敷30分钟。每日1次，一般3次。

（3）松香粉50克，铅丹20克，和匀，取油纸或塑料布一块，根据痛肩范围大小，均匀地将松香、丹粉薄薄地摊在油纸上，再用白酒喷湿，敷于患处，外用棉花绷带包扎。3日一换。

（4）天南星25克，生川乌20克，生草乌20克，羌活20克，苍术20克，姜黄20克，生半夏20克，白附子15克，白芷15克，乳香15克，没药15克，红花10克，细辛10克。共研细末，加食醋、蜂蜜、白酒、葱白（捣烂）、鲜生姜适量，再加白胡椒30粒（研碎）。以上药物炒热后用旧布袋装，热敷患肩30分钟。1日2次，连用5~7次。

（5）生川乌9克，生草乌9克，建曲9克，苍术9克，甘草3克。泡酒500毫升，7天后即可服用。用时摇匀，每晚睡前服3~6毫升，禁风。

（6）取鸡屎、麦麸各250克，在锅内慢火炒热，加入酒精，混匀后装入纱袋，敷患处。凉后取下，翌日再炒热加酒精使用，连用3~4次后弃去。每天1次，7~10天为1疗程，疗效较好。

（7）羌活、独活、防风、桂枝、干姜各9克，当归12克，桃仁、红花、川芎、姜黄各9克，香附12克，白芥子9克，黄芪12克，白术9克，炙草9克，柴胡6克，丝瓜络12克。寒重加附子，痛重加防己，活动受限严重，加木瓜、威灵仙，阴血不足加熟地。每日1剂，分2次服，7天为1疗程，可连用4个疗程。

（8）菖蒲、艾叶、橘子叶各50~100克，枫球子7~10个。切碎，米糠50~100克置锅中，用白酒7烹7炒（白酒约300~400毫升），用纱布包药揉擦疼处。每日1次，连用10~15天，特效。

（9）当归、芍药、川芎、地黄、茯苓、白术、黄芪、桂枝、防风各3克，附子0.5~1克。水煎服。每日1剂，分2次服。

（10）生紫苏1把（如无鲜者干的亦可），葱头连须1把，生姜1大块，陈皮10克。共捣烂，用菜子油1茶杯放锅内煎过，再加灰面搅匀作成1饼，趁热敷上，冷则解下，日夜不断，其风即散而愈。有人臂不能抬起，10年不愈。敷之数日痊愈。无菜子油用顶好烧酒亦可。

29. 外伤、出血方42首

（1）生姜、枣树皮各等份。先将生姜烧焦成炭，再与烤干的枣树皮一起研成细末，过120目筛后，装瓶备用。使用时将药粉敷伤口处包扎，不要沾水，一般3日即愈。

（2）韭菜（连根）120克，生石灰60克。共捣如泥，晒干为度，敷伤口。用于外伤出血。

（3）干荔枝壳烧灰研细，收藏起来。用时先将伤口洗净清毒，然后将药敷上。

（4）海螵蛸、枯矾、五倍子等份。为末，敷于伤处。

（5）葱白茎2/3，白糖1/3。共捣成泥状，然后加适量的赤小豆粉，调成糊状。将药膏敷于伤处，再用纱布包扎，2天换药1次，4天后即可拆掉绷带。治疗外伤出血、术后伤口均有良好效果。

（6）月季花叶10克，茶叶3克。茶叶研细末与月季花叶共捣烂，外敷患处。

（7）仙桃草100克，炒干研末。外敷伤口处。

（8）生半夏9克，百草霜20克。将上药共研细末，撒伤处，包扎。

（9）新泌出松脂适量。将上药研末掺撒伤口处包扎，3日后换药。

（10）锯子草30克，一枝蒿5克。将上药共捣外敷伤口处，2~3日后换药，无感染不换药。

（11）一盆血（又名红砖草）、垂柳皮、苦蒿、白花菜各20~30克。将上药捣烂外敷伤口处，或取汁加冷开水洗伤口，即可止血。

（12）三月乌泡叶、黄瓜香各30克，香辣叶、桃树叶各20克。

将上药烘干，研细末撒伤口处。若无红肿者不必换药。

（13）松树皮、桎木树叶、五倍子各100克。

将上药分研细末后，混合拌匀，掺撒伤口处包扎。无红肿不须换药，痂壳自脱。

（14）刨花2页，白糖30克，蓖麻子（去壳）7只，生蚯蚓30克。

将蓖麻子去壳留仁和刨花、白糖、蚯蚓共捣烂贴伤处。

（15）灯吊丝、青骨藤、小金英各等份。以上药捣烂敷患处。

（16）当归3克，枣树皮9克，汉三七3克。各炒，共为极细末。干敷破伤处。

方内汉三七价昂贵，去掉效果也很好。本方止血力强，伤口结痂快，1次可痊愈。

（17）蓖麻子150克，大仙子60克。共捣烂，用开水捣如泥，敷于患处。此方主治竹木刺入肉拔不出，伤处逐渐红肿痛甚者。

（18）蟑螂4只，红糖少许。捣烂敷患处，外用纱布扎好，每隔3小时换药1次。

（19）生鲤鱼血适量，滴在伤口处。此方适用于玻璃刺入肌肉，疼痛不舒，用此方玻璃自出。

（20）止血草30克，陈石灰60克，制乳香60克，制没药30克，煅龙骨60克，地榆炭30克，冰片9克。共研极细面，撒患处。

（21）黄连9克，犀角面9克，生乳香9克，生没药9克，朱砂9克，琥珀9克。水煎服。每日1剂，分3次服，3天为1个疗程。小便不利加牛膝9克，大便不利加枳壳9克，腹胀加广木香9克。

(22) 当归、川芎、生地、杜仲、川牛膝、木瓜、川断、麻黄、桂枝、千年健、地风、细辛、白芷、苍术、川乌、草乌、钩藤、仙鹤草、透骨草、天麻、石楠、吴萸、良姜、干姜、附子、血竭、儿茶、龙骨、象皮、没药、乳香、杞果、广木香、故纸、防风、羌活、独活、赤芍、红花、黄柏、紫草、海风藤、秦艽各15克，阿魏9克，元寸0.15克，广丹1000克，香油5斤。

按中成药制剂常规进行操作，熬成膏药，即可使用。

(23) 当归6克，山甲6克，川芎6克，皂刺6克，生黄芪12克。共为细面，成人每服5克，白开水送服，小孩酌减。

此方主治外伤后化脓，可提脓化毒。

(24) 乳香10克，没药10克，麻黄12克，马钱子12克（去毛油炸），血竭花10克。共为细面，用烧酒调和药面，敷伤处。外贴毛头纸，再加绷带缠裹，药掉为止，或3~4天换1次。如聚筋瘀血，可用酒调米汤揉之。

(25) 吸铁粉（即磁石）50克，乳香15克，蓖麻子50克，鹧鸪肚皮50克，推车虫6只，银朱50克。共研成细末。用猪油200克，合成膏敷患处，1~2日肉中子弹或铁钉自出。

(26) 土狗虫（即蝼蛄）7只，推车虫5只。先将土狗虫捣烂，敷伤口，使伤口放大，然后用推车虫5只（如要伤口放大，则用拉粪球的，如要伤口收缩，则用推粪球的）捣烂，敷伤口。

此方可将肉内弹片拔出。

(27) 麝香、珍珠（天然的）、冰片等量，研细末。外敷伤口，1次可愈。

(28) 鱼肝油丸适量。将鱼肝油丸剪破，用鱼肝油汁浸盖创面，1~2天，伤口即能愈合。

(29) 卷柏适量，洗净烘干磨粉，入瓶蜜封备用，外敷伤处。

(30) 陈棉花适量，烧炭，敷于出血处，可立止血。3日后伤口愈合。

(31) 人头发适量，将头发烧成灰，撒于伤口处，可立止血。也可止鼻血。

(32) 龙眼核适量。将龙眼核剥去皮，将核研细，敷伤口，即定痛止血。

(33) 鲜橄榄适量。将橄榄核加水磨汁，用汁搽外伤。主治指甲抓伤，疗效佳。

(34) 煅牡蛎12克，蒲黄炭、藕节炭各9克。上药共研细末，敷于伤口，纱布包扎。

(35) 野荞麦叶（以鲜的为好）适量。将上药捣烂外敷患处。每日换药1次。如炎症严重，另用鲜荞麦叶50100克，每日1剂，分2次煎服。此方适于外伤感染，疗效良好。

(36) 乳香、没药、血竭、儿茶、三七各10克，冰片5克，麝香1克。热则加黄连5克，腐则加轻粉5克，有火则加煅龙骨5克，欲速收口则加珍珠50克或加蟹黄（取团脐螃蟹蒸熟取黄，晒干收用）10克，为末掺用。

以上七味药加肠脂250克，蜂蜡50克，稍温用棉纸摊膏，贴患处。若系杖伤加三七须于内。此方对皮肤溃烂疗效佳，可使其去腐生新。

(37) 乳香、没药、墨旱莲、当归、杉树皮灰、葛叶、毛藤子叶各等量。上药研末，包扎即痊愈。

(38) 白及3份，阿胶1份，三七1份，蒲黄1份，鲜小蓟1份。取汁拌制。如配不齐，可加进墨旱莲或紫珠内服。

(39) 白芷25克，甘草62克，当归100克，紫草10克，血竭、轻粉各20克，白蜡100克，麻油250毫升。制成药膏，贴患处。

(40) 生石灰（陈久者佳）120克，生大黄30克。同炒至石灰呈粉红色，大黄焦褐色。去掉大黄，将生石灰研细粉备用。同时根据外伤疮口大小，适量撒患处，覆盖消毒纱布，固定，一般1~2次即愈。

（41）花头地龙（头颈部有道圈，体较小，以韭菜地里的为佳）用新瓦焙干10克，马勃30克，赤石脂4.5克，煅龙骨10克，老松香45克，冰片适量。

上药共研极细末，放瓷瓶内高压消毒后备用。先用冷开水清洗伤口，再以此药粉撒于伤口，可随时撒药粉，以致血不外掺为止，加压包扎。隔1~2日打开查看，已结痂者不必加药，倘未结痂，可再撒一层药。

（42）象皮（切片焙干）、花龙骨各25克，陈石灰、柏香、松香（与柏香同溶化倾水中，取出晒干）、枯白矾各50克。共研细末。遇破伤者以敷出血处，以扇搧之，立时收口结疤。忌卧热处。若伤处发肿，黄连煎汁涂之立消。戒饮酒，恐热血妄行。勿厚裹，恐太暖难愈。

30. 跌打扭伤方113首

（1）铍儿草（又名金钱草），捣烂敷患处。此方适用跌打青肿疼痛，并可治一切疮毒。亦可煎水洗之。

（2）生川乌10克，生南星7克，生草乌11克，半夏10克，生红花7克，生归尾7克，生白芷10克，细辛3克，乳香4.5克，没药4.5克。共研成细末，用茶油调开，涂数次即愈。

（3）田七10克，血竭10克，无名异10克，防风10克，白及15克，桃仁12克，红花10克，归尾10克，苏木3克，侧柏12克，槐花炭12克。水煎，加童便冲服。孕妇忌服。

（4）丁香15克，木香15克，血竭15克，大黄15克，红花15克，当归头3克，莲肉3克，白茯苓50克，丹皮7克，甘草4.5克，白芍3克，儿茶15克。

研成细末，炼蜜为丸，每丸15克。每服1丸，酒送下。

（5）田七10克，莪术12克，白芷12克，归尾12克，血竭10克，大黄12克，法半夏12克，乳香10克，没药12克，栀子15克，阿魏10克，桂枝10克，苏木15克，木鳖子10克，防风10克，桐皮10克。

上药共研成细末，以姜汁、生盐、面粉煮成糊。先用藿香0.3克，酒擦患处，随即乘热将药敷之。

（6）五叉牛奶汁叶（鲜的用50克捶绒，干的用12克研末），百草霜15克（烧草的锅底黑），川三七1.2克。研成细末，用沸水焗出味，服后，患者仰睡，垫高臀部。使人含烧酒50克，勿使患者知，突向其头面喷去，患者一惊，血即渐止。此方主治跌打膀胱生殖器流血不止。

（7）生地3克，红花3克，归尾15克，白芷3克，三棱15克，莪术15克，骨碎补15克，川乌15克，良姜15克，乳香15克，没药15克。以好酒1500毫升浸之，擦患处，饮亦可。

（8）自然铜10克，活土鳖10克，乳香6克，血竭15克，麝香1.2克，朱砂6克，巴豆1.5克（去油）。

共研成细末，贮玻璃瓶封固，勿泄气。接筋骨和消肿，以酒调敷患处。止血，撒伤口。

（9）韭菜头12克，生姜6克，沙姜3克，葱头6克。捣烂，用酒炒熟，敷患处。

（10）凤仙花（又名指甲花）茎叶（白花者才有效），鲜、干（要阴干，不可日晒）均可用（干的效力较弱）。捶绒后，用酒调敷患处。疮疡不可用白酒。

（11）自然铜10克，血竭12克，川乌10克，郁金10克，羌活4.5克，骨碎补6克，土鳖虫6克，川断6克，泽兰6克，乳香6克，没药6克，桃仁4.5克，苏木4.5克，田七4.5克。好酒浸，擦伤处，或水煎冲酒服。

按伤部加药法：头顶伤加藁本10克，升麻3克；或加川芎、白芷各4.5克。颈喉伤加桔梗、元参各6克。鼻伤加细辛、荆芥各6克。乳部伤加蒲黄4.5克,姜黄6克。心窝伤加桃仁、红花各10克。腰骨伤加川仲、故纸各10克。手部伤加桂枝10克。脚部伤加木瓜、牛膝各10克。

(12) 防风、羌活各6克,川芎3克,炙甘草5克,菊花10克,茶叶、蔓荆子各8克。水煎服。对颈部扭伤或落枕有效。

(13) 鲜土牛膝适量,捣烂加少许食盐和匀,涂敷患处,外用绷带固定。每日1剂,1~2次可见效。用于踝关节扭伤。

(14) 五倍子50克(炒黄),栀子30克(微炒),石膏20克。研成细末。将药末用蜂蜜、醋各30毫升,白酒少许,调成糊状备用。将上述制备的药糊涂于患处,再覆盖铝薄纸,绷带固定。隔日或3日换药1次。对急性踝关节扭伤有效。

(15) 红花9克,苏木15克。上药水煎服。三七3克,研末,酒冲服。用于头部重伤,五官出血。

(16) 当归尾15克,生地9克,川芎6克,桃仁6克,大黄9克。水煎分2次服。用于外伤所致大小便不通。孕妇忌服。

(17) 鲜金银花适量,捣烂取汁。另加童便1杯,内服立效。专治跌打口吐鲜血。

(18) 生栗子适量。将栗子去皮,用口嚼烂敷于伤处。有凉血、消肿、止痛、止血之功能,可用治跌打损伤肿痛。

(19) 新摘老丝瓜1个,白酒适量。将老丝瓜切片晒干,置铁锅内用小火焙炒成棕色,研面,入瓶备用。凡跌打损伤胸腹部者,每服3克,日服2次,连用3天,用白酒冲服。跌打损伤四肢者,每次用丝瓜粉末加酒调匀,敷于患处,每日更换1次。可散瘀,消肿,用治跌打损伤症。

(20) 车前子100克,研成细末,用酒调成糊状,敷伤处。

(21) 核桃7个,红糖30克。核桃烧焦外壳后取仁,研细末,用30克红糖调水冲服。

(22) 红尖辣椒、凡士林适量。将红辣椒研极细粉末1份，凡士林为5份。将凡士林放锅中溶解，放入辣椒面拌匀，能嗅到辣椒味即止，迅速冷却成膏。用时以棉花纱布涂上本膏，敷于患处。每日换药1次。可消肿，散瘀，用治跌打青肿。

(23) 芥末50克，醋适量。芥末用水润湿，加醋调成糊状，抹在纱布上，敷于患处。3小时后取下，2天1次。可活血散瘀，用治跌打损伤的瘀血肿痛。

(24) 糯稻秆烧灰存性，好酒适量。

上述2味调成糊状，敷扭伤处。治腰扭伤，关节扭伤。

(25) 豆油9克。温暖季节生服，严冬季节加温服。每次服9克，早晚各1次。可凉血、止血，用治摔伤吐血。

(26) 萝卜适量洗净，切碎，捣为烂泥，敷于患处。

可行气，活血，消肿，用治跌打损伤，瘀血红肿，肩背疼痛。

(27) 丝瓜适量。酒泡，内服，每次3克，早晚各1次。外用，酒调敷患处。可活血。

(28) 中华艾麻500克，蜂蜜30克。将上药研末，加蜂蜜或白酒调服，每日1次。治跌打损伤，无骨折脱臼。

(29) 荞麦三七根50克，小叶五加皮根50克。

将上二味置童便中浸泡7日后，取出洗净晒干，共研末。每次用甜酒送服药末10克，每日2次。

治跌打损伤，活动受限，无骨折脱臼者。亦治陈伤腰痛者。

(30) 红月季花7朵，白酒50毫升。将月季花捣烂，用白酒冲服，每日2次。

治跌打损伤、疼痛、青紫肿胀者。

(31) 杨梅树根50~100克，晒干研末，烧酒调匀蒸熟后外敷患处，每日换药1次。

治各种扭、挫伤，肿痛活动不灵者。

(32) 生草乌 1 个，用白酒磨汁加热后外擦患处，每日 4~5 次。

治跌打损伤、肿胀、青紫、疼痛剧烈者。

(33) 七叶一枝花 15 克，青木香 10 克，鹅不食草 10 克。

将鹅不食草、青木香用童便、米酒各半炒之候冷，与七叶一枝花共研细末。每取药末 2~3 克，用水酒送服。

治各种原因所致扭挫伤，肿痛，活动不便，无骨折者。

(34) 泽兰叶 50 克，荞麦三七 35 克。将上药焙干，研末，加白酒调匀外敷患处，每日换药 1 次。

治跌打扭挫伤，无骨折、肿胀疼痛者。

(35) 柑子树叶、野苎麻根、苏叶、连钱草各 30 克。

将上药洗净，共捣烂如泥，外敷患处。每日换药 1 次。

治各种跌打损伤、扭伤、青紫肿痛而无骨折者。

(36) 鲜鹅不食草、鲜连钱草、鲜老鸦爪、鲜马鞭草、鲜梨头草各 30 克。

将上药洗净，水煎服或捣烂取汁对白酒服，每日 1 剂。

治各种扭伤、挫伤，无骨折、疼痛肿胀。

(37) 接骨金粟兰 20 克，红花倒水莲 20 克，木芙蓉根 15 克，嫩蜡树叶 10 克。

将上药洗净，共捣烂加食盐、白酒各少许，调匀外敷患处。每日换药 1 次。

治跌扑扭挫伤、骨折等肿痛、青紫者。

(38) 泽兰根、南天竹各 30 克，白酒 500 毫升。

将上药白酒浸泡 7 日，每服 30 毫升，每日 2 次，早晚空腹服。

治跌打损伤、扭伤、无骨折而瘀肿者。

(39) 生栀子 50 克，生大黄 50 克，姜黄 30 克，红花 10 克。将上药研细末，加茶油调敷伤处，每日换药 1 次。

治各种扭、挫伤，肿胀瘀痛者。

(40) 威灵仙全草 100~200 克。将上药捣烂炒熟后加入白酒适量，外敷伤处。每日换药1次。

治各种扭、挫伤，青紫肿痛甚者。

（41）鲜菊叶三七100克。将上药捣烂炒熟，加白酒调匀外敷伤处。每日换药1次，亦可取汁加酒兑服。

治扭、挫伤后青紫肿痛者。

（42）吊牛兰（又名牛筋草）50克，凌霄花根50克。将上药洗净，放鸡腹内蒸熟。去渣食鸡与汤。

治扭、挫伤后或劳力损伤肿痛者。

（43）竹节三七5克，川芎15克，杜仲15克，朱砂莲10克，散血莲12克，红花10克。将上药水煎分3次服，每日1剂。

治扭、挫伤，肿胀疼痛者。

（44）马尾松叶50~100克，白酒30毫升。将松叶洗净捣烂，或晒干研末，加白酒冲服。每日1剂。

治扭、挫伤腰部肿痛，无尿血尿痛者。

（45）土牛膝、血当归各90克，骨碎补60克，白茅根90克。将上药烤干研末，分5~6次温开水送服，每日2次。

治腰部扭伤、挫伤，无尿血尿痛者。

（46）小活血藤、木通、泽兰各10克。将上药用酒煎熬，取汁外擦患处，每日2~3次。

治新旧跌打损伤，疼痛或肿胀者。

（47）了哥王6克。将上药水煎（煎4小时以上）加米酒兑服，每日1剂。

治扭挫伤，肿胀疼痛甚，局部瘀肿者。

（48）蛇菇（一对烛）茐1个，竹笋20克，血三七1个。将上药用酒磨服，每日1剂。

治跌打损伤，扭伤等肿痛者。

（49）嫩樟树叶、嫩枫树叶、鲜韭菜叶各30~50克。将上药洗净，捣烂取汁，兑童便50毫升灌服。

治跌打损伤、扭伤，昏迷不醒者。

（50）新黄荆叶、六月雪各50克。将上药捣烂外敷患处，每日换药1次。

治跌打损伤、扭伤肿痛，或有青紫者。

（51）鲜螃蟹3只，活上鳖3只，活蝼蛄3只，白酒150毫升。将前3味共捣烂，加白酒并用火点燃，边烧边研，直至酒不着火为止。将药1次服下，每日1剂。

治跌打损伤、扭伤、内伤等疼痛者。

（52）破故纸（羊油炒微黄）85克，骨碎补（甜酒炒勿令焦）30克，肉苁蓉（酒洗）30克，黑穞豆30克，当归（酒洗）30克，鸡血藤膏（甜酒化开）15克，三七（另研）15克，血琥珀（另研）9克，麒麟竭（另研）15克，沉香（另研）15克。

前5味共为细末，连同后5味和匀入鸡血藤膏，再入炼蜜，每丸重9克。早晚空腹服1丸，开水送下。

（53）当归尾6克，制乳没各6克，白芥子3克，生半夏4.5克，肉桂3克，生川乌4.5克。

共为极细末，烧酒调敷，干湿得中，用布裹之。但不可内服，以有生半夏故也。

治脚闪肿痛。

（54）当归100克，川芎50克，白芍50克，杜仲50克，川断75克，五加皮75克，生姜150克，熟地200克，补骨脂100克，黄芪150克，党参100克，熊骨50克，刘寄奴100克，木瓜100克，土虫150克，自然铜50克。

共研细末，炼蜜为丸。每丸重19克，成人每服1丸，日2次。

治损伤后期。

（55）土虫、水蛭、臭虫三味等份。上三味各炮炙后等份研细混合备用，单用或配他药应用。每服1~2克，每日3~4次，以山药粥或蜂蜜水送服。

专治胸肋内伤，血瘀实证，或陈伤后患、滞瘤难消者。

（56）山芝麻620克（童便浸4次，烧酒浸3次，略炒），乳香（炙去油）、没药（炙去油）各90克，血竭（煨）60克。

共为极细末，火酒送下1.2克，随食白煮猪肉压之。如吃斋者，食白腐干。服药后，切记避风。

（57）当归6克，通草3克，桃仁6克，穿山甲6克，茜草4.5克，川桂枝4.5克，杜仲6克，自然铜（醋煅）9克，淮牛膝4.5克，制大黄7.5克，青皮3克，骨碎补（去毛，净）6克，乳香6克，没药6克，白芷4.5克，红花4.5克，苏子3克，降香3克，甘草3克，血竭3克，三七4.5克，地鳖虫6克，石南枝头9克。共煎汤，加童便1酒盅，老酒1酒盅，温服，极重2服可愈。今改为末子药，如遇病不重者，只需每服吃末子15克，外加童便1杯，老酒1杯送下，轻者3服，重者仍照方煎服。

治跌打内伤并闪挫、风气，一切疼痛立效。

（58）桃仁4克，红花15克，乳香15克，没药15克，栀子15克，赤芍15克，白芷15克，生大黄15克。共为细末，过筛装瓶备用。用时视损伤范围大小，取药末适量加酒精或米三花酒，调至成糊状外敷患处，2～3日换药1次。眼睛处及有皮肤破损处忌用。

（59）生半夏15克，生大黄6克。上药共为末，灰面、姜汁、烧酒调饼贴。

（60）罗裙带、一点红、黄桑树、青凡木、鸭脚艾、了哥王各等分适量。上药捣烂，加面粉少许。另取小鸡1只，去内脏，捣烂酒炒，与上药混合外敷。

（61）南岭荛花根皮1克。将根皮研末，制成蜜丸。每日服1丸。全身痛者用威灵仙、虎杖根、独活、桂枝各10克，下肢痛用牛膝15克，头痛用羌活10克，妇女用丹参或泽兰10克，均水煎服。

有严重肠胃病患者慎用。如出现恶心、吐泻，一般无须处理,重者停药。

(62)栀子50克,大黄12克,红花3克,姜黄15克。共研细末,取适量,用食油调匀,敷患处,5天一换。

(63)白龙须(八角枫根须)、重楼各1克,黑骨头、纽子七各0.6克,拐牛膝(川牛膝)0.3克。共研细末。日服3次,每次1克。服后如出现口、舌、四肢发麻,用生姜、红糖煎服即解。

(64)见肿消2个,食盐适量。捣烂如泥,加食盐适量,外敷。

(65)百步还阳、祖师麻、三七、大黄、丹皮、枳壳、玄胡索各15克,大小蓟各15克,当归、白芍、生地各20克,红花5克,桃仁14枚,自然铜末18克(将铜置火中烧红,放醋中往返9次后研末)。浸酒2斤密封。取药酒搽患处。

(66)艳山红(红杜鹃)花或种子研末3克,活土鳖5克,自然铜末6克,麝香1克。

先将自然铜或古小民钱1~2枚,烧红放醋里淬九次,再研末后与上述3味药共研末拌匀。重伤欲绝时,用烧酒吞服3克,有起死回生作用。

(67)梧桐根63克,米饭31克。共捣烂,外敷患处。主治暗伤,呈青色。

(68)韭菜根、刺老五(五加类植物)根皮、生姜各37克。共捣烂酒调,外包痛处。

视瘀斑的颜色测定伤势的轻重,对症治疗。

(69)生续断适量,捣取汁,兑淘米水以灯草蘸汁点两眼角,泪出止痛。此方治腰疼神效。

(70)虻虫(去足翅,熬)、牡丹皮等份。取20克用酒冲服。或用大黄300克,桂心100克,桃仁(去皮)60枚,用酒1000毫升,煮取500毫升,分3次服。

(71)干姜100克,艾叶、芍药各150克。以水1000毫升,熬成300毫升,去渣,另加阿胶25克,另熬,分2次服,小孩分 3 次服。

（72）蒲黄 5 克，当归 4 克，干姜 4 克，桂心 4 克，大黄 6 克，虻虫（去足翅，煮熟）2 克。共捣烂，空腹用酒冲服，服 2 剂即效。

（73）柴胡 25 克，瓜蒌根、当归各 15 克，红花、甘草、穿山甲各 19 克，大黄 50 克，桃仁 50 个。

酒、水各半同煎，空腹温服之。

（74）马钱子、透骨草、穿山甲、防己、乳香、没药、生姜、王不留行、细辛、五加皮、豨莶草、独活、生草乌、五倍子、肉桂、枳实、牛蒡子、血余炭各 9 克，地龙、威灵仙、祖师麻、泽兰叶、丝瓜络、麻黄、䗪虫、防风各 12 克，当归尾 15 克，功劳叶 30 克，蜈蚣 4 条。

以香油 1000 克，将上述药炸枯去滓，炼油滴水成珠，加生大黄细末和凡士林各 500 克，即成，局部敷贴。

治一切软组织损伤。

（75）海桐皮 10 克，透骨草 10 克，乳香 10 克，没药 10 克，当归 8 克，川椒 15 克，川芎 5 克，红花 5 克，威灵仙 4 克，白芷 4 克，甘草 4 克，防风 4 克。

共研末，加酒 500 毫升，布包煎熬，熏洗患处，严重的再用男人的小便（女的无效），倒入沙罐内，大约半罐，同时把上述药放入尿里，然后用柴火烧，沸时打开罐盖（注：沸一阵子后，里面的尿将溢出，这时就停火），然后把伤者的患处放到蒸气中熏，并使之活动，每次熏半小时，每天 5 次。同时用蟹脑及足中髓加酒熬之涂患处。

主治骨断愈后，不能屈伸者，20 天左右见效。如配合口服药，疗效更佳。

（76）当归 12 克，乳香 12 克，没药 10 克，骨碎补 10 克，丹皮 10 克，荆芥 10 克，防风 10 克，自然铜 10 克，土鳖虫 10 克，血竭 10 克，红花 10 克，赤芍 10 克，苏木 6 克，地龙 12 克，甘草 6 克。

伤头部加川芎 10 克，伤胸部加桔梗 10 克，伤胳膊加桂枝 10 克，伤腿部加牛膝 10 克，伤腰部加杜仲 10 克。烧酒 2 盅同煎服，早服头煎，晚服再煎。成人 1 剂作 1 次服，小孩酌减。

(77) 乳香 50 克，没药 50 克，麻黄 50 克，马钱子 56 克（油炸去毛）。

共为细面，成人每服 2~3 克，白开水送下，1 日 2 次。或共为细面，炼蜜为丸，每丸 3 克重，白开水送服。用于强壮者每服 2 丸，可以连续服之，以伤不痛为度。

(79) 神曲 1 块（约拳头大）。用火烧红，淬于黄酒 1 大碗内，少顷，去神曲，饮黄酒。

(80) 归尾（酒洗）、破故纸（酒炒）、杜仲（酒炒断丝）、地骨皮（酒洗）各适量。

共研成末，再取猪腰 1 对。将药纳于猪腰内，蒸熟食。

(81) 木瓜 1 枚（约 50 克），加入酒适量。与酒同煎后，研成浆糊状，敷痛处，用纱布包扎。冷了即换，每晚 3~5 次。

(82) 土鳖 4 个。焙焦，研成细粉，热黄酒适量送服。早晚各 1 次。

(83) 血竭、儿茶各等量。共研细末。每日早晚各服 6 克，用温黄酒冲服。

(84) 生姜 1 块。捣烂加食盐 1 匙，拌和外敷伤处，用绷带固定。每日 1 次，连敷 3 次。

(85) 月季花整株。洗净，捣烂成糊状，敷患处。1 日 1 次，连用数日。此方适于手足扭伤。

(86) 霜后白桑叶 30~40 片。放于锅内加 2000 毫升水，煮沸 20 分钟左右，稍待片刻，稍凉后，将患处浸泡水中。每日 1 次，连用 3 次。

(87) 荔枝核 100 克（去皮），炮山甲 25 克。共为细末。每服 10 克，1 日 3 次，温酒送下。适于腰扭伤。

(88) 栀子 9~30 克，发酵面团 1 块，外用绷带包扎，24 小时后取下。

（89）白木耳120克，焙焦研细末。用香油3匙调和30克，用好酒送下。每日2次。

（90）当归15克.泽泻15克，川芎10克，上好苏木6克，红花10克，丹皮10克，桃仁10克。酒水各50毫升，煎汤，煎为六成，分3次内服。头伤加藁本3克，手伤加桂枝3克，足伤加牛膝3克，腰伤加杜仲3克，肋伤加芥子3克。

（91）乳香12克，没药12克，琥珀7克，红花12克，草乌9克，丹皮12克，杜仲10克，花粉10克，牛膝10克，当归10克，血竭10克，肉桂10克，土鳖10克，田七4克，骨碎补9克，羌活10克，广木香12克。

上药与松节油或高度米酒放瓶中浸泡备用，同时将棉花蘸药酒擦伤处。伤重者可兼内服。内服法：将上述药共研末，每次服9克，米酒作引服下。或将上药用水与酒各半煎服。若加童便，功效非凡。

（92）杜仲10克，当归身9克，三棱、莪术各6克，小茴香3克，苏木、乌药、木通各4.5克。水煎服，加白酒适量，空腹服。

如兼受外感，加川独活3克。年老肾虚者，服上方三四剂后，加杞子、淮山药各4.5克。身体壮，气血足者当归减半。方中三棱、莪术，孕妇忌服，如必需服用可减去此2味。2~12剂见效。

（93）连翘12克，威灵仙、骨碎补、狗脊、海桐皮各6克，白芍15克。水煎服。另用硼砂水飞净（硼酸亦可），用灯心点眼角，头尾共4点，泪尽痛止。

主治腰闪挫痛。

（94）党参60克，延胡索60克，木香60克，肉桂60克，杜仲60克，二丑60克，小茴60克。

将各药焙干混合磨成细粉，密封贮存。每日3次，每次服1克。外搽1日2次。每次用上药1克和75%酒精50克，揉擦患处半小时，1疗程为20天，一般3疗程可愈。主治挫伤扭

十五、外科疾病方

伤损筋，不能屈伸。

(95) 栀子15克，乌药7.5克，雄黄3.5克。

将上药碾成细末，和匀。用时加入适量的面粉，再用白酒调湿，外敷患处。厚1厘米，外以塑料纸包上。每日换药1次。换药时可将前一次所包过之药取下，再调白酒，故1剂可连用数次。主治跌、闪、扭伤，关节挫伤，脱位、骨折。

(96) 田七6克，降香25克，乳香（去油）、没药（去油）各10克，血竭12克，自然铜、泽兰各10克，苏木（捣烂）18克，红花、川芎各9克，骨碎补15克。如无血竭、自然铜，可加赤芍、延胡各10克。

共研细末，每服3~6克，用米酒加热调下。不饮酒者则以开水调下。症重者每日服3次，轻者日服2次。另用该药散6克和米酒100毫升，炖热，以生姜蘸药擦患处，每日早晚各擦1次。倘急时未有制备该药散，则以原方的药量减半服。用水400毫升，煎取200毫升，分2次加酒50毫升和服，效好。

本方对男女老幼均适用。

(97) 陈皮、元胡、附片、小茴、乳香、没药、当归、白术、熟地、茯神、莪术各3克，升麻1克，血竭6克。加老酒，水煎服。

主治尾骨坠伤，疗效佳。

(98) 马钱子适量，拌黄土炒，童便浸49天后，取出洗净皮毛，研细末，瓷瓶装待用。每服1.5~3克。

主治跌打，伤胸腹部及内脏。

(99) 白狗肠皮30克，红狗肠皮15克，道水连15克，九龙子9克，松筋藤30克，跌登台9克，钻骨风15克，泼心胆6克，散血子6克，打不死15克，百乌不落皮12克，透骨消12克，合血粉30克，红花9克，土鳖9克，自然铜9克，没药9克。研末共合为丸，服6~9克。忌食鸡鸭及蛋类。

(100) 麝香0.6克，梅片1.5克，朱砂6克，乳香6克（乳头黄色为佳，用灯心草同炒枯，研，吹去草）、没药6克

（去油）、三七6克，自然铜6克（火煅醋淬9次），大巴豆（去净油）6克，土鳖（取活肥大的）15克，明雄（水飞）3克，锦庄6克，广竹香3克，真风香6克。

共研细末。此方救活人甚多，百无一失。即使遍体重伤，瘀血壅心而死，只要身体稍软，胸有微热，用此丹0.5克，少刻鼻有微风，再服0.5克，一刻即活。用姜汤兑白糖、童便送下，有起死回生之功。

主治跌打损伤、压伤喉咙等症。

（101）连钱草、酢浆草、积雪草、黄胆草（均用干草）各30克。一方不用黄胆草，改用干鹅不食草9克。

将四种草药放入砂锅内，加水1000毫升，煎成250毫升，加入黄酒250毫升，再煮沸取出分作两份，每日分两次服。如伤在胸背上部，应饭后服。伤在腰腹下部则饭前服。另将药渣加酒少许烧温，摩擦受伤的局部皮肤，至有红晕时即可，一般3～5剂痊愈。主治新打伤。

（102）松树稍上之叶一把。用清水洗净，放石臼内捣烂，再用无灰酒蒸半小时，将蒸了的松树叶擦受伤处，擦到患部皮红欲破，痛不可忍为度。连续擦数次。治新老打伤，忌一切发物。

（103）生红薯30克，生紫苏叶9克，捣烂外敷伤处。看损伤面大小，依量加减份量外敷，1日1换，外裹绷带。一敷而痛伤减，二敷肿消，三敷痊愈。忌食鸡肉、鱼腥。

（104）马钱子（去毛净）、乳香（去油）、麻黄（去节）、没药（去油）各等份。共研细末，用三花酒调匀煮熟，用老姜沾药擦伤处。不可内服。

主治跌打损伤，瘀肿疼痛。来源于少林寺至善禅师所传。

（105）羌活、白芷、防风、南星、天麻等量，白附子10倍于其它各药量。

上药共为细末，装瓶备用。将药末少许撒于草纸二三层上，再洒上白酒使纸药湿润，敷于患处，用绷带包扎，2～3天

十五、外科疾病方

换药1次,直至痊愈。配合针灸疗效更佳。

本方药味偏燥,使用时只能用一层薄的药粉,不可过厚,否则局部有强烈的灼热感。小儿的皮肤娇嫩,更要注意不要多用。

(106) 当归3克,川芎3克,附子3克,乳香25克,没药25克,大黄30克(后下),芒硝24克。

将上药入锅内,加水800毫升,待煎至剩水约400毫升,纳入大黄,再煎半分钟,端下静置放温,去渣存汁顿服。

跌打损伤后有内出血,或外部出血不止禁用,年老体弱者慎用。

(107) 川乌、草乌各18克,当归、赤芍、白芷、连翘、白蔹、白及、乌药、官桂、木鳖子各24克,槐、桃、柳、桑、枣枝各12克,苦参、皂角各15克。

上药用真香油1000克浸药一宿,用火熬至药呈焦色,以生绢滤去渣不用。将油再熬一沸,入飞过黄丹360克炒过,陆续下,槐柳棍不住手搅,滴水成珠为度。离火,吃入乳香、没药末各12克,搅匀收贮,退火毒听用。一方加苏合香6克为妙。

本方主治风寒湿气所致跌扑闪挫伤损。一切疼痛皆贴患处,心腹痛也贴患处,哮吼喘嗽贴背心,泻痢贴脐上,头痛、眼痛贴太阳穴。治一切无名肿毒,痈痈发背,疔疮疔肿,流注湿毒,臁疮。初觉痛痒便贴,患处自消,亦能止痛箍脓,长肉生肌,百发百中。

(108) 当归10克,木鳖子10克,乳香10克,红花10克,川断10克,骨碎补10克,血竭10克,自然铜10克,透骨草15克,白酒1盅。

共合一处,水浸半小时,煎开(半盆水)下白酒,蒸洗30~40分钟,每日2次,3~4剂痊愈。

(109) 全当归、草乌、自然铜(酒淬7次)、乳香、没药各50克,血竭9克。

上药共研细末，每服1~2克，黄酒送服。重伤者3剂可愈。

（110）大川芎、延胡索15克，木香15克，青陈皮各12克，草乌、光桃仁各9克，炙远志、骨碎补、赤芍药各12克，老苏木、当归尾、蓬莪术各15克，三棱9克。

水煎内服，日服1剂，陈酒送服。

（111）大川芎12克，当归尾15克，小防风10克，羌独活各10克，炒荆芥12克，泽兰叶12克，炒枳壳10克，申姜10克，天葱豆3粒。

水煎内服，日1剂，用黄酒送服。凡跌打损伤，局部血瘀肿胀，均可服此方。

（112）续断15克，当归12克，川芎12克，生地黄12克，苏木10克，泽兰、木通、乌药各6克，桃仁4粒，木香3克，生姜片3片，甘草5克。

水煎后童便、老酒各一杯冲服。瘀血凝胸加砂仁、瓜蒌皮。腰部损伤加故纸、杜仲、肉桂、小茴香。大便出血加川连、侧柏叶。小便出血加大黄、肉桂、杏仁。周身疼痛，难以侧转加巴戟天、川牛膝、肉桂、杜仲。左肩伤加青皮。右肩伤加急性子、小茴香。臂髓伤加蛇床子、炒槐花。下肢伤加怀牛膝、川木瓜、石斛、苏梗、五加皮。诸骨损伤加骨碎补、苍耳子。诸伤疼痛加野山参、附子。

（113）姜黄120克，蒲黄120克，葛花120克，当归尾120克，生川乌120克，生草乌120克，杏仁120克，白及60克，山柰120克，生南星120克，生半夏180克，甘松60克，五加皮120克，红花60克，玉露240克，紫荆皮240克，生土鳖240克，生土狗120克，生螃蟹120克，金边水蛭120克（此4味瓦上焙干），自然铜180克（醋炒7次），牛膝120克。

研极细末，瓶装勿走气，待用。伤后血肿异痛时，用鸡蛋清调敷，或用醋调敷亦可，3日1换。骨折尚未血肿时，用凡士林同药各半调成软膏，敷骨折处，外用夹板固定。

主治跌打损伤，骨折，筋翻，肿胀疼痛。

31. 虫蛇犬鼠咬伤方 90 首

（1）雄鸡血适量。用雄鸡血涂患处特效。

治蜈蚣咬伤。

（2）黑蜘蛛数个，地团鱼 3 个，人耳屎、人奶、旱烟各少许。上药共捣烂敷患处。

治蛇咬伤。

（3）蛇含草 10 克。加少许醋和面粉捣烂，敷患处。

治毒蛇咬伤。

（4）鲜苦瓜叶少许，捣烂敷患处。

治蛇咬伤。

（5）荆芥 9 克，防风 9 克，云苓 10 克，川芎 6 克，羌独活各 6 克，柴前胡各 9 克，银花 12 克，萹蓄 9 克，瞿麦 9 克，花斑竹根 30 克，车前仁 6 克，丹皮 10 克。水煎服，每日 1 剂，3 次分服。

祛风解毒，治狂犬病。

（6）番薯叶、番木鳖各适量。同捣烂敷于伤处。

解毒，治狂犬咬伤。

（7）旱烟油。将旱烟筒内的烟油取出，约为黄豆般大半粒。温水送下。

治毒蛇咬伤。

（8）小青蛙 10 只，雄黄 0.5 克。将活青蛙捣烂，与雄黄粉搅拌匀，敷于患处。

清热、解毒，治毒蛇咬伤及蜂蝎蜇伤。

（9）空心菜 150 克，黄酒 30 毫升。将空心菜捣烂取汁，同黄酒调和一起，1 次服下，日用 2 次。

治蛇咬伤。

（10）芋头梗。将芋头梗洗净，捣烂敷贴患处。

能消炎、消肿、镇痛,治蛇虫咬伤,蜂蜇伤症。

(11) 番薯嫩苗1握,红糖少许。共捣烂敷于伤口。

清热、解毒,治毒蛇、蜈蚣、蜂、蝎咬伤蜇伤。

(12) 鲜羊奶适量。将羊奶加热煮沸,可尽量饮用。

解毒,利尿,消肿,治蜘蛛咬伤。

(13) 茄子1个。将鲜茄子切开,涂擦患处,或加白糖,一并捣烂涂敷患处。

解毒、止痛,治野蜂蜇伤、蜈蚣咬伤。

(14) 石胡荽1捏,雄黄杏仁大,红糖核桃大,人乳10毫升,白糖10毫升。以上各味共捣,敷于伤处。

治毒蛇咬伤。

(15) 半边莲、紫花地丁、野菊花各30克,蚤休15克,白芷、川贝(冲服)、龙胆草、甘草、僵蚕各10克,蝉衣、全蝎、蜈蚣各6克。水煎服,日3次。

治毒蛇咬伤。

(16) 胆矾6克。先用火罐拔血后,将胆矾研末,敷伤处。

治病犬咬伤。

(17) 板蓝根200克,白酒250克。将板蓝根用白酒煎后,分多次服完。

治疯犬咬伤。

(18) 鸡蛋1个。将鸡蛋开一小孔,孔口对着伤口,用手按住,鸡蛋变黑后再换1只蛋,如此反复直至消肿,蛋不发黑为止。

治毒蛇咬伤。

(19) 五灵脂4.5克,雄黄1.5克。共研末,调酒服。

治毒蛇咬伤。

(20) 半边莲、蚤休、白茅根、仙鹤草、生地各30克,丹皮、黄芩、赤芍、山栀各10克。水煎服。

治毒蛇咬伤。

(21) 柞木皮6克,当归、川芎各1克,金银花3克,大黄1.5克,甘草0.3克。水煎服。

治老鼠咬伤。

(22) 大蒜适量。蒜磨生铁,调生油敷伤处。

治蜘蛛咬伤。

(23) 蟾酥适量。用水磨浓汁涂伤处,用粗纸捻蘸麻油点火烟熏伤处。

治蜈蚣咬伤。

(24) 马齿苋适量。捣汁涂伤处。

治蜈蚣咬伤。

(25) 杉木皮或枝。烧烟熏伤处。

治蜈蚣咬伤。

(26) 胡椒适量。研末,温开水调敷伤处。

治蜈蚣咬伤。

(27) 桑叶、白矾末各适量。将桑叶煎浓汁,调白矾末外敷伤处。

治壁虎咬伤。

(28) 半边莲120克,鹅不食草60克,青木香15克。将上药煎服,每日1剂,分2次服。同时采鲜药共捣烂,伤口排毒后敷伤口周围,每日换药1次。

治蝮蛇咬伤,肿胀疼痛者。

(29) 鬼针草500克。将上药捣烂取汁50毫升内服,其渣敷于排毒后的伤口周围,每日内服外敷1次。

治毒蛇咬伤。

(30) 千金子5克,鲜半边莲500克,鲜天葵子草50克,鲜满天星草50克。将上药加米泔水捣烂取汁,不拘时内服,每日1~2剂。

治五步蛇咬伤,肿痛剧烈无溃烂,无呼吸困难及出血者。

(31) 鲜青木香20克,鲜车前草20克,鲜杜蘅10克,鲜射干20克。将上药洗净捣烂如泥,排毒后外敷患处。每日换药 1 次。

治毒蛇伤初期，红肿痛剧者。

（32）牛奶菜 20~60 克。将上药洗净水煎，分 2 次服，每日 1~2 剂。

治各种毒蛇咬伤，肿胀疼痛者。

（33）野芋头 25 克，生姜 15 克。将上药洗净捣烂如泥，加面粉拌匀外敷伤处，每日换药 1 次。

治五步蛇咬伤初期肿胀疼痛，伤口渗血者。

（34）大蓟 25 克，紫薇花根 15 克，青木香 15 克，射干 15 克，兔耳风 15 克。将上药水煎服，每日 1~2 剂。

治五步蛇咬伤，七孔出血者。

（35）地雷 5 克，红青木香 5~10 克，烟油 1~2 滴。将上药水煎，分 2 次服，每日 1 剂。

治各种毒蛇咬伤初期，肿痛者。

（36）鲜天葵子 20 克。鲜青木香 20 克，鲜山葱菇 20 克，山苦瓜 20 克。将上药共捣烂外敷患处，或取汁外擦，每日换药 1 次，或外涂擦 5~6 次。

治各种毒蛇咬伤，红肿疼痛剧者。

（37）制天南星 50 克，山苦瓜 50 克（尿中浸 7 天），七叶一枝花 50 克，刘寄奴 40 克，犁头草 40 克，雄黄 30 克，木芙蓉花叶 40 克，蜈蚣 40 克。将上药共研细末，用白酒调匀，外敷伤处周围肿胀区。每日换药 1 次，药干再加酒调敷。

治蝮蛇咬伤，或其它毒蛇咬伤，肿痛明显，无溃烂出血者。

（38）生半夏 30~50 克，红辣蓼 30~50 克。将上药洗净，共捣烂外敷患处，每日换药 1 次。

治各种毒蛇咬伤，肿痛剧烈者。

（39）七叶一枝花 25 克，八角莲 25 克，五灵脂 25 克，威灵仙 25 克，桂枝 15 克，甘草 10 克，麝香 0.2 克。将上药水煎浓汁，服时加麝香，频频灌服。

治毒蛇咬伤后伴有昏迷者。

（40）鲜乌桕尖叶、鲜鸡屎藤尖叶、鲜败酱草、鲜樟树皮各 20~30 克，鲜一枝蒿 5 克。将上药共捣烂外敷患处。每日早晚各换药 1 次。

治各种毒蛇咬伤，肿胀疼痛者。

（41）七叶一枝花 10 克，山苦瓜 15 克，摇竹消 10 克。将上药水煎，早晚各煎服 1 次，每日 1 剂。或煎水外擦患处及肿胀区，日擦数次。

治一般毒蛇咬伤，肿痛甚者。

（42）当药 50~60 克。将上药烘干研细末，用温开水每次送服 10 克，每日 2~3 次。

用于治疗银环蛇咬伤、肿痛、四肢乏力、眼花视物欠清者。

（43）裂叶秋海棠 30 克，仙鹤草 30 克，白辣蓼草 30 克，黄连 10 克，大黄 10 克，栀仁 15 克，丹皮 10 克。将上药水煎，分早、晚各煎服 1 次，每日 1 剂。

治五步蛇咬伤，肿胀明显，青紫、疼痛者。

（44）摇竹消 15 克，白芷 10 克，赤芍 10 克，归尾 10 克，蝉蜕 10 克，大黄 10 克，川芎 10 克，半边莲 30 克。将上药水煎，分 2 次煎服，每日 1~2 剂。

治毒蛇咬伤，风火毒盛，肿痛甚而烦躁等。

（45）大蒜 10 克，雄黄 6 克。将上药捣烂如泥状，外敷患处，待皮肤起泡时摘去，然后刺破泡壁，排去毒水。本方有毒，宜慎用。

治各种毒蛇咬伤，肿胀疼痛甚而无出血者。

（46）八角莲 24 克，百两金（又名状元红、开喉剑）30 克，半枝莲 25 克，青木香 15 克。将上药水煎，分早、晚各煎服 1 次，每日 1 剂。

治毒蛇咬伤，肿胀、疼痛、渗血、四肢乏力。

（47）千金子 18 克，九龙盘 24 克，半边莲 30 克。将上药焙干，共研细末，外敷伤口，每日换药1次。

治各种毒蛇咬伤，青紫肿胀、疼痛者。

（48）鲜射干15~20克。将上药用米泔水磨服，每日2~3次。

治狂犬咬伤后，局部胀痛者。

（49）紫竹根15~60克，铜锁1把，绿豆15~60克。将上药水煎，分2次服，每日1剂。

治狂犬咬伤，尚未发作者。

（50）桃仁7枚（去皮），土鳖7只，大黄10克。将上药水煎，煎至半干，连渣一次服下，每日1剂。服后解鲜鱼汤样大便，或者猪肝色大便，苏木汁色小便，服至二便正常时停药。

治狂犬咬伤后，局部肿胀疼痛，尚无全身症状者。孕妇忌服。

（51）桂枝、川黄连、大黄、黄柏、黄芩、丹皮、木通、蒲公英各10克，桃仁10克（去皮尖），红花6克，土鳖6克，犀角1克，公鸡草30克，芒硝10克（冲兑），白酒30毫升。将上药水煎，白酒调服，每日早、晚各煎服1次，每日1剂。

治狂犬咬伤后全身有症状者。

（52）郁金20克，冰片1克，辰砂1克，丹皮15克，川黄连10克，斑蝥1克，红娘子10克，麝香1克，天竺黄10克，木鳖子3枚（去壳、油），大黄10克，刘寄奴10克，杜仲10克，雄黄10克，牛黄草10克，肺经草10克，牛黄10克。将上药分别研细末，混匀后用好酱瓶贮之备用，在伤后7日之内者，每次服10克，7日以后者，每次服3克，每日均服3次，温酒送服。服后下血者为验，重症者服5~6剂，发作者服至不畏风为止。咬伤7个月以后者，酌情减量服之。

治狂犬咬伤已有全身症状或无全身症状者。本方有毒，宜慎用。

（53）柴胡、前胡、川芎、桔梗、枳壳、羌活、独活、白茯苓、党参、甘草各 10 克,紫竹根 25 克,地榆 25 克。将上药水煎,分 2 次服,每日 1 剂。

治狂犬咬伤,局部胀痛发红,无全身症状者。

(54) 鲜桃树叶 30~60 克。将上药捣烂,外敷患处,每日换药 1 次。

治狂犬咬伤,疼痛、红肿不适者。

(55) 短脚凉伞根 20 克,白芷 10 克,蜜糖 90 克。将前 2 味水煎浓去渣,加入蜜糖及少许白酒,分 2 次服,每日 1 剂。

治狂犬咬伤,局部红肿、疼痛、无全身症状者。

(56) 猪苓、泽泻、厚朴、白茯苓、薄荷、陈皮、远志、甘草、全虫、蝉蜕、苍术各 3 克,朱砂 1.5 克,雄黄、胆南星、郁金、木香、枣仁各 2.4 克,小铜木约 3.3 厘米(1 寸)。将上药分别研末,温开水送服,每次服 20 克,每日 2 次。若水煎服,则水煎 2 次,分服。每日 1 剂,连服 2~3 剂。

治狂犬咬伤,无论有无全身症状,而局部肿痛不适者。

(57) 马钱子 1 个(柴火灶上煨,去毛,切碎研末),闹羊花 5 克(研末)。每次取闹羊花末 0.3 克与马钱子末 0.3 克,加豆腐一小块调匀内服。若人事不知,牙关紧闭者,用白布绞汁灌服。服后若如酒醉状者,为药效所致,无中毒发作者亦可服之。

治狂犬咬伤,局部肿痛,有全身症状发作者。本方为剧毒药,谨防中毒,宜慎用。

(58) 巴豆霜 60 克,米饭 30 克,广丹适量。将前 2 味共捣烂如泥为丸,如黄豆大,以广丹为衣。成年人每次服 5~7 粒,连服 2~3 日,小孩酌减。

治狂犬咬伤,尚无全身症状者。

(59) 藠头一个。将上药洗净捣烂,外敷患处,每日换药 1 次。

主治蜈蚣蜇伤,红肿刺痛者。

(60) 山苍子叶 20~30 克。将上药捣烂外敷患处,每日换药1次。

治蜈蚣蜇伤，刺痛红肿者。

（61）活蟑螂1~2只。将上药捣烂外敷患处，每日换药1次。

治蜈蚣蜇伤，肿胀发红、刺痛者。

（62）入地金牛3~5只或丝瓜叶2~3片。将上药置伤口处及反复揉擦，每日1~2次。

治蜈蚣蜇伤肿痛者。

（63）生芋头1个。将上药用冷开水磨汁外擦患处。每日2~3次。

治蜈蚣蜇伤或毒蜂蜇伤，肿痛较剧者。

（64）雄黄6克，白矾6克。将上药共研末，加麻油调匀外敷患处，每日换药1~2次。

治蜈蚣蜇伤、红肿疼痛者。

（65）香椿树皮或叶30~50克。将上药捣烂外敷患处，每日换药1次。

治蜈蚣蜇伤，红热肿痛者。

（66）蚯蚓泥不拘量。取出蜂刺后，将上药开水调成稀糊外敷。

治黄蜂等蜂类蜇伤，肿胀刺痛者。

（67）荷梗1根。将上药捣烂取汁，外涂伤处，每日3~4次。

治黄蜂及其它蜂类蜇伤者。

（68）鲜桑枝50~100克。将上药捣烂外敷患处，每日1次。

治土蜂蜇伤或其他蜂蜇，肿痛者。

（69）杠板归20克，艾叶10克，食盐少许。将上药水煎，趁热先熏后洗，每日2~3次。

治毛虫蜇伤，肿痛难忍，瘙痒者。

（70）鲜辣蓼草、鲜马鞭草、鲜黄荆叶各30~50克。将上药捣烂外敷患处,每日换药1次。

治各种蜂蜇伤,肿胀刺痛者。

(71) 生姜3片,雄黄10克,蓖麻仁5克。将上药共捣如泥,外敷患处,每日换药1次。

治老鼠咬伤,肿胀疼痛者。

(72) 生大黄10克,斑蝥3克。先把糯米200克铺在锅底,把两种药放在糯米上,微火烘干,等糯米成金黄色,连同两种药共研成细末,把药末用温糯米酒冲服。在被疯狗咬伤后第13天左右1次服下,千万不要过早或过迟,否则无效。

服药后在家休息,2小时左右小便开始疼痛,像淋证一样,经常要解小便,便每次不多但很痛,当解小便不再痛时,证明恶毒泄尽。

治狂犬咬伤。

(73) 马钱子、斑蝥、雄骨风、穿山甲、拦路虎、荞麦、紫竹籽青皮等量。配合一起,加水以刚没过药为度,煎者,再煎浓。药水冷后口服,治狂犬咬伤。

(74) 土元9克,西绵纹9克,炒桃仁9克。3味药共研末,分3份,1日服3次。治疯狗咬伤。

(75) 蛇草(赤芍)。用蛇草数叶,切勿用水洗,必须用口嚼碎对伤处涂之,可立即止痛,经24小时后疮愈。但草涂之后不可让它掉下来,一掉再涂就无效。若不经口嚼亦无效。如蛇咬伤厉害需用草头煎水,服之即愈。

治蛇咬伤。

(76) 生野半夏连根叶、乌柏树根、千层楼根各等份。上药3味煨服一两碗,服后20分钟即泻十余次,其毒由大便出。再用水蜈蚣15克,泡酒服,一半擦伤口,伤口自开流水。再用苍耳草敷伤口即愈,有起死回生之功效。

主治蛇咬伤。

(77) 地耳草适量。先用粗纸蘸雄黄末卷成纸条,用火燃之。熏被咬处,使脓水流出后,内服地耳草3克,研细末米酒送下,每4小时服1次。外涂患处,每日1次。内服外涂四五日后即有显著疗效。

治毒蛇咬伤,蜈蚣咬伤。

(78) 马钱子10克,明雄(飞净)120克,滑石120克,朱砂(水飞)60克。先将马钱子用童尿浸泡7日,取出马钱子用麻油煎炒干脆为度,然后将明雄、滑石、朱砂混合研细而成。成人每次服15克,用灯草、生姜水煎,睡前吞服。轻者服用1次,隔7天服1次。

治狂犬咬伤。

(79) 地榆150克。用砂锅1个,盛水1瓢半,熬40分钟,每隔3小时服2次,每次半碗或1碗,当茶饮。小孩酌减。每服药3日后,用生黄豆六七粒,让病者咀嚼(不吞食),如觉有豆腥味,是毒已尽,即停药。如觉生黄豆有甜味,为余毒未尽,加服1剂。

治狂犬病,有彻底扫清病毒的效力。即使疯狂已发,牙关紧闭,只要设法将药灌下,也能彻底救治。

(80) 斑蝥3个,川黄连9克,江米9克。将三味放砂锅内,炒黄为末,1次服,用黄酒送下。

治疯犬咬伤。

(81) 天麻、乌梅、菖蒲、半夏、白芷各等份,共为细粉敷患处。

治蝎蜇伤,屡用屡效。

(82) 防风15克,荆芥15克,郁金15克,木鳖子15克。共为细末,用香油120克,放锅内烧沸,将药倒入锅内炸黄。将药渣滤出,再用鸡蛋4个打开到油内炒黄,吃后出汗。

治狂犬咬伤。

(83) 麝香、梅花冰片各6克,西牛黄1.2克,明雄、制炉甘石各3克。将上味药研成极细末,后加冰片,最后用双层细绢筛出,贮入可容0.3克药量的小玻璃瓶中,用塞塞紧,用黄蜡封瓶,经2~3月即可应用。被蛇咬者,以药粉约半米粒许，置于大眼角，闭目静坐或入睡半小时，通常每昼夜用药4次，重者可酌增次数。若毒盛，有晕眩呕吐等，可口服2～3粒，含口中徐徐咽下。如毒极盛，有口角流涎，呼吸喘急，失去知觉者，可加重内服量，以开水送服。也可令患者由鼻吸入少许，眼中仍如常用药。

治毒蛇咬伤。

（84）九子连、青木香、七叶一枝花各等量。上药三味共研末密藏备用。取药末30克，重者先用醋冲内服，然后拌酒自上而下搽之，勿着伤口，待搽至伤口流出黄水，即获痊愈。轻者不用内服亦可。

治各种毒蛇咬伤。

（85）全虫3条，蜈蚣3条，轻粉1.5克，铜粉1.5克，花椒2克。用草帽圈作引，水煎服，1日3次。

治毒蛇咬伤。

（86）红参10克，酒羌活、独活、茯苓、醋柴胡各9克，枳壳、川芎、桔梗各6克，生地榆30克，生姜5克，紫竹根1大把。水3碗，煎药汁约400毫升温服，重症日服2剂，一般连服3～5剂愈。

注意事项：地榆要用黄酒泡24小时，放锅内炒成炭后使用。枳壳要童便泡24小时后，用沙炒存性。桔梗用醋泡适量，锅内焙干。川芎酒炒用，余药不加炮制。患者服药后另取银花30克酒煎（勿用水煎）半碗，漱口后咽下，避风3天，忌食生冷7天，百日内忌食发物。

治狂犬咬伤。

（87）青木香、八角莲、七叶一枝花、阴地蕨各适量。水煎服，1日3次。外用尿泡的山蕃爪麻淘米水，自上而下搽患处。

治毒蛇咬伤。

（88）壁虎数只，放瓦上焙干研细，用香油敷患处。

治毒蛇咬伤。

（89）鲜马鞭草适量。捣汁饮，每服1饭碗，轻者服1次，重者3~5次。

治毒蛇咬伤。

（90）凤仙花、半边莲、过井龙（割人笔）、扇子草、七叶一枝花、雨箭草、野韭菜。将上述药物等量榨汁和霉麦、蟾蜍、蛇、蜈蚣、守宫、露蜂房等掺和，使稠黏适度，制成算盘珠大小的药丸，阴干贮罐备用（注意千万不可沾水）。

凡被蛇咬伤，用药沾唾液涂伤处，四周约距伤口半寸许涂一圈，将伤口困住，使毒水外流。如伤口结痂，需挑破使毒水外流。如毒蛇咬伤昏迷，速服1粒，用温开水送下，局部处理，同上。如服药未见效，再取蜈蚣2条焙黄，研成细末调烧酒或开水冲服。

治毒蛇咬伤。

32. 水火烫伤方71首

（1）红色蚯蚓数条。将蚯蚓洗净泥后放入碗内，再加白糖，化水后用此水涂抹患处，7次即好。

水火烫伤，均可用此方。

（2）当归6克，细辛3克，白芷3克，冰片3克，蜂蜡10克，香油100毫升。将当归、细辛、白芷放油内炸黑，捞出。再放入蜂蜡溶化，后加入冰片搅匀，稍凉装入瓶内，密封。用时用棉花涂药敷患处，包扎。1日3次。

治水火烫伤。

（3）新石灰（块状为佳）适量，香油、冰片少许。新石灰加新汲井水浸泡，滤出澄清液，加香油、冰片少许（香油倒入石灰水内，用槐枝搅成糊状）。抹患处，1日3~4次。

可治Ⅰ~Ⅱ度烧伤。

（4）雷公藤60克，黄连30克，冰片2克。将黄连、雷公藤粉碎过筛后，加入冰片，再用适量芝麻油调成糊状涂患处。1日2~3次。

(5) 丝瓜叶适量，蜂蜜少许。将丝瓜叶焙干研细，调蜂蜜搽之。或鲜丝瓜叶捣烂敷患处。

治火烧伤。

(6) 苔藓适量，香油少许。将苔藓焙干碾成粉末，用香油拌成糊状，每天涂于伤处2次，1周内可愈。

治烧烫伤。

(7) 豆腐1块，白糖50克。用豆腐1块加白糖50克，敷于患部，豆腐干了就换，连换几次即可止痛。如伤口已烂，可加大黄3克与豆腐拌匀一起敷，几小时即可治愈。

治水火烫伤均佳。

(8) 紫草50克，地榆25克，白及20克，大黄15克，香油适量。

上药以香油淹没为度，文火慢煎40分钟后去渣，将药水涂于患处。

适于Ⅱ～Ⅲ度烧伤。

(9) 黄连60克，大黄150克。黄芩150克，生地榆150克。上药共研末，与沸开的香油共混搅成泥状，敷患处。

可用于Ⅱ～Ⅲ度烧伤。

(10) 生大黄9克，紫草6克，冰片1.5克。共研末，香油调搽创面，随干随涂。

用于Ⅰ度烧伤。

(11) 鲜蔷薇叶2500克，鲜蔷薇叶（以尖端嫩叶为优）2500克，放铁锅内用微火焙干，研粉过筛，装瓶备用，同时以冷浓茶水将药粉调成糊状，外涂，每日4次。治烫伤。

(12) 黄芩、黄连、黄柏各50克，冰片5克，狗油或麻油100克。

将黄芩、黄连、黄柏晒干或烘干，研成粉末过筛，加入冰片、狗油或麻油调匀。生理盐水洗净创面，用羽毛将药涂患处，再用消毒纱布盖上，每天2次。治烫伤。

(13) 桐子油一小勺。将桐子油轻擦患处。治烧烫伤。

(14) 杉木皮适量。杉木皮烧灰研末，然后用鸡蛋清调患处。治烧烫伤。

(15) 红参10克（嚼服），制附片（先煎）15克，生地30克，麦冬15克，五味子15克，玄参30克。

水煎服，每日1剂，分3次服。

治烧烫伤后，口渴、尿闭、气短、面色苍白、四肢发凉、出冷汗、脉微细之患者。

(16) 黄连10克，黄柏10克，山栀10克，银花30克，甘草10克，丹皮10克，白芍15克，生地30克。水煎服。如见神昏谵语，用上方再加安宫牛黄丸、紫雪丹。如见痉挛抽风，头摇目窜直视，用上方加羚羊角、钩藤等。

主治壮热烦躁，烧烫伤后口渴喜饮，便秘尿少，舌绛，苔黄，脉数患者。

(17) 黄芪30克，党参30克，当归10克，川芎10克，白芍10克，熟地15克，茯苓10克，白术12克，甘草10克。水煎服。每日1剂，分3次服。

主治烧烫伤后神疲无力，面色少华，新肉生长缓慢者，宜补益气血者。

(18) 虎杖根适量。虎杖根研成极细粉末，用麻油调成糊状，消毒后涂于创面，反复涂药，干后结成痂膜。如痂下有脓，把痂膜除去后再涂药。

治烧烫伤。

(19) 生黄瓜1500克，用冷开水反复洗净，捣烂取汁（容器应洁净），用消毒棉签蘸黄瓜汁涂于伤面。轻者每日涂3次，重者每日涂6~9次。

治烧烫伤，复原快，愈口无瘢痕。

(20) 紫草60克，细辛12克，冰片1克，麻油500克。

将油煮沸，放入紫草。紫草焦黑时放入细辛，待紫草、细辛都焦化，将药渣捞出，放入冰片，待冷，涂敷患处。

治烧烫伤。

(21) 侧柏叶 30 克, 地榆 30 克, 木芙蓉叶 30 克, 白及 30 克, 银花藤 30 克。加水连熬 3 次, 纱布过滤。将 3 次滤液浓缩, 放入冰片 3 克, 搅匀放冷涂患处。每 2 小时涂 1 次, 结痂后可减少涂药次数。

主治烧烫伤。

(22) 老松树皮适量。老松树皮烧成纯炭, 粉碎过筛, 高压消毒备用。用时以消毒蜂蜜调敷患处。

治水烫伤。

(23) 鲜柏叶 3000 克（冬季可不用）, 当归 100 克, 露蜂房 1 大个, 乱发 100 克, 生地榆 100 克, 大黄 100 克, 樟脑 6 克, 黄蜡（冬 3000 克, 夏 4500 克, 春秋 3500 克）, 香油 1000 克。

先以香油炸柏叶令枯, 捞出, 再下蜂房、乱发, 最后下当归, 俟当归炸枯, 一齐捞出, 滤净碎渣, 放微火上再投大黄粉, 地榆末随投随搅, 至药面变色, 再投黄蜡, 蜡熔化后离火, 待温再下樟脑搅匀, 至冷凝为止。外敷患处。每日换药 1 次至愈为止。

主治油烫伤。

(24) 白芷 50 克, 紫草 50 克, 忍冬藤 50 克, 白蜡 6 克, 冰片 0.6 克, 香油 500 毫升。共为细末, 香油调搽患处。

主治汽油烧伤, Ⅱ~Ⅲ度烧伤, 用此药治疗 15 天痊愈。

(25) 生川军 10 克, 生石膏 10 克, 滴乳香 10 克, 儿茶 10 克, 刘寄奴 10 克, 梅片 3 克。共为细末, 香油调搽患处。

治水烫伤。

(26) 黄连 50 克, 红药子 100 克, 冰片 6 克。以上三味共为细末, 用香油调成稀糊状, 将药膏抹于患处。如有水泡, 可用刀挑破, 再抹药。每天 1 次。如时间过久患处腐臭再加冰片少许。轻者 7 天即愈, 重者 20 余日即愈。

治米饭等烫伤。

(27) 当归 3 克, 川芎 3 克, 黄芩 3 克, 甘草 3 克, 紫草

3 克，香油 150 毫升，黄柏 3 克，槐树白皮 15 克（要鲜的），黄蜡 100 克。

先将香油把槐树白皮、当归等炸焦，去渣加黄蜡为软膏，敷患处，1 日换 3 次。

治烧烫伤，敷此药后立即止痛，轻者 3 天，重者 7 天痊愈。

（28）小米 500 克，绿豆粉 500 克。小米水泡 49 天晒干，加绿豆粉（粉团）500 克，炒黑研末，加适量白开水调成糊状，涂患处。

此方有解毒之功，主治烫伤。

（29）乳香 100 克，没药 100 克，血竭 10 克，冰片 6 克。将上药混合为细末，贮瓶中，敷患处。

治水火烫伤。

（30）熟透的大西瓜 1 个。西瓜去子，把瓤和汁密闭在干净的玻璃瓶内，放置 3~4 个月后，即产生一种似酸梅汤的气味，过滤后即可应用。先将烫伤部用冷开水洗净，再将脱脂棉花在澄清的西瓜液中浸湿，敷于患处。一般Ⅰ~Ⅱ度烫伤 1 周即愈。Ⅲ度者 2 周即愈。

治烫伤。采用此方治疗烫伤无不痊愈。

（31）大黄 6 克，菠菜 6 克，乳香 6 克，儿茶 6 克，轻粉 3 克，黄柏 3 克，冰片 3 克。

以上共为细面，和黄蜡、香油为膏，敷患处。

治烫伤。

（32）鸡蛋清 5 个，地榆面 500 克，大黄面 500 克。

将上药一起搅匀，涂患处，频频涂之。

治烧烫伤。

（33）槐皮里肉 200 克，铅粉 50 克，梅片 1 克，黄蜡 10 克，香油 300 毫升。

香油入锅内，将槐皮炸至枯黑，去渣，入铅粉搅匀，离火入黄蜡末，蜡熔化后，再入冰片搅匀，瓷罐收贮。将药膏摊开，涂敷患处。抹药后立止疼痛，伤处有水液排出，火毒随之而解。三四日水由少而干，五日即可痊愈。

治烫伤，愈后无疤痕，毛发照常生长。

（34）虎杖根、金樱子根皮各50~100克，麻油200克。

将上药烘干研细末，用麻油调成稀糊状，外涂患部，每日2~3次。

此方适用于水火灼伤，疼痛有水泡，伴轻度感染者。

（35）鲜过路黄60~100克，糯米10~15克。将过路黄用冷开水洗净，与糯米共入石臼内捣烂，取汁外擦患处。每日3~4次。

主治Ⅰ~Ⅱ度灼烫伤，无论新久未化脓者。

（36）葛根20克，贯众20克，黄连10克，山羊油250克。将上药水煎，浓缩至100毫升，加山羊油搅匀，外擦患处，每日4~5次。

主治Ⅰ~Ⅱ度灼烫伤，无感染者。

（37）山苦瓜100克，鲜大蒜20克。将山苦瓜置小便中浸泡5天以上，取出晒干研末，大蒜捣烂如泥，加少许猪油将药调匀，涂擦患处。每日1~2次。

主治Ⅰ~Ⅱ度灼烫伤，渗出不多者。

（38）紫草10克，茶油50毫升。将紫草研末，入茶油中浸3日后备用。将疮面洗净，棉签蘸药油外擦患处，每日2次。

治灼烫伤后溃烂流脓，久不愈者。

（39）茶叶树根100克，冰片10克。先将茶叶树根煎水去渣，加入冰片搅匀。外擦患处，每日3~5次。

主治Ⅰ~Ⅱ度烧烫伤，有水泡、红肿者。

（40）河蚌壳20~30克，桐油500克。将河蚌煅烧存性，研末后加桐油调匀，外擦患处。每日2次。

治烫伤，水泡糜烂、渗液者。

（41）石松100克（又名千层塔）。将上药捣烂取汁加煤油少许，外擦患处，每日5~6次。

治水火烧烫伤，水泡渗出、红肿者。

（42）鲜车前草、鲜黄菊花、鲜月季花尖各50克。将上药共捣烂，加鸡蛋清调匀，外敷患处。每日换药1次。

治烧伤，水肿渗出、水泡，有感染者。

（43）侧柏叶、凤尾草各30克，狗尾草20克（又名光明草）。将上药共捣烂取汁，外擦患处。每日4~5次。

主治Ⅰ~Ⅱ度灼烫伤，红肿渗液者。

（44）乌桕根皮（去粗皮）500克。将上药炒焦研末，加麻油或浓茶水调匀，外擦患处。每日2~3次。

主治烧烫伤，红肿起水泡、有渗液疼痛者。

（45）鲜萝卜50~100克。将萝卜捣烂取汁，外擦患处，每日4~5次。

主治烧烫伤后，水肿渗水，起水泡疼痛，无感染之新伤。

（46）鲜冬青叶100~200克。将上药捣烂取汁，外擦患处，每日5~6次。

主治烧烫伤，水泡疼痛、红肿渗液、伴感染者。

（47）鲜地锦草250克。将上药捣烂取汁加95%的酒精拌匀，外涂患处，每日4~5次。

治烧伤疼痛红肿，水泡，渗出物多而有感染者。

（48）冬天冰水100毫升，鲜草鱼胆5个（取汁）。将上药共混搅匀，外擦患处，每日3~4次。

治水火伤后，水泡渗出、疼痛肿胀者。

（49）地榆60克，瓦楞子120克，寒水石60克，麻油100克。将地榆等前3味共研细末，加麻油调匀，外操患处，每日4~5次。如已化脓者则加白芷末、黄柏末、天花粉末各60克，与前药再调匀外擦。

主治水火烫伤后，水泡破裂、渗出液多、红肿疼痛者。

（50）鲜棕树叶500克，生桐油200克。将棕叶烧灰存性，加入桐油调匀，外擦患处，每日4~5次。

主治水火伤后，疼痛、红肿，无论水泡大小破否，有渗液者。

（51）净茶油120克，鱼胆汁60克。将胆汁加入油内搅匀待用，越久越好，俟油变成白色，用之更妙。频频涂抹患处，干后再涂，至愈为止。

主治烧烫伤。

（52）炉甘石、冰片、地榆各9克，大黄15克，桐油150克，加石灰适量。先将炉甘石、冰片、地榆、大黄四味共研极细末。再用石灰适量掺入冷开水中，调匀待澄清，取石灰上清水拌入桐油内，用细竹杆将油与水搅成白玉色后，再将上药细末掺入搅匀，则成淡黄清淳而香的油膏。用清洁的鸡毛将油膏外涂烧伤患处。

主治烧伤。用后马上止痛。对于大面积烧伤病人，若配合西医则疗效更佳，屡治屡见良效。

（53）地榆粉30克，黄柏粉18克，甘草粉12克，川连粉30克，木通粉18克，上冰片9克。共研为细粉和匀。铁火烧伤用鸡蛋调匀，汤水烫伤用小磨麻油调匀，如稀糊状。用鸭毛把药扫上患处，每日上药多次，即干。如有水泡可以挑破。

主治铁火烧伤、汤火烫伤，愈后无疤疤。

注意：伤后切勿用冰水或冷物敷上。

（54）黑醋250毫升，五倍子100克，蜈蚣1条，蜂蜜18克。以上各药混合搅匀，摊于黑布上，外敷斑痕处，3～5天更换1次，至斑痕软化变平，症状消失，功能恢复正常。

主治烧伤疤痕。

（55）大麦面，大量地向局部上敷，大约至1寸厚即可止痛，待半天可揭去面壳。

主治沸水烫伤。此方不疼，可使皮肤不变，特效。

（56）老松树皮适量。老松树皮晒干，煅黑存性，研末。凡汤火伤者，用上药散和调，涂于创面，日敷2次，直至痊愈为止。在治疗中可适当内服清凉解毒药物。

有水泡，应刺破其泡，然后敷上药。需要重复使用时，不必去掉上次敷的药。使用该药，患处忌用水洗。

（57）狗骨头适量，烧存性，研成细末，外敷患处或猪油调敷患处。

主治烧伤、烫伤，一般7~8天可愈。

（58）诃子肉30克，元参30克，甘草30克，寒水石15克，黄蜡、白蜡各9克，香油150克。前三味入油中炸枯去渣，入寒水石（研细面）搅匀后，兑入黄、白蜡，溶化收膏，冷后敷患处。

主治烧伤、烫伤。

（59）鲜牛奶适量。将消毒过的纱布浸于牛奶中，用纱布敷于伤处。

主治火灼伤，能生津润燥。

（60）白矾、花椒各适量，香油少许。将白矾及花椒用砂锅炒至花椒呈金黄色，然后共轧成粉末，用芝麻油调成膏，涂于患处，并包扎好。

主治烫伤，可止伤口疼，长嫩肉快。

（61）马铃薯（土豆）适量。将马铃薯捣烂为泥，用纱布挤汁，以汁敷于患处。

主治烧伤，适用轻度烧伤。

（62）狗骨、香油适量。将狗骨烧成炭状，取出碾成细粉，过罗，用香油调匀敷涂患处。

主治火伤烫伤，肌肉糜烂症。

（63）兔子皮1张，香油适量。将兔皮焙成炭存性，研为细末，香油调匀涂于患处。

治水火烫伤，能解热毒，生肌，收敛。

（64）烂橘子。鲜橘子放于湿潮处日久自烂，把它放在有色玻璃器皿里，密封，越陈越好，涂于伤处。

治水火烫伤，能杀菌，解火毒。

（65）当归30克，紫草6克，大黄面4.5克，香油500

克，黄蜡120克。以香油浸泡当归、紫草3日，用微火熬至焦黄，离火将油滤净去渣，再入黄蜡加火熔匀，待冷后加大黄面（每500克油膏加大黄4.5克）搅匀成膏，外敷患处。

治烫烧伤、冻伤，清洁疮面。

（66）白及面30克，煅石膏面30克，凡士林240克。上药调匀成膏，外敷患处。

治烧烫伤。

（67）秋葵花瓣适量，菜油少许。将秋葵花瓣加菜油调和如厚糊，装瓶收贮，次年花瓣腐烂，即可敷用，越陈越妙。

火伤肢体者，以鸡蛋煮熟去白用黄，入猪油，同捣烂敷之神效。

（68）大黄30克（熔），寒水石20克（水飞），石膏20克（煅），青黛10克，地榆炭20克，冰片3克。各药分别研极细末，混匀过筛，高压消毒储瓶备用，患处用温水清洁消毒后，取药散加蜂蜜调糊外搽，每天3~5次。

主治烧烫伤。

（69）虎杖根800克，洗净晒干研细，陈茶叶100克，加3000毫升水，炖后取液2800毫升，调成糊剂，隔水炖半小时备用，外涂。

（70）虎杖粉250克，白及、地榆、土黄柏各50克，鸡内金2个，冰片适量，磨成细粉，冷开水调成汁外涂。

（71）泥鳅数条，用冷开水洗净捣汁，用蛋清调匀，涂于患处，数次即愈。

33. 溃疡方30首

（1）制乳香15克，制没药15克，轻粉10克，通血香10克，麝香1克。上药共为细末，用猪胆汁调成膏，摊在布上贴患处。

治臁疮效方。

（2）猪苦胆1个，雄黄2.5克，冰片2.5克，蟾酥2.5

克。将上药加入到猪苦胆内,然后将患指插入苦胆内。

治化脓性指头炎。

（3）芜菁菜子（即大头菜子）适量。将菜子捣碎,研成细末,以纱布包裹敷于患处,每日更换1次。

治骨结核、骨坏死、骨髓炎长久不愈者。

（4）鲜独角莲（又名羞天花）2份,樟丹1份,香油2份。先将独角莲切成片,将香油熬开后下独角莲炸其成黄褐色,后取出弃之,炼含独角莲药的香油,待滴水成珠后,将樟丹倒入,搅拌,待成黑色后,倒入冷水中,膏药即成,敷患处。

治急慢性骨髓炎。

（5）蜈蚣（青石上研细粉）、香粉（妇女搽脸粉）适量。醋调糊状,用鸡毛涂患处。

主治骨结核溃不收口。此方可排脓血、烂肉、烂骨,将愈时奇痒。

（6）绿豆60克,用文火略炒研细末,醋调,敷患处。每3天换药1次,现调现敷。

治下肢慢性溃疡。

（7）河蟹、蝮蛇、鹿角各50克。上药烧存性,研成极细末,或炼蜜为丸如小豆大。黄酒或温水送下,每服2~3克,1日2次。

治下肢溃疡。

（8）黄柏12克,牛膝12克,苍术12克,草薢12克,苡仁30克。银花30克,紫草30克,黄芪30克,茯苓15克,泽泻10克。水煎服,每日1剂,分3次服。

主治下肢慢性溃疡,焮红漫肿,渗液。

（9）黄芪30克,当归12克,桂枝10克,大枣30克,红花10克,桃仁10克,赤芍12克,白术10克,丹参30克。水煎服,每日1剂,分3次服。

治下肢慢性溃疡,日久不愈,气血不足而治宜通络补虚者。

（10）榆树枝、柳树枝、槐树枝、桑树枝、桃树枝各4寸（如筷子粗，截成数节），乳香、没药各10克（研极细末），香油200毫升，樟丹100克。先将香油放锅内煮沸，放入五种树枝，待树枝炸焦，用铜丝罗过滤，把渣和树枝取出。再放入乳香、没药熬至滴水成珠状，然后搅入樟丹，凉后即成膏药。然后将膏药加温贴患处，隔3~5天换1次，直至痊愈为止。创口周围渗出多者，先用醋、花椒各25克，香油50毫升，共入勺内熬开，微凉后用此液擦患处，有收敛作用。

治化脓性骨髓炎。

（11）五月红（茅莓）18克，臭梧桐25克，白毛草、银花各12克，鸡血藤、乌麻根、苏木子各10克，三白草、白鱼鲗、白木槿各6克。成人每次半剂，每日2次，用红（白）酒500克炖服（不饮酒者减免），连服5~6剂后，加猪脚1只炖服。

主治亚急性、慢性骨髓炎，骨关节结核。

（12）鲜石上莲（全株），捣烂，外敷患处。用量视伤口大小而定。或用干品，用淡米酒浸软磨汁，调开水外搽患处。

主治慢性骨髓炎。

（13）韩信草、三丫虎、雾水葛、鸡骨香、犁头草、闹羊花、入地金牛（两面针）根、天爷藤各等量。共研细末，用蜜糖加水煮沸，调成糊状备用。先清洗伤口，插引流，用上药按病灶范围的大小外敷伤口，小夹板固定。同时可配合内服清热解毒、托里排脓等中药。

主治化脓性骨髓炎。

（14）五香藤、木贼草（笔管草）、虎杖、白藤（大发汗）、独定子各等量。上药共研末，加热水拌凡士林和药粉，用纱布裹包敷患处。

治化脓性骨髓炎。

（15）熟地15克，白芥子、鹿角胶、肉桂、麻黄、炮姜炭各10克,生甘草3克。每日1剂,2次煎服。

治化脓性骨髓炎。

(16) 蚂蚱15克,熟石膏30克,蛴螬15克。蚂蚱、蛴螬2味炒黑,与熟石膏共为细粉,香油或凡士林调和,制成药纱条,送入窦道中,2日换药1次。

治骨髓炎。

(17) 红糖120克,白酒120克,斑蝥10个,巴豆、僵虫各6克,全蝎9克,大麻子24克,人言9克,马钱子21克,牙皂15克,蜈蚣3条,木鳖子7个。

先用前2味药煎水尽量服之,取汗后用药闻之。其方即将后数味药炒黄色为度,共研细末,用醋120毫升煨,搅匀为饼,用白布包住,趁热放鼻上闻之,盖被出汗,手足心见汗为度。成脓出头,无脓自消。

主治贴骨疮。

(18) 斑蝥(去头足翅)3个,红娘(去足翅)3个,巴豆(去油)3个,郁金30克,白芷、云苓、乳香、没药各30克,朱砂、冰片、元寸各15克。

斑蝥、红娘子火焙焦,郁金、巴豆、云苓、白芷中火炒焦,诸药共为细面,醋适量调和药面,制成条状药锭,朱砂为衣。用时将窦道用双氧水清洗干净,然后以药锭沾香油填入窦道中,使药锭接触骨膜处,以敷料盖之,2日换1次。若无窦道者,可将药面撒疮面上。

治骨髓炎。

(19) 桦皮250克,斑蝥36克,蜈蚣48克,血竭96克,龙衣48克,全蝎36克,天水牛36克,香油1000毫升,白酒500毫升,鸡蛋28个(鸡蛋一半出壳,一半连壳打碎)。

香油入锅内,木柴火炼油,沸后将鸡蛋倾入锅内,这时用铁棍不停地搅拌,鸡蛋炼成块时,倒入桦皮,仍继、续搅拌,桦皮将焦锅底已不见油时,入血竭,以后入余下的诸药,药已均黑,即泼入半斤酒,此时锅内就燃起大火。仍不停搅动,随泼入另外半斤酒，火焰更大，稍搅即停，让其自燃，待火势大减，药炭放出明火，即用铁盖将锅盖住，火熄即端下，倒入药碾碾细过罗。整个炼药过程，约用18分钟。每日1次，每次2克，至夜临卧时服之，黄酒或白开水送下。

主治骨痨，孕妇忌用。

（20）紫草10克，茶油50克。将紫草研末，放入茶油中浸3日，用时将伤口洗净，然后用鸭毛蘸药油涂疮面，每日1~2次。

主治臁疮、慢性溃疡、体表滋水不尽、久不收口。

（21）臭牡丹30克，乳香10克，煅龙骨10克，白芷10克，冰片5克。将上药共研细末，加麻油或蜂蜜调匀，外涂于疮面，每日或隔日换药1次。

主治静脉所致溃疡，久不收口及其他疮疡久不收口者。

（22）樟木500克，陈石灰500克。将上药加水2000毫升，煎煮20分钟以上，趁热熏，后取澄清药液外洗患处，每日1次。

主治多年溃疡及臁疮，久不收口者。

（23）湘花椒粉10克，硫黄30克，冰片30克。将上药先后研细末混和后，用麻油50克调匀，外涂疮面，隔日换药1次。

主治各种疮疖溃后，久不收口者。

（24）头发100克，水内青苔（去水）150克，桐油400克，冰片5克。将桐油、青苔、头发依次下锅，共煎熬半小时，离火过滤，加入冰片搅匀后备用。用时取药泥摊于纱布上外敷患处，隔日换药1次。

主治下肢溃疡，久不收口者。

（25）枯矾12克，土黄连15克，冰片3克。将上药共研细末，掺撒于疮面或用麻油调匀涂患处，每日或隔2~3日换药1次。

主治陈旧性下肢溃疡（臁疮），滋水少、久不愈者。

（26）鲜鲈鱼肉 250 克，煮熟，连服 10 余次。

治疮口久不收敛。

（27）红枣 30 克，生黄芪 60 克，粳米 100 克，红糖 30 克，陈皮末 1 克。生黄芪、红枣加水煎汤，去黄芪入粳米（淘净），红糖同煮粥。将熟时调入陈皮末，熟后服食。

治疮口久不收敛。

（28）猪蹄甲 500 克，冰片 10 克。猪蹄甲置瓦上文火焙黄后研成极细末，再加入冰片共研，过 100 目筛后，加入适量麻油调成厚糊状，贮备。用时先将溃疡表面。腐败物拭去，然后取药糊均匀涂抹在溃疡表面。每日换药 1~2 次，5~7 天为 1 疗程。

治下肢溃疡久不收口者。

（29）白菊花 30 克，粉龙骨 25 克。将上两药共研细末，用生理盐水洗净患处后，菊花撒于溃疡面，不宜太厚，以看不见创面为度。用纱布包扎，不必换药，好一块，掉一块，直至痊愈。

治下肢溃疡久不收口者。

（30）煅石膏 100 克，冰片 6 克。和匀研为细末，撒于溃疡面。

附　录

1. 中药"十八反"

"十八反"是指十八种中药配合不适当，就会对人体有害。

"十八反"是：甘草反大戟、芫花、甘遂、海藻，藜芦反人参、丹参、沙参、苦参、玄参、白芍、细辛，乌头反半夏、瓜蒌、贝母、白及、白蔹。

2. 中药"十九畏"

"十九畏"是：

硫黄畏朴硝，水银畏砒霜，狼毒畏密佗僧，巴豆畏牵牛，丁香畏郁金，牙硝畏三棱，川乌、草乌畏犀角，人参畏五灵脂，肉桂畏赤石脂。

3. 妊娠忌药歌

蚖斑水蛭及虻虫，乌头附子配天雄，
野葛水银并巴豆，牛膝薏仁与蜈蚣，
三棱芫花代赭麝，大戟蝉蜕黄雌雄，
牙硝芒硝牡丹桂，槐花牵牛皂角同，
半夏南星与通草，瞿麦干姜桃仁通，
砂脑干漆蟹爪甲，地胆茅根都失中。

4. 常用草药验方歌

骨折莫要哭啼啼，骨折草药最好医。
白指甲花节适量，外搽患处即可愈。

木刺入体别着急，草药一日可拔出。
野菇菇和柚子核，适量捣烂围口敷。
要说草药治流脑，就算穿地红最好。
适量捣烂冲水服，一定能治好流脑。
小孩骨鲠卡喉咙，大人你切莫要急。
鲜单根木叶一两，水煎缓吞能治愈。
刚手术后尿潴留，请你不要太忧愁。
洗净柳树叶4片，生嚼含汁慢慢服。
孩子肠里有蛔虫，哪样草药才管用。
苦楝树皮配槟榔，各五钱煎日一剂。
烧伤烫伤热辣辣，不慎伤口又烂疮。
金樱子嫩苗适量，捣调茶油外搽伤。
百日咳呀百日咳，哪药治你才能好。
六月季加板蓝根，各五钱煎分二服。
久痢脱肛更难熬，草药哪味疗效高。
金樱子配车前子，适量煎水分二服。
小儿疳积便腥臭，大人小孩皆烦躁。
大金不换5钱末，蒸塘角鱼服5天。
小儿肺炎面苍白，一刻一刻发高烧。
煎水磨盘根一两，日服三次服三天。
小儿夜啼有病因，深夜啼使大人醒。
百日关节草5钱，煎水加糖少许服。

5. 食疗歌

盐醋防毒消炎好，韭菜补肾暖膝腰。
萝卜化痰消胀气，芹菜能降血压高。
胡椒驱寒又除湿，葱辣姜汤治感冒。
大蒜抑制肠炎发，绿豆解暑最为妙。
香蕉通便解胃炎，健胃补脾食红枣。
番茄补血美容颜，禽蛋益智营养高。

花生能降胆固醇，瓜豆消肿又利尿。
鱼虾能把乳汁补，动物肝脏明目好。
生津安神数乌梅，润肺乌发食核桃。

6. 十叟长寿歌

昔有行路人，海淀逢十叟，
年皆百岁余，精神加倍有，
诚心前拜术，何以得高寿，
一叟捻须曰：我不涮旨酒
二叟笑莞尔：饭后百步走，
三叟颔首频，淡泊甘蔬糗，
四叟拄石杖，安步当车久，
五叟整衣袖，服劳自动手，
六叟远阴阳，太极日月走，
七叟摩巨鼻，空气通窗牖，
八叟抚短须，早起亦早休，
九叟摸赤颊，沐日令颜黝，
十叟轩双眉，坦坦无忧愁，
善哉十叟词，妙诀一一剖，
若能遵以行，定卜登上寿。

7. 民间相克食品及解法

蟹——柿。食后中毒，用藕节解。
蟹——茄。食用中毒，用藕节解。
毛蟹——泥鳅。食后中毒，用地浆水解。
毛蟹——蜜。食后中毒，用地浆水解。
毛蟹——花生米。食后中毒，用地浆水解。
毛蟹——香瓜。食后中毒，用柑橘皮解。
毛蟹——金瓜。食后中毒，用地浆水解。
毛蟹——冰。食后中毒，用藕节解。

鳗——醋。食后中毒，用黑豆、甘草解。
鳗——干梅。食后中毒，用地浆水解。
鳝——金瓜。食后鼻凹，用蟹解。
鳝——桑枝为燃料。食后中毒，地浆水解。
鳝——红枣。食后脱发，用蟹解。
柴鱼——金瓜。食后中毒，用黑豆、甘草解。
青鱼——李子。食后中毒，用冬瓜汁解。
鲶鱼——牛肉。食后中毒，用人乳、豆豉解。
鲫鱼——蜜。食后中毒，用黑豆、甘草解。
甲鱼——芹、苋菜。食后中毒，橄榄汁解。
牡蛎——黑糖。食后中毒，用绿豆解。
虾——金瓜。食后中毒，用黑豆、甘草解。
田螺——冰。食后中毒，用地浆水解。
田螺——木耳。食后中毒，用莲房解。
田螺——蛤。食后中毒，用胡荽解。
田螺——猪肉。食后脱眉毛，用绿豆解。
田螺——香瓜。食后中毒，用地浆水解。
田螺——玉米。食后中毒，用地浆水解。
田螺——面条。食后中毒，用鸡屎白解。
牛肉——韭菜。食后中毒，用人乳、豉汁解。
牛乳——菠菜。食后中毒，用绿豆解。
牛肝——鳗鱼。食后中毒，用黑豆、甘草解。
牛乳——酸梅汤。食后腹中症结，绿豆解。
猪肉——甘草。食后中毒，绿豆解。
羊肝——竹笋。食后中毒，用地浆水解。
狗肉——大蒜。食后病血，用人乳、豆豉解。
鸡肉——李子。食后中毒，用鸡屎白解。
鸭蛋——李子。食后中毒，用鸡屎白解。
雀肉——李子。食后中毒，用鸡屎白解。
雀肉——肝脏。食后中毒，用绿豆解。

守宫屎——米饭。食后中毒,用地浆水解。
麻油——树薯粉。食后中毒,用地浆水解。
石榴——番薯。食后中毒,用韭菜解。
麦芽糖——竹笋。食后中毒,用绿豆解。